临床示范病历及思维解析

程 纯 杨 柳 徐晓波 陈丽红 编著

An Analysis of the Idea from
the Clinical Medical Record

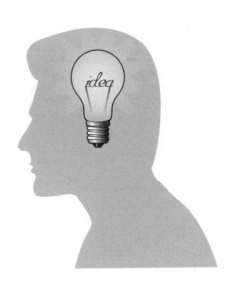

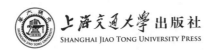
上海交通大学出版社
SHANGHAI JIAO TONG UNIVERSITY PRESS

内容提要

　　本书主要介绍临床内外科常见病、多发病完整的临床诊治经过,涵盖了呼吸科、心内科、消化科、血液科、肾脏科、内分泌科、普外科、骨科、妇科及泌尿科 10 个临床学科的 13 个病种。每个病例按照临床实践操作顺序展开,真实呈现每个典型病例从入院至出院所有主要文书的记录模板,包括入院记录、三级查房记录、有创操作/手术记录、术前讨论、术前小结及术后首次病程录等,对临床病例的病情变化、实验室及相关辅助检查结果等进行分析讨论,展现临床诊疗思路及解析过程。读者可以在临床上对照范例进行实践运用。本书适合医学院校学生、医学临床实习生及临床规范化培训医师阅读,也可作为临床带教用书。

图书在版编目(CIP)数据

临床示范病历及思维解析/程纯等编著.—上海:
上海交通大学出版社,2020(2021重印)
ISBN 978 - 7 - 313 - 23686 - 9

Ⅰ.①临…　Ⅱ.①程…　Ⅲ.①病案-分析方法　Ⅳ.
①R4

中国版本图书馆 CIP 数据核字(2020)第 160783 号

临床示范病历及思维解析
LINCHUANG SHIFAN BINGLI JI SIWEI JIEXI

编　　著:程　纯　等
出版发行:上海交通大学出版社
邮政编码:200030
印　　制:常熟市文化印刷有限公司
开　　本:710 mm×1000 mm　1/16
字　　数:259 千字
版　　次:2020 年 10 月第 1 版
书　　号:ISBN 978 - 7 - 313 - 23686 - 9
定　　价:68.00 元

地　　址:上海市番禺路 951 号
电　　话:021 - 64071208
经　　销:全国新华书店
印　　张:15.5

印　　次:2021 年 1 月第 2 次印刷

前　　言

　　病历书写是培养医师临床思维能力、严谨工作态度和工作责任心的重要手段。书写科学、完整及逻辑缜密的病历,对于各级医师加强对疾病的认识、掌握病史采集技巧和方法、积累临床经验、提高临床诊断思维能力和语言表达能力等都具有重要培养作用。现阶段,病历书写不仅是正确诊断疾病和制订治疗方案所不可缺乏的重要依据,也是临床医师必须掌握的基本功;还是医院医疗管理信息和医护工作质量的客观凭证,衡量医疗水平的重要资料;进行临床科研和临床医学教育的重要资料;更是患者的健康档案,也是预防保健事业的原始资料。此外,还承载了很多法律法规相关内容,一旦发生医疗纠纷或事故,医疗文书尤其是病历文书则往往成为判定的最终甚至唯一依据。因此,病历文书在新的医疗环境中还承担了医学专业以外的很多功能,其重要性不言而喻。

　　病历书写要求真实性、系统性和完整性,而且要按时、按质、按统一规格完成,文笔精炼,术语准确。随着信息化程度的提高,模板化电子病历上线。电子病历缩短了书写病历的时间,同时也避免了手写病历字迹潦草和书写过程中缺项、漏项以及因涂改而需重新书写等情况,但随着电子病历的推广,临床医师包括规培医师和实习医生在内都存在过分依赖模板,往往不假思索地进行复制、粘贴,忽视了病史的询问和采集,以及在此基础上进行的临床思维和对疾病的判断。久而久之,不仅对病历作为法律文本的严谨性、严肃性缺乏重视,更使医师产生思维惰性,缺乏独立思考和深入分析问题的能力,影响了医师的诊疗思路的拓展。目前,经过规范化培训进入临床的医师病历书写质量良莠不齐、临床诊疗思路差距较大,这对年轻医师的培养及临床业务能力的发展均有一定的影响。

　　另外,教学医院均是具有综合诊治能力的大型医院。每一位带教医师均面临着繁重的医疗业务和教学、科研等多重压力,临床带教过程中很难有精力面对面、手把手地指导帮助学生提高病历书写水平。如果学生无法通过自身努力和靠谱的参考书阅读,病历书写水平肯定难以得到有效提高。长此以往,等到这些学生成为带教老师后,他们也往往失去了指导学生病历书写的能力。医学是一门不断进步的科学,没有扎实的基础就没有继承,没有继承就不可能开拓和创新。标准化统一规格书写病历的出现也实现了部分临床带教和参考书的功能。

目前,针对医学专业的大学生、研究生及临床实习生已有的典型病例学习教材,多采用名人病案、病历分析以及教案等形式呈现,也有个别采用典型病例呈现病历书写形式,但往往仅提供入院记录(入院录)模板,而对临床实践中每位入院患者必需的三级查房、手术相关文书、有创操作类文书鲜有体现,对涉及医疗法律法规相关文书及告知类文书更没有具体涉及。国家出台住院医师规范化培训旨在帮助医学生形成较为完整的毕业后教育体系,完善高素质临床医师的成长渠道。但是目前规范化培训多以教材形式进行培训及考核,医师对临床病种能形成一定的概念和诊疗思路,但踏入临床面对患者时所需的第一步:病历采集及书写的整个流程缺乏一个系统性规范模板,使得上述这些人群虽然经历重重考核进入临床,但仍会在面对病史采集、三级查房及其医疗文书记录和制订诊疗方案时感觉无从下手。由此,我们希望为大学生、研究生、临床实习生以及低年资医师甚或高年资的医师提供一套完整的病历书写模板,以各临床专业常见病、多发病的典型病例为例,提供完整的入院录、三级查房、手术及操作类文书、法律法规相关文书和告知文书以及出院小结等一系列完整的病历书写模板。内容涵盖患者从入院开始直至出院所需的所有重要文书记录,使得所学人群能对临床患者入院后的诊疗过程有完整的认识,并产生相应的诊疗思路,即使在无上级医师带教情况下,也不至于束手无策。如果能对书内所列内容熟练掌握,不仅能帮助提高对本专业疾病的诊断分析能力,同时对其他学科的常见病及多发病也常学常新,开拓临床思路。当所诊治的患者出现合并症或并发症时,能及时认识并加以处理,从而也能在一定程度上减少医疗隐患,提高医疗安全性。

本书通过撷取各临床专业常见病、多发病作为标准病例,提供完整的入院患者病历书写,为医学院校学生、临床实习生以及临床医师提供病历书写模板,为医务人员尤其是刚刚进入临床工作的医师提供病历书写范本参考,使刚踏上医师岗位的人员能很快地适应临床病历书写工作,同时提供了内科、外科、妇科等临床专业常见病、多发病的临床诊疗思路,也为高年资专科医师提供简洁便利的学习材料。当患者出现其他专业的合并症或并发症时能及时加以辨别和处理，避免临床误诊漏诊，也在一定程度上规避医疗风险。推荐阅读人员：医学院校学生、医学临床实习生及研究生、临床规范化培训基地医师、专科基地培训医师及各专业临床医师。

　　本书在写作过程中得到了上海交通大学医学院医管处的热情鼓励与支持，获得了上海交通大学医学院毕业后医学教育教材建设项目基金资助。在本书编写过程中，各位作者总结临床经验，查阅大量文献，付出了大量时间和精力，使本书能呈献在读者面前。在此向参加编写的各位同仁致以衷心感谢。各位亲爱的读者朋友在阅读本书时可能会发现诸多不足、遗漏乃至错误之处，真诚盼望使用本书的读者朋友提出宝贵意见，对谬误之处予以指正。

编写组

2020 年 3 月 10 日

目　　录

非手术科室示范病历

慢性阻塞性肺疾病合并气胸(胸腔穿刺)

入 院 记 录

一、上海交通大学医学院附属第九人民医院入院记录

住院号:100000　　　姓名:赵同　　　病区:一病区　　　床号:3　　　科室:呼吸内科

姓名:赵同	婚姻:已婚	出生地:上海	电话:13800000000
性别:男性	职业:退休教师	单位:上海中学	
年龄:64 岁	居住地址:上海市黄浦区制造局路×号		
民族:汉族	联系人姓名地址:赵无,上海市黄浦区制造局路×号		
出生日期:1953 年 1 月 1 日		记录时间:2017 年 10 月 10 日 11:00	
入院时间:2017 年 10 月 10 日 9:50		供史者:患者本人	

二、病史和体征

【主诉】

咳嗽、咳痰 1 周,胸痛 1 天[1]。

【现病史】

患者入院前 1 周受凉后出现咳嗽、咳痰,咳嗽晨起及夜间明显,痰量多,痰液黄色,黏稠不易咳出[2],无发热、胸痛、胸闷、心悸等症状,自行予以左氧氟沙星、盐酸氨溴索片口服 6 天,症状无明显好转。入院前 1 天,患者剧烈咳嗽后突然出现胸痛不适,位于右侧胸部,呈针刺样疼痛,咳嗽及深吸气时加重,伴气促,活动后明显,无放射痛,无咯血,无大汗淋漓[3],休息后症状无缓解,遂来我院就诊。门诊心电图检查未见异常。肺部 CT 检查提示:右侧气胸、肺大疱、肺气肿。为

求进一步诊治,收治入科。追问病史,患者有反复咳嗽、咳痰史十余年,每年季节交替时好发,且每年发病超过 3 个月。3 年前肺功能检查提示:中度阻塞性通气功能障碍,予以噻托溴铵粉吸入剂吸入治疗[4]。

本次发病以来,患者神志清,精神尚可,食欲可,夜眠差,两便正常,体重无明显变化[5]。

【既往史】

一般健康状况:平素健康状况好。

疾病及传染病史:否认肝炎、肺结核等传染病史;手术及外伤史:否认;输血史:否认;药物及食物过敏史[6]:青霉素皮试过敏;预防接种史:随社会计划进行。

【系统回顾】

呼吸系统　慢性咳嗽:有;咳痰:有;胸痛:无;呼吸困难:无;咯血:无;其他异常:无。

循环系统　心悸:无;胸闷:无;胸痛:无;端坐呼吸:无;水肿:无;其他异常:无。

消化系统　反酸:无;呕吐:无;呕血:无;黑便:无;腹痛:无;腹泻:无;其他异常:无。

泌尿生殖系统　尿频:无;尿急:无;尿痛:无;排尿困难:无;血尿:无;其他异常:无。

血液系统　头晕耳鸣:无;乏力:无;皮肤苍白:无;出血倾向:无;其他异常:无。

内分泌系统　多饮:无;多尿:无;多食:无;畏寒:无;多汗:无;消瘦:无;其他异常:无。

神经精神系统　头痛:无;感觉异常:无;意识障碍:无;其他异常:无。

运动系统　关节畸形:无;骨折外伤:无;运动障碍:无;其他异常:无。

【个人史】

出生地:上海;长久居留地:上海。

疫区居住史、疫情接触史:否认;化学性物质、放射性物质、有毒物质接触史:否认;吸毒史:否认;饮酒史:否认;吸烟史:有吸烟史 40 年,20 支/天[7];冶游史:否认。

【婚育史】

婚姻状况:已婚,结婚年龄 23 岁,配偶体健。

生育状况：育有一子，体健。

【家族史】

父已故，母健在；子女及其他亲属：体健。

家族类似疾病：否认。

家族遗传病史[8]：否认。

三、体格检查

【一般检查】

常规检查　体温：36.9 ℃；脉搏：90 次/min；呼吸：22 次/min，血压：130/80 mmHg(右上臂)。

外形　发育：正常；营养：良好；面容：急性病容；表情：正常。

体位　自主步态：正常；神志：清醒；配合检查：配合。

皮肤黏膜　色泽：正常；皮疹：无；皮下出血：无；弹性：正常；破溃：无；毛发分布：均匀。

淋巴结　全身浅表淋巴结：无肿大。

【头部】

头颅　外形：正常；畸形：无；头发：均匀。

眼　眼睑：正常；结膜：正常；眼球：正常；角膜：正常；瞳孔：等大、等圆，左侧 3 mm，右侧 3 mm；对光反射：左侧正常，右侧正常；巩膜：无黄染；其他异常：无。

耳　耳廓：正常；乳突压痛：无；听力障碍：无；外耳道分泌物：无；其他异常：无。

鼻　外形：正常；鼻窦旁压痛：无；其他异常：无。

口　唇色：正常；黏膜：正常；伸舌：居中；牙龈：无肿胀；齿列：整齐；扁桃体：无肿大；咽：正常；声音：正常。

【颈部】

抵抗感：无；颈动脉搏动：正常；颈静脉：正常；气管：略偏左[9]；肝静脉回流征：阴性；甲状腺：正常。

【胸部】[10]

［外形］

胸廓：桶状胸；乳房：对称。

［肺］

视诊　呼吸运动：右侧减弱；肋间隙：略增宽。

触诊　语颤：右侧减弱；胸部摩擦感：阴性；皮下捻发感：阴性。

听诊　呼吸：稍促；呼吸音：低，右侧呼吸音消失；啰音：无；捻发音：无；语音传导：左侧正常，右侧减弱；胸膜摩擦感：无。

叩诊　右侧呈鼓音，左侧呈过清音。

［心］

视诊　心前区隆起：无；心尖冲动：可见，位于左侧第Ⅴ肋间隙与左锁骨中线交接内侧 0.5 cm；搏动弥散：无。

触诊　震颤：无；心包摩擦感：无。

叩诊　心脏相对浊音界（见表 1-1）。

听诊　心率：90 次/min；心律：齐；杂音：无；震颤：无；额外心音：无；心包摩擦音：无；周围血管征：无。

表 1-1　心脏相对浊音界

心脏右界(cm)	肋　　间	心脏左界(cm)
2	Ⅱ	2
2	Ⅲ	3
3	Ⅳ	5
—	Ⅴ	7.5

注：左锁骨中线距前正中线距离 8.0 cm。

【腹部】

视诊　外形：腹式呼吸存在；脐：正常；分泌物：无；腹壁静脉：未见曲张；其他异常：无。

触诊　腹肌紧张度：腹软；压痛：无；反跳痛：无；包块：无。肝：未触及；胆：未触及；墨菲征：阴性；脾：未触及；肾：未触及；输尿管压痛点：无。

叩诊　肝浊音界：存在，肝上界位于右锁骨中线（肋间）Ⅴ[11]；移动性浊音：无；肾区叩击痛：无。

听诊　肠鸣音：正常；气过水声：无；血管杂音：未闻及。

【肛门及外生殖器】

正常。

【脊柱】

外形：正常；棘突压痛：无；压痛：无；活动度：正常。

【四肢】

关节：外形正常，无红肿、疼痛、水肿，活动正常。

【神经系统】

腹壁反射：正常；肌张力：正常。

巴宾斯基征：左侧未引出，右侧未引出。

克尼格征：左侧未引出，右侧未引出。

肱二头肌反射：左侧正常，右侧正常。

跟腱反射：左侧正常，右侧正常。

膝跳反射：左侧正常，右侧正常。

四、专科检查

无。

五、辅助检查

心电图检查：各导联正常，未见明显 ST - T 改变。

肺部 CT 检查：右侧气胸，肺大疱，肺气肿。

六、诊断

【初步诊断】		【48 小时主治医师诊断】
慢性阻塞性肺疾病急性加重,右侧气胸		慢性阻塞性肺疾病急性加重,右侧气胸
书写者：张春 修改主治医师：徐夏	完成日期：2017 年 10 月 10 日 修改日期：2017 年 10 月 11 日	主治医师签名：徐夏 日期：2017 年 10 月 11 日

首次病程记录

一、病例特点

(1) 患者为男性,65 岁,因"咳嗽、咳痰 1 周,胸痛 1 天"于 2017 年 10 月 10

日收入我科。

（2）现病史：患者入院前 1 周受凉后出现咳嗽、咳痰，咳嗽晨起及夜间明显，痰量多，痰黄色，黏稠不易咳出，自行予以左氧氟沙星、盐酸氨溴索片口服 6 天，症状无明显好转。入院前 1 天，患者剧烈咳嗽后突然出现胸痛不适，位于右侧胸部，呈针刺样疼痛，咳嗽或深吸气时加重，伴气促，活动后明显。肺部 CT 检查提示：右侧气胸，肺大疱，肺气肿。为求进一步诊治，收治入科。追问病史，患者有反复咳嗽、咳痰史十余年，每年季节交替时好发，且持续超过 3 个月。3 年前肺功能检查提示：中度阻塞性通气功能障碍，后予以噻托溴铵粉吸入剂吸入治疗。

（3）体格检查：神志清，气稍促；颈静脉无怒张，气管略左偏，桶状胸，右侧饱满，左肺呼吸音略低，右侧呼吸音消失，未及明显干湿啰音；心界不大，心率 90 次/min，心律齐；腹软，全腹无压痛、反跳痛；双下肢无水肿。

（4）辅助检查：2017 年 10 月 10 日，本院肺部 CT 检查示：右侧气胸、肺大疱、肺气肿。

二、诊断及诊断依据

（1）诊断：慢性阻塞性肺疾病（COPD）急性加重；右侧气胸。

（2）诊断依据。① 病史：患者为老年男性，有长期吸烟史。有反复咳嗽、咳痰史十余年，每年发作超过 3 个月。3 年前肺功能检查提示：中度阻塞性通气功能障碍，COPD 诊断明确。② 体征：本次因咳嗽、咳痰 1 周，胸痛 1 天入院。③ 体格检查：气稍促，桶状胸，右侧饱满，右侧呼吸音消失，未及明显啰音。④ 门诊肺部 CT 检查示：右侧气胸、肺大疱、肺气肿。

结合上述病史、体征、体格检查及辅助检查，初步诊断。

三、鉴别诊断（如诊断明确，可无须鉴别）

（1）急性心肌梗死：该病患者常有高血压、冠心病等病史，可以表现为突发的胸痛、胸闷，甚至呼吸困难、休克等临床表现，心电图检查可以出现 ST - T 的改变或动态变化，血清酶学检查异常升高，该患者门诊心电图检查未见明显异常。目前，急性心肌梗死诊断依据不足，入院后可以复查心电图及血清酶学检查，以资鉴别。

（2）哮喘：该病多为早年发病，可以有鼻炎、湿疹等过敏史，也可有家族性遗传史，哮喘患者的气流受限完全可逆，缓解期肺功能检查正常，结合该患者的发病年龄、肺功能检查结果,哮喘诊断不成立。

四、诊疗计划

(1) 完善相关检查:血常规、痰培养、动脉血气、心肌酶谱等检查[12]。

(2) 绝对卧床,持续吸氧。

(3) 抗感染治疗;布地奈德、沙丁胺醇雾化治疗扩张支气管[13],对症止咳化痰治疗。

(4) 胸腔闭式引流术[14]。

病程记录者签名:张春

记录时间:2017 年 10 月 10 日 10:00

主治医师首次查房记录

一、补充的病史和体征

老年男性,有长期吸烟史,本次发病因受凉后出现呼吸道感染症状,用力咳嗽后突发胸痛不适。入院体格检查:患侧呼吸音消失。肺部影像学检查提示:右侧气胸,肺大疱,肺气肿。入院动脉血气示:pH 值 7.35,氧分压 80 mmHg,二氧化碳分压 30 mmHg。血常规检查:白细胞计数 16.2×10^9/L,中性粒细胞 89%,C 反应蛋白 130 mg/L。入院后行胸腔穿刺+闭式引流术,手术顺利。目前,患者咳嗽后,可见水封瓶内气泡溢出,患者自觉胸痛明显改善。今体格检查:气平,呼吸频率 16 次/min,两肺呼吸音尚对称,未闻及啰音,心率 70 次/min[15]。

二、诊断及诊断依据

(1) 诊断:慢性阻塞性肺病急性发作;右侧气胸;胸腔闭式引流术后。

(2) 诊断依据。① 病史:患者为老年男性,有长期吸烟史,有发病高危因素。② 体征:有反复咳嗽、咳痰史十余年,每年发作超过 3 个月。3 年前肺功能检查提示:中度阻塞性通气功能障碍,COPD 诊断明确。本次因咳嗽、咳痰 1 周,胸痛 1 天入院。③ 入院后经胸腔穿刺闭式引流及抗感染、解痉、平喘、止咳等治疗后,体格检查示:气尚平,桶状胸,两肺呼吸音对称、略低,未闻及明显啰音,右侧胸腔穿刺处伤口干洁,引流管通畅。④ 辅助检查:门诊肺部 CT 检查示右侧气胸、肺大疱及肺气肿。

结合上述病史、体征、体格检查及辅助检查,诊断如上。

三、鉴别诊断

(1)肺血栓栓塞症:急性肺栓塞可突发起病,出现胸痛、呼吸困难、烦躁不安等症状,需要与自发性气胸相鉴别。该症患者一般多有下肢或盆腔血栓性静脉炎史、骨折、手术后、房颤、长期卧床等高危因素,伴咯血、低热、晕厥、低氧血症难以纠正等。患者无上述病史特点,且无明显低氧血症,目前依据不足,必要时可行 CT 血管成像(CTA)检查。

(2)急性左心衰竭:该病患者通常有高血压、心脏病等基础疾病史或大量快速补液史,发作时可表现为呼吸困难、强迫体位、大汗淋漓、烦躁,也可伴有咳嗽、咳粉红色泡沫痰。体格检查:两肺可闻及湿啰音和哮鸣音,心率偏快,可呈奔马律,下肢水肿等。可行脑钠肽(BNP)检测以鉴别诊断。

四、诊疗计划

(1)卧床休息,持续吸氧。

(2)加强抗感染治疗。若病原学检查阳性,可根据药物敏感性调整治疗方案。

(3)继续雾化治疗及对症止咳化痰治疗。

(4)继续目前胸腔闭式引流[16]。

病程记录者签名:张春
记录时间:2017 年 10 月 11 日 9:00
主治医师签名:徐夏
修改日期:2017 年 10 月 12 日

主任医师首次查房记录

一、补充的病史和体征

(1)患者为老年男性,既往有长期吸烟史,3 年前肺功能提示中度阻塞性通气功能障碍,FEV_1占预计值的55.0%,长期噻托溴铵粉吸入剂吸入治疗。

(2) 平均每年急性发作入院1次。

(3) 此次因"咳嗽、咳痰1周,胸痛1天"入院。

(4) 体格检查:神志清,气尚平,颈静脉无怒张,桶状胸,右侧胸腔闭式引流中,伤口干洁,无红肿触痛,无渗血渗液,引流管通畅,水封瓶可见少量气泡溢出,双侧呼吸音对称,未闻及明显啰音,心界不大,心率80次/min,心律齐,腹软,全腹无压痛,双下肢无水肿。

(5) 辅助检查:肺部CT检查(2017年10月10日,本院):右侧气胸,肺大疱,肺气肿;痰培养:未见细菌生长;复查动脉血气(2017年10月12日):pH值7.40氧分压95 mmHg,二氧化碳分压30 mmHg[17]。

二、诊断及诊断依据

(1) 诊断:慢性阻塞性肺疾病急性发作;右侧气胸;胸腔闭式引流术后。

(2) 诊断依据:① 病史:患者为老年男性,有长期吸烟史。有反复咳嗽、咳痰史十余年,每年发作超过3个月。3年前肺功能检查提示:中度阻塞性通气功能障碍,FEV_1占预计值的55%,COPD诊断明确。② 体征:本次因"咳嗽、咳痰1周,胸痛1天"入院。③ 入院体格检查:气稍促,桶状胸,右侧饱满,右侧呼吸音消失。④ 门诊肺部CT检查提示:右侧气胸、肺大疱、肺气肿。

结合上述病史、体征、体格检查及辅助检查,诊断明确。

三、讨论分析

患者为老年男性,有长期吸烟史,根据既往肺功能情况,GOLD分级,每年急性发作次数等,该患者属于肺功能差,低风险,症状多慢性阻塞型肺疾病B组患者,诊断明确。但患者3年来,未正规随访监测肺功能情况,存在肺功能水平下降可能,故待病情稳定后,需再次行肺功能检查,重新评估分级分期,调整治疗方案,必要时联合ICS治疗。

此次患者因急性上呼吸道感染导致原发基础疾病加重,剧烈咳嗽后导致肺大疱破裂,引起自发性气胸,入院后予以抗感染、止咳平喘、胸腔闭式引流等治疗,症状好转,病情平稳。患者影像学表现为肺大疱、肺气肿、自发性气胸,考虑病因为慢性阻塞性肺疾病,同时需要与以下疾病的影像学相鉴别。

(1) 郎格汉斯细胞组织细胞增生症:是一种吸烟相关的间质性肺疾病,多发于成年人,因大量郎格汉斯细胞增生、浸润和肉芽肿形成,导致器官功能障碍为特征的一组疾病。起病隐匿,表现为咳嗽和呼吸困难,部分患者因气胸就诊发现。典型的胸部 CT 表现为结节样浸润,中晚期表现为中上肺纤维化及囊腔变化,肺功能表现阻塞性通气功能障碍,可行病理学检查明确。

（2）肺淋巴管平滑肌瘤病：是一种病因未明,由于平滑肌异常增值导致支气管,淋巴管和小血管阻塞,呈进行性发展的全身性疾病。肺部受累表现为弥漫性间质性肺疾病,临床上表现为呼吸困难,自发性气胸等,胸部影像学可见双肺弥漫性分布的薄壁小囊肿,本病主要发生于育龄女性。

四、诊疗计划

（1）观察水封瓶气泡情况,若无气泡溢出,且患者症状好转,可行胸片检查,肺复张良好,可拔除引流管[18]。

（2）积极治疗原发病,继续目前抗感染,扩张支气管,止咳化痰治疗。

（3）待病情平稳,可择期复查肺功能,了解疾病分级分期,规范化治疗。

（4）加强健康宣教,指导呼吸锻炼,建议家庭氧疗[19]。

五、注意事项及转归

注意患者症状、生命体征、肺部体征及脉搏血氧饱和度（SpO_2）变化。观察水封瓶气泡情况及穿刺处伤口情况,若无气泡溢出,可行胸片检查,若肺复张,可择期拔除引流管。

病程记录者签名：张春
记录时间：2017 年 10 月 12 日 9:00
主任医师签名：王秋
修改日期：2017 年 10 月 13 日

有创诊疗操作记录

患者赵同,男性,64 岁,今于局麻下,行胸腔穿刺＋闭式引流术。术前患者血压 135/85 mmHg,呼吸 22 次/min,心率 90 次/min,氧饱和度 94％。患者取半卧位,于右锁骨中线第 2 肋间予 5％利多卡因逐层麻醉,进针约 3 cm 后有突破感,回抽可见气泡溢出,退出麻醉针,取穿刺针进针约 3 cm 后有突破感,回抽出少量气体,固定穿刺针,置入导引钢丝,退出穿刺针,植入 Abel 管约15 cm,退出导引钢丝,连接水封瓶及负压吸引,水封瓶内可见气泡溢出。手术顺利,目前,患者一般情况,无不适主诉,右侧胸腔穿刺无肿胀触痛,无渗血渗液。术后心率80 次/min,血压 125/75 mmHg,氧饱和度 96%。

注意事项:嘱患者吸氧,同时注意有无胸痛、呼吸困难等不适。

操作医师:徐夏
记录医师:张春
记录时间:2017 年 10 月 10 日 13:00

出 院 小 结

上海交通大学医学院附属第九人民医院出院小结

住院号:100000　　**姓名:**赵同　　**病区:**一病区　　**床号:**3　　**科室:**呼吸内科

病区:一病区	住院号:100000	床号:3
姓名:李一	性别:男性	年龄:64 岁
入院时间:2017 年 10 月 10 日 9:50	出院时间:2017 年 10 月 25 日 8:30	
门诊诊断	慢性阻塞性肺疾病急性发作;气胸。	
入院诊断	慢性阻塞性肺疾病急性发作;右侧气胸。	
出院诊断	慢性阻塞性肺疾病急性发作右侧气胸;胸腔闭式引流术后。	
入院情况	因"咳嗽、咳痰 1 周,胸痛 1 天"入院。入院体格检查:气稍促,桶状胸,右侧饱满,左侧呼吸音略低,右侧呼吸音消失,心率 90 次/min,氧饱和度 95%。	
诊疗经过	患者入院后完善相关检查,排除禁忌证后于 2017 年 10 月 10 日局麻下行急诊胸腔穿刺+闭式引流术,术顺,术后胸痛、呼吸困难缓解,术后予吸氧、抗感染、雾化吸入解痉平喘,止咳化痰等治疗。于××月××日夹管,次日复查胸片未见有气胸,拔除胸腔闭式引流管,患者无胸闷、胸痛,无气促,无呼吸困难,咳嗽、咳痰症状基本缓解,病情好转,经上级医师同意,予出院,门诊随访。	
主要实验室检查结果	2017 年 10 月 10 日血气分析:pH 值 7.35,氧分压 80 mmHg,二氧化碳分压 30 mmHg。 2017 年 10 月 10 日血常规检查:红细胞计数 4.96×10^{12}/L,血红蛋白 148 g/L,白细胞计数 16.2×10^9/L,中性粒细胞占比 89%;血小板计数 127×10^9/L。	

续 表

主要实验室检查结果	2017 年 10 月 11 日尿常规检查：阴性；粪便常规＋隐血：阴性。 2017 年 10 月 11 日肝肾功能检查：血清碱性磷酸酶 122 IU/L，血清总胆红素20 μmol/L，血清直接胆红素 10 μmol/L（↑），天冬氨酸氨基转移酶 30 IU/L，血清总蛋白 62 g/L，血清白蛋白 38 g/L，血清肌酐 99 μmol/L。 2017 年 10 月 11 日电解质：血清钾 4.15 mmol/L，血清钠 137 mmol/L，血清氯 98 mmol/L。 2017 年 10 月 11 日血清血糖6.4 mmol/L；血脂：血清总胆固醇 3.68 mmol/L，血清甘油三酯 1.57 mmol/L，高密度脂蛋白胆固醇 0.78 mmol/L（↓），低密度脂蛋白胆固醇 2.71 mmol/L。 2017 年 10 月 11 日 BNP 278.0 pg/ml；C 反应蛋白 130 mg/L；ESR 25 mm/h；D-二聚体＋凝血功能：纤维蛋白原（全自动）2.12 g/L；D-二聚体（全自动）0.50 mg/L。 肿瘤标志物：正常范围；痰培养＋药敏：细菌未生长。 2017 年 10 月 12 日血气分析：pH 值 7.40，氧分压 95 mmHg，二氧化碳分压 30 mmHg。
特殊检查结果	肺功能：重度阻塞性通气功能障碍。 复查肺部 CT：肺大疱、肺气肿。
合并症	无。
出院时情况	患者目前无胸痛，咳嗽、咳痰明显好转。体格检查：神志清，呼吸平稳，两肺呼吸音略低，对称，无啰音；心率 68 次/min，心律齐；腹软，无压痛；双下肢无水肿。
出院后建议及随访	(1) 避免感染，劳累及过度用力，防止气胸复发。 (2) 定期复查肺 CT，肺功能。 (3) 建议规范治疗，长期使用吸入糖皮质激素＋长效 β 受体激动剂（ICS＋LABA），遵医嘱使用。 (4) 加强呼吸锻炼，建议家庭氧疗。
预约是否预约	否。
治疗结果	好转。

主治医师：徐夏　　　　**住院医师：张春**　　　　小结日期：2017 年 10 月 25 日 8:00

思维解析

[1] 主诉要表达患者就诊的主要原因，包括主要症状、体征及持续时间，按发生的先后顺序描述，一般字数不超过 20 字。

[2] 主要症状特点的描述,包括咳嗽的规律、痰液的性状。

[3] 现病史中描述阴性症状的意义是需要问诊有无与鉴别诊断相关的症状,成为诊断与鉴别诊断的一项依据。该病例需要讨论肺栓塞、急性心肌梗死、急性左心衰竭等疾病的症状。描写要求有条理性,按系统或按疾病规律描述。

[4] 现病史中病史补充内容包括与本次疾病相关的既往病史及治疗情况。

[5] 一般情况可能和疾病相关,尿量可反映泌尿系统、循环系统情况,大便可反映消化系统情况,体重变化反映有无异常消耗、恶病质等,应分别具体精准描述。

[6] 过敏史是一些呼吸系统疾病的病因之一,需要具体问诊。

[7] 吸烟是呼吸系统疾病重要的环境发病因素,病史问诊和书写时需要记录吸烟的时间和数量。

[8] 临床上部分疾病有明显的遗传倾向,需具体问诊家族相关成员的病史。

[9] 大量气胸时气管向健侧移位,体检时注意发现有临床意义的阳性体征。

[10] 呼吸系统疾病肺部的体格检查,注意对阳性体征的描述。

[11] 大量气胸时,肝浊音界可缩小或消失。

[12] 入院后需要完善一些相关检查,血常规检查了解白细胞计数、中性粒细胞值,判断感染程度;痰培养可以明确致病菌,根据药物敏感性选择抗菌药物;动脉血气分析可以了解有无并发呼吸衰竭;通过血清酶学检查,可以与某些循环系统疾病鉴别。

[13] 抗菌药物的选择:在入院初期可经验性用药,选用广谱抗生素。如有病原学依据,可根据药敏试验结果选择敏感抗生素。根据疾病指南,COPD 急性期患者入院后可选用短效的支气管扩张剂和吸入性糖皮质激素治疗,观察症状改善情况,调整治疗方案。根据疾病治疗指南,慢性阻塞性肺疾病全球自发行动 2(GOLD2)级首选治疗选用长效毒蕈碱受体拮抗剂(LAMA)或长效 β 受体激动药(LABA)。

[14] 胸腔穿刺闭式引流术为急症处理。

[15] 胸腔穿刺闭式引流术后第 2 天,患者气促缓解,胸痛好转,患侧呼吸音出现,水封瓶可见少量气泡溢出。体格检查描述了治疗以后的症状、体征变化。

[16] 胸腔闭式引流过程中,如未见气泡溢出 1~2 天,患者症状消失,胸片检查

提示肺复张,可考虑拔管;如未见气泡溢出,但患者症状缓解不明显,应考虑导管不通畅或部分滑出胸膜腔,需做相应处理。

[17] 入院后经相关治疗,复查动脉血气,患者氧和情况明显改善。

[18] 患者入院行急诊胸腔穿刺术,本操作的适应证如下。① 诊断性:原因不明的胸腔积液。② 治疗性:通过抽取液体、气体治疗胸腔大量积液、积气引起的呼吸困难症状;向胸腔内注射药物。同时,需了解该操作的禁忌证。拔除引流管的指征:无;气体溢出 1～2 天,夹闭引流管 24 小时,患者无呼吸困难,影像学检查提示肺部复张。

[19] 治疗原则包括健康宣教,康复锻炼,随访制度的建立等,建立良好的医患关系,成为疾病治疗的一部分。

(徐影)

急性心肌梗死(介入治疗)

入 院 记 录

一、上海交通大学医学院附属第九人民医院入院记录

住院号:100001　　姓名:钱敏　　病区:监护室　　床号:12　　科室:心内科

姓名:钱敏	婚姻:已婚	出生地:上海	电话:13810000000
性别:男	职业:退休工人	单位:退休	
年龄:62 岁	居住地址:上海市黄浦区局门路××弄××号××室		
民族:汉	联系人姓名地址:黄丽香,上海市黄浦区局门路××弄××号××室		
出生日期:1955 年 2 月 3 日	记录时间:2017 年 9 月 12 日 14:05		
入院时间:2017 年 9 月 12 日 14:00	供史者:黄丽香(妻)		

二、病史和体征

【主诉】

持续胸痛 2 小时[1]。

【现病史】

患者今天中午 12 时左右午餐时出现心前区闷痛,向左前臂放射,呈压榨样,伴出冷汗、头昏[2],无黑蒙晕厥,无气促,无呼吸困难,无端坐呼吸,无发热,无咳嗽咳痰,无腹痛,无恶心呕吐[3],自行服用麝香保心丸,症状持续 1 小时左右仍不缓解[4],家人随即拨打"120"救护车。救护人员到达现场后,患者突发意识丧失,四肢抽搐[5],无呕吐白沫,无二便失禁[6],测血压 80/60 mmHg,心率 165 次/min,氧饱和度 90%[7],心电监护提示室性心动过速及室颤,即刻予 360 J 非同步电除颤,胸外按压,面罩吸氧[8],

后意识恢复,心律转为窦性心律,心率 75 次/min,氧饱和度 99%,血压 120/90 mmHg,心电图检查提示 V1～V5 导联 ST 段广泛抬高,13:40 送至我院急诊室。急诊心电图检查提示 V1～V6 导联 ST 段广泛抬高,较前有动态变化;肌钙蛋白 6.44 ng/ml[9],立即给予拜阿司匹林 300 mg、氯吡格雷 300 mg 口服,并于 14:00 启动胸痛急诊绿色通道[10],收入我科。追问病史,患者入院前 1 个月,偶有活动后胸闷、胸痛,经休息和服用保心丸后 10 min 左右可自行缓解,未就诊[11];有高血压病史 20 余年,最高血压 180/100 mmHg,长期口服缬沙坦 80 mg×1 次/天,血压控制可[12];有糖尿病史 10 余年,平素皮下注射中效胰岛素 10～20 U,血糖控制不佳,餐后血糖浓度约 20 mmol/L[13];有吸烟史 30 余年,10 支/天[14]。否认脑梗死等病史。

患者入院以来,神志清,精神可,食欲一般,睡眠安,二便无殊。

【既往史】

一般健康状况:一般。

疾病及传染病史[15]:有高血压病史数 20 余年,最高血压 180/100 mmHg;有糖尿病病史 10 余年;否认传染病史。手术及外伤史:否认;输血史:否认;药物及食物过敏史:否认;预防接种史:不详。

【系统回顾】

呼吸系统　慢性咳嗽:无;咳痰:无;胸痛:无;呼吸困难:无;咯血:无;其他异常:无。

循环系统[16]　心悸:无;胸闷:有;胸痛:有;端坐呼吸:无;水肿:无;其他异常:无。

消化系统　反酸:无;呕吐:无;呕血:无;黑便:无;腹痛:无;腹泻:无;其他异常:无。

泌尿生殖系统　尿频:无;尿急:无;尿痛:无;排尿困难:无;血尿:无;其他异常:无。

血液系统　头晕耳鸣:无;乏力:无;皮肤苍白:无;出血倾向:无;其他异常:无。

内分泌系统　多饮:无;多尿:无;多食:无;畏寒:无;多汗:无;消瘦:无;其他异常:无。

神经精神系统　头痛:无;感觉异常:无;意识障碍:无;其他异常:无。

运动系统　关节畸形:无;骨折外伤:无;运动障碍:无;其他异常:无。

【个人史】

出生地:上海;长久居留地:上海市黄浦区局门路××弄××号××室。

疫区居住史、疫情接触史：否认；化学性物质、放射性物质、有毒物质接触史：否认；吸毒史：否认；饮酒史：否认；吸烟史[17]：有吸烟史 30 余年，10 支/天；冶游史：否认。

【婚育史】

婚姻状况：已婚，结婚年龄 32 岁；配偶：体健。

生育状况：育有一子，体健。

【家族史】

父：已故；母：已故[18]；子女及其他亲属：体健。

家族类似疾病：无。

家族遗传病史：否认。

三、体格检查

【一般检查】

常规检查　体温：36.8 ℃；脉搏：88 次/min；呼吸：18 次/min；血压：120/90 mmHg(右上臂)。

外形　发育：正常；营养：良好；面容：正常；表情：痛苦。

体位　卧位；神志：清醒；配合检查：配合。

皮肤黏膜　色泽：正常；皮疹：无；皮下出血：无；弹性：正常；破溃：无；毛发分布：均匀。

淋巴结　全身浅表淋巴结：无肿大。

【头部】

头颅　外形：正常；畸形：无；头发：均匀。

眼　眼睑：正常；结膜：正常；眼球：正常；角膜：正常；瞳孔：等大、等圆，左侧 3 mm，右侧 3 mm；对光反射：左侧正常，右侧正常；巩膜：无黄染；其他异常：无。

耳　耳廓：正常；乳突压痛：无；听力障碍：无；外耳道分泌物：无；其他异常：无。

鼻　外形：正常；鼻窦旁压痛：无；其他异常：无。

口　唇色：正常；黏膜：正常；伸舌：居中；牙龈：无肿胀；齿列：整齐；扁桃体：无肿大；咽：正常；声音：正常。

【颈部】

抵抗感：无；颈动脉搏动：正常；颈静脉：正常；气管：居中肝静脉回流征：

阴性;甲状腺:正常。

【胸部】

［外形］

胸廓:正常;乳房:对称。

［肺］

视诊　呼吸运动:对称;肋间隙:正常。

触诊　语颤:对称、正常;胸部摩擦感:阴性;皮下捻发感:阴性。

听诊　呼吸:规整;呼吸音:粗;啰音[19]:无;捻发音:无;语音传导:对称、正常;胸膜摩擦感:无。

叩诊　对称、正常。

［心］

视诊　心前区隆起:无;心尖冲动:可见,位于左侧第Ⅴ肋间隙锁骨中线内侧 0 cm;搏动弥散:无。

触诊　震颤:无;心包摩擦感:无。

叩诊　心脏相对浊音界[20](见表 2-1)。

听诊　心率:88 次/min;心律:齐;杂音:无;震颤:无;额外心音:无;心包摩擦音:无;周围血管征:无。

表 2-1　心脏相对浊音界

心脏右界(cm)	肋　　间	心脏左界(cm)
2	Ⅱ	2
2	Ⅲ	3
2	Ⅳ	5
—	Ⅴ	7.5

注:左锁骨中线距前正中线距离 7.5 cm。

【腹部】

视诊　外形:正常;腹式呼吸:存在;脐:正常;分泌物:无;腹壁静脉:未见曲张;其他异常:无。

触诊　腹肌紧张度:腹软压痛:无;反跳痛:无;包块:无。肝:未触及;胆:未触及;墨菲征:阴性;脾:未触及;肾:未触及;输尿管压痛点:无。

叩诊　肝浊音界:存在,肝上界位于右锁骨中线(肋间)Ⅴ;移动性浊音:无;

肾区叩击痛：无。

听诊 肠鸣音正常；气过水声：无；血管杂音：未闻及。

【肛门及外生殖器】

未查。

【脊柱】

外形：正常；棘突压痛：无；压痛：无；活动度：正常。

【四肢】

关节：外形正常，无红肿、无疼痛、无水肿，活动正常[21]。

【神经系统】

腹壁反射：正常；肌张力：正常。

巴宾斯基征：左侧未引出，右侧未引出。

克尼格征：左侧未引出，右侧未引出。

肱二头肌反射：左侧正常，右侧正常。

跟腱反射：左侧正常，右侧正常。

膝跳反射：左侧正常，右侧正常。

四、专科检查

无。

五、辅助检查

急诊心电图提示 V1~V6 导联 ST 段广泛抬高，较前有动态变化；肌钙蛋白 6.44 ng/ml。

六、诊断

【初步诊断】		【48 小时主治医师诊断】
急性广泛前壁心肌梗死，Killip's Ⅳ级[22]；室性心动过速及室颤；心源性休克；心肺复苏后；原发性高血压 3 级(极高危)；2 型糖尿病		急性广泛前壁心肌梗死，Killip's Ⅳ级；室性心动过速及室颤；心源性休克；心肺复苏后；原发性高血压 3 级(极高危)；2 型糖尿病
书写者：陈夏 修改主治医师：黄春	完成日期：2017 年 9 月 12 日 修改日期：2017 年 9 月 13 日	主治医师签名：黄春 日期：2017 年 9 月 13 日

首次病程记录

一、病例特点

（1）患者为男性，62岁，因"持续胸痛2小时"于2017年9月12日14：00收入我院。

（2）现病史：患者今天中午12：00左右午餐时出现心前区闷痛，向左前臂放射，性质钝，呈压榨样，伴出冷汗、头昏，无黑蒙晕厥，无气促，无呼吸困难，无端坐呼吸，无发热，无咳嗽咳痰，无腹痛，无恶心呕吐，自行服用麝香保心丸，症状持续1小时左右仍不缓解，家人随即拨打"120"救护车。救护人员到达现场后，患者突发意识丧失，四肢抽搐，无呕吐白沫，无二便失禁，测血压80/60 mmHg，心率165次/min，氧饱和度90％，心电监护提示室性心动过速及室颤，即刻予360J非同步电除颤，胸外按压，面罩吸氧，后意识恢复，心律转为窦性心律，心率75次/min，氧饱和度99％，血压120/90 mmHg，心电图检查提示V1～V5导联ST段广泛抬高，13：40送至我院急诊室，急诊心电图检查提示V1～V6导联ST段广泛抬高，较前有动态变化，肌钙蛋白6.44 ng/ml，立即给予拜阿司匹林300 mg、氯吡格雷300 mg口服，并于14：00启动胸痛急诊绿色通道，收入我科。追问病史，患者入院前1个月，偶有活动后胸闷、胸痛，经休息和服用保心丸后10 min左右可自行缓解，未就诊；有高血压病史20余年，最高血压180/100 mmHg，长期口服缬沙坦80 mg×1次/天，血压控制可；有糖尿病史10余年，平素皮下注射中效胰岛素10～20 U，血糖控制不佳，餐后血糖20 mmol/L左右；有吸烟史30余年，10支/天。否认脑梗死等病史。

（3）体格检查：神志清，气平，SpO₂ 99％，血压120/90 mmHg；心率88次/min，律齐，心界饱满，各瓣膜未闻及病理性杂音；两肺呼吸音粗，未闻及明显干湿啰音；腹软，无压痛及反跳痛，肝脾未触及；双下肢无水肿。

（4）辅助检查：13：10心电图检查提示V1～V5导联ST段广泛抬高；13：40心电图检查提示V1～V6导联ST段广泛抬高，较前有动态变化。肌钙蛋白6.44 ng/ml。

二、诊断及诊断依据

(1) 诊断[23]：急性广泛前壁心肌梗死，Killip's Ⅳ级；室性心动过速及室颤；心源性休克；心肺复苏后；原发性高血压3级(极高危)；2型糖尿病。

(2) 诊断依据。① 病史：患者为男性，62岁，因"持续胸痛2小时"入院。既往有高血压、糖尿病、吸烟史等危险因素。高血压病史20余年，最高血压180/100 mmHg，长期口服缬沙坦80 mg×1次/天，血压控制可；糖尿病史10余年，平素皮下注射中效胰岛素10～20 U，血糖控制不佳，餐后血糖浓度约20 mmol/L；吸烟史30余年，10支/天。入院前1个月，曾有活动后胸闷、胸痛症状，可自行缓解，未就诊。② 体征：院外曾突发意识丧失，四肢抽搐，血压80/60 mmHg，心率165次/min，氧饱和度90%，心电监护提示室性心动过速及室颤，经心肺复苏后意识恢复，心律转为窦性心律，氧饱和度、血压恢复正常。③ 体格检查：神志清，气平，血压120/90 mmHg，心率88次/min，律齐，心界饱满，各瓣膜未闻及病理性杂音，两肺呼吸音粗，未闻及明显干湿啰音，腹软，无压痛及反跳痛，肝脾未触及，双下肢无水肿。④ 辅助检查：13:10 心电图检查提示V1～V5导联ST段广泛抬高；13:40 心电图检查提示V1～V6导联ST段广泛抬高，较前有动态变化；肌钙蛋白6.44 ng/ml。

三、鉴别诊断[24]

(1) 急性肺动脉栓塞：可发生胸痛、咯血、呼吸困难和休克，但有右心负荷急剧增加的表现，如发绀、P_2亢进、肝肿大、颈动脉充盈、下肢水肿。心电图Ⅰ导联的S波加深，Ⅲ导联的Q波显著，右胸导联的T波倒置，低氧血症。查心肌酶谱多为正常，查D-二聚体>500 ng/ml，本患者与之不符，可基本排除。

(2) 主动脉夹层：该病患者多有高血压病史，且血压平时较高，胸痛呈持续性撕裂样疼痛，常放射至背、肋、腹、腰和下肢，两上肢血压和脉搏有明显差别，X线胸片检查示主动脉增宽，心脏彩超及主动脉CTA检查可明确诊断。此患者血压控制尚可，胸痛呈钝痛，两侧对等，因此基本排除本病，必要时可行主动脉CTA检查。

四、诊疗计划[25]

(1) 告病危。

(2) 心电监护，吸氧。

（3）抗血小板聚集（拜阿司匹林、氯吡格雷）。

（4）稳定斑块（阿托伐他汀钙片）。

（5）改善心室重构（培哚普利）。

（6）降低心肌氧耗（β受体阻滞剂）。

（7）急诊介入治疗，开通梗死相关动脉，恢复血流，保护残留心肌。

病程记录者签名：黄春

记录时间：2017 年 9 月 12 日 14:05

主治医师首次查房记录

一、补充的病史和体征

无特殊病史补充。患者诉胸闷、胸痛明显缓解。体格检查：神志清，气平；血压 125/85 mmHg，心率 85 次/min，律齐，心界饱满，各瓣膜未闻及病理性杂音；两肺呼吸音粗，未闻及明显干湿啰音；腹软，无压痛及反跳痛，肝脾未触及；双下肢无水肿。

二、诊断及诊断依据

（1）诊断：急性广泛前壁心肌梗死，Killip's Ⅳ级；室性心动过速及室颤；心源性休克；心肺复苏后；原发性高血压 3 级（极高危）；2 型糖尿病。

（2）诊断依据。① 病史：患者为男性，62 岁，因"持续胸痛 2 小时"入院。既往有高血压、糖尿病、吸烟史等危险因素。高血压病史数 20 余年，最高血压180/100 mmHg，血压控制尚可；糖尿病病史 10 余年，平素皮下注射胰岛素，血糖控制不佳，餐后血糖浓度约 20 mmol/L；吸烟史 30 余年，10 支/日。② 体征：入院前 1 月，曾有活动后胸闷、胸痛等前驱症状，未就诊。本次发病院外曾有心源性脑缺血发作，心电监护提示室性心动过速及室颤，经心肺复苏后意识恢复，生命体征平稳，行急症介入治疗。③ 体格检查：神志清，气平；血压125/85 mmHg，心率85 次/min，律齐，心界饱满，各瓣膜未闻及病理性杂音；两肺呼吸音粗，未闻及明显干湿啰音；腹软，无压痛及反跳痛，肝脾未触及，双下肢无水肿。④ 辅助检查：入院后心电图检查提示 V1～V6 导联 ST 段广泛抬高，较前有动态变化；肌钙蛋白 6.44 ng/ml。

三、鉴别诊断

(1) 不稳定性心绞痛：疼痛发作频繁，每次发作历时短，一般不超过 15 min，发作前多伴有疲劳、受凉，心电图无变化或有 ST 暂时性压低或抬高，服用硝酸甘油可缓解，不伴有血清肌钙蛋白、心肌肌钙蛋白增高。本病患者心电图及肌钙蛋白均有动态变化，故予排除。

(2) 急性心包炎：可有较剧烈而持久的心前区的疼痛，可与发热同步或晚于发热出现，心电图检查可发现除 aVR 外各导联均有 ST 段弓背向下的抬高，无异常 Q 波的出现，查体可发现心包摩擦音，进一步心脏彩超检查可予鉴别。

四、诊疗计划

(1) 告病危。

(2) 心电监护，吸氧。

(3) 抗血小板聚集(拜阿司匹林、氯吡格雷)。

(4) 稳定斑块(阿托伐他汀钙片)。

(5) 改善心室重构(培哚普利)。

(6) 降低心肌氧耗(β 受体阻滞剂)。

(7) 对症支持治疗(硝酸酯类药物)。

(8) 急症介入治疗，开通梗死血管，恢复血流，保护残留心肌。

病程记录者签名：陈夏

记录时间：2017 年 9 月 12 日 15:00

主治医师签名：黄春

修改日期：2017 年 9 月 13 日

主任医师首次查房记录

一、补充的病史和体征

无特殊病史补充。患者诉胸闷、胸痛较前明显缓解。体格检查：神志清，气平；血压 115/80 mmHg，心率 80 次/min，律齐，心界饱满，各瓣膜未闻及病理性杂音；两肺呼吸音粗，未闻及明显干湿啰音；腹软，无压痛及反跳痛，肝脾未触及；

双下肢无水肿。

二、诊断及诊断依据

（1）诊断：急性广泛前壁心肌梗死，Killip's Ⅳ级；室性心动过速及室颤；心源性休克；心肺复苏后；原发性高血压3级（极高危）；2型糖尿病。

（2）诊断依据。① 病史：患者，男，62岁，因"持续胸痛2小时"入院。既往有高血压、糖尿病、吸烟史等危险因素。高血压病史20余年，最高血压180/100 mmHg，血压控制尚可；糖尿病病史10余年，平素皮下注射胰岛素，血糖控制不佳；吸烟史30余年，10支/天。② 体征：发病前有胸闷、胸痛等前驱症状。本次发病院外曾心源性脑缺血发作，心电监护提示室性心动过速及室颤，经心肺复苏后意识恢复，生命体征平稳，行急症介入治疗。③ 体格检查：神志清，气平；血压115/80 mmHg，心率80次/min，律齐，心界饱满，各瓣膜未闻及病理性杂音；两肺呼吸音粗，未闻及明显干湿啰音；腹软，无压痛及反跳痛，肝脾未触及；双下肢无水肿。④ 辅助检查：入院后心电图检查提示 V1～V6 导联 ST 段广泛抬高，较前有动态变化；肌钙蛋白6.44 ng/ml。⑤ 急症介入：术中见右冠状动脉近段50%狭窄；PLA 近段85%狭窄，中段95%狭窄；左主干正常；前降支近段以下完全闭塞，远段 TIMI 血流0级；回旋支近段偏心狭窄60%；OM 分叉处偏心狭窄70%，OM 开口70%狭窄。前降支为 IRA，予前降支植入支架1枚，术后 TIMI 血流3级。

三、讨论分析

（1）当前主要矛盾[26]：患者急性广泛前壁心肌梗死诊断明确，病程中可能会出现梗死面积扩大、再梗死、乳头肌及腱索断裂、急性支架内血栓形成、感染、心脏泵功能衰竭、恶性心律失常、心脏破裂、猝死等。使用抗血小板聚集药物过程中，可能会出现皮肤黏膜、消化道、脑部等出血，严重时将危及生命。

（2）解决矛盾主要方法[27]：已急诊行冠状动脉介入治疗。监测心电图、心肌酶谱动态变化，床边心脏彩超评估心功能；心电监护，注意生命体征变化，及时对症处理；积极双联抗血小板聚集药物治疗，防止支架内血栓形成；联合稳定斑块、改善心室重构、降低心肌氧耗等冠心病二级预防治疗。硝酸酯类药物缓解胸闷、胸痛等症状。

四、诊疗计划

（1）告病危。

(2) 完善相关检查,监测心电图、心肌酶谱动态变化,床边心脏彩超评估心功能。

(3) 心电监护,吸氧。

(4) 抗血小板聚集(拜阿司匹林、氯吡格雷)。

(5) 稳定斑块(阿托伐他汀钙片)。

(6) 改善心室重构(培哚普利)。

(7) 降低心肌氧耗(β受体阻滞剂)。

(8) 对症支持治疗(硝酸酯类药物)。

五、注意事项及转归

(1) 注意患者生命体征变化、并发症等,及时对症处理。

(2) 嘱患者卧床休息,避免屏气、饱食、剧烈运动、情绪激动,以免出现心脏泵功能衰竭、恶性心律失常、心脏破裂及猝死等。

病程记录者签名:黄春

记录时间:2017 年 9 月 12 日 16:00

主任医师签名:许秋

修改日期:2017 年 9 月 13 日

术 前 记 录

一、上海交通大学医学院附属第九人民医院术前讨论

姓　　名	钱敏	性别	男	年龄	**62 岁**
床　　号	12				
手术级别	Ⅳ级				
讨论时间	2017 年 9 月 12 日 13:45				
术前诊断	急性广泛前壁心肌梗死,Killip's Ⅳ级;室性心动过速及室颤;心源性休克;心肺复苏后;原发性高血压 3 级(极高危);2 型糖尿病				
手术指征	急性广泛前壁心肌梗死				
拟施手术方案	冠状动脉造影术＋冠状动脉内支架植入术				
麻醉方式	局部麻醉				

续 表

术前准备情况

术前谈话。

生命体征：心率 88 次/min,血压 120/90 mmHg,呼吸 18 次/min,体温 36.8 ℃。

已存在的可能危及生命的并发症：患者急性广泛前壁心肌梗死诊断明确,已出现室性心动过速、室颤和心跳骤停,且病程中可能会出现梗死面积扩大、再次梗死、急性支架内血栓形成、感染、心脏泵功能衰竭、恶性心律失常、心脏破裂及猝死等。使用抗凝抗血小板聚集药物过程中,可能会出现出血情况,严重时将危及生命。

处理情况：心电监护,吸氧;抗血小板聚集(拜阿司匹林、氯吡格雷);稳定斑块(阿托伐他汀钙片);改善心室重构(培哚普利);降低心肌氧耗(β受体阻滞剂);对症支持治疗(硝酸酯类药物)

服用特殊用药：否。

讨论主持人及参加人员(注明参加人员姓名、职称,必须包含参加手术者)、责任护士

许秋主任医师、徐冬主任医师、卓群主治医师、黄春主治医师、陈夏住院医师、黄梅梅护士

具体讨论意见(各级医师发言)及主持人小结

刘夏住院医师：汇报病史。

黄春主治医师：患者急性广泛前壁心肌梗死诊断明确,目前发病 2 小时,有行急诊介入治疗指征。病程中可能会出现梗死面积扩大、再次梗死、急性支架内血栓形成、感染、心脏泵功能衰竭、恶性心律失常、心脏破裂及猝死等。使用抗血小板聚集药物过程中,可能会出现相关部位出血,严重时将危及生命。已向患者及代理人告知并签字。

许秋主任医师：术中可能会出现以下意外,① 心律失常,包括室性心动过速、室颤、心脏骤停甚至死亡;② 冠脉痉挛、心绞痛、甚至心肌梗死或死亡;③ 心力衰竭、休克、心脏穿孔破裂和心包填塞;血管夹层形成,急性血管闭塞而致心肌梗死或死亡;④ 血管损伤、血肿、动静脉瘘、假性动脉瘤,感染诸如感染性心内膜炎;⑤ 血栓形成和血栓栓塞等并发症,包括脑栓塞、肾栓塞或其他重要脏器栓塞,以致病残;⑥ 造影剂反应,严重者可致过敏性休克和急性肾功能不全;⑦ 导管打结、折断,必要时需予手术取出;⑧ 抢救时因病情需紧急外科手术治疗,如采取心包切开、急性穿孔修补术及急诊冠状动脉搭桥术(CABG)等措施;⑨ 术后可能出现再狭窄及再狭窄引起的相关临床表现;⑩ 手术失败。

主持人小结：同意以上各位分析。患者目前急性广泛前壁心肌梗死诊断明确,发病时间约 2 h,在急诊介入手术时间窗内有急诊介入指征。疾病可能出现的并发症和手术中可能出现的意外均已向患者及代理人告知,一旦发生上述意外情况,我们将积极组织抢救治疗,但仍有可能因抢救无效以致病残,甚至死亡。患者及代理人均表示完全理解,愿意承担以上各项风险,签署知情同意手术书。

可能出现的意外及防范措施

术中可能会出现以下意外：

(1) 心律失常：室性心动过速、室颤、心脏骤停,甚至死亡。

(2) 冠状动脉痉挛、心绞痛,甚至心肌梗死或死亡。

(3) 心力衰竭、休克、心脏穿孔破裂和心包填塞。

(4) 血管夹层形成,急性血管闭塞而致心肌梗死或死亡。

(5) 血管损伤、血肿、动静脉瘘、假性动脉瘤,感染诸如感染性心内膜炎。

(6) 血栓形成和血栓栓塞等并发症,包括脑栓塞、肾栓塞或其他重要脏器栓塞,以致病残。

(7) 造影剂反应,严重者可致过敏性休克和急性肾功能不全。

(8) 导管打结、折断,必要时需手术取出。

(9) 抢救时因病情需紧急外科手术治疗,如心包切开、急性穿孔修补术及急诊CABG等措施。

(10) 术后可能出现再狭窄及再狭窄引起的相关临床表现。

(11) 以上各种并发症,严重时危及生命。

(12) 手术失败。

(13) 其他意外,以及目前医学科学尚不能解释和解决的问题。

(14) 根据市府《医保2003.108号文件》,导管、球囊、支架等所有器材费用患者承担30%。

以上各项已明确告知患者及患者代理人,一旦发生上述意外情况,我院将积极组织抢救治疗,但仍有可能因抢救无效以致病残,甚至死亡。

记录者签名: 黄春	**手术者签名:** 许秋
日期: 2017年9月12日	**日期:** 2017年9月12日

注:除外急诊手术的所有住院手术需行术前讨论。

二、上海交通大学医学院附属第九人民医院术前小结

姓 名	钱敏	性别	男	年龄	**62岁**
床 号	心内科12				
手术级别	IV级				

简要病情

(1) 患者钱敏,62岁。

(2) 主诉:持续胸痛2 h。

(3) 体格检查:神志清,气平,SpO₂ 99%,血压120/90 mmHg;心率88次/min,律齐,心界饱满,各瓣膜未闻及病理性杂音;两肺呼吸音粗,未闻及明显干湿啰音;腹软,无压痛及反跳痛,肝脾未触及;双下肢无水肿。

(4) 辅助检查(主要诊断的影像学、病理报告或实验室检查结果):13:10 心电图检查提示V1～V5导联ST段广泛抬高;13:40心电图检查提示V1～V6导联ST段广泛抬高,较前有动态变化;肌钙蛋白6.44 ng/ml。

术前诊断	急性广泛前壁心肌梗死,Killip's IV级;室性心动过速及室颤;心源性休克;心肺复苏后;原发性高血压3级(极高危);2型糖尿病。

续 表

手术指征	急性广泛前壁心肌梗死。
拟施手术名称方式	冠状动脉造影术＋冠状动脉内支架植入术。
麻醉方式	局部麻醉。

术前特殊准备(包括预防性应用抗生素)
(1) 手术部位准备:备皮、术前谈话、签字。
(2) 备血:无。
(3) 抗生素:无。

注意事项
(1) 术中:可能会出现心律失常,如室性心动过速、室颤、心脏骤停,甚至死亡;冠状动脉痉挛、心绞痛,甚至心肌梗死或死亡;心力衰竭、休克、心脏穿孔破裂和心包填塞;血管夹层形成,急性血管闭塞而致心肌梗死或死亡;血管损伤、血肿、动静脉瘘、假性动脉瘤,感染诸如感染性心内膜炎、血栓形成和血栓栓塞等并发症,包括脑栓塞、肾栓塞或其他重要脏器栓塞,以致病残;造影剂反应,严重者可致过敏性休克和急性肾功能不全;导管打结、折断,必要时需手术取出;抢救时因病情需紧急外科手术治疗,如心包切开、急性穿孔修补术及急诊 CABG 等措施;术后可能出现再狭窄及再狭窄引起的相关临床表现;手术失败;其他意外,以及目前医学科学尚不能解释和解决的问题
(2) 术后:右侧桡动脉穿刺处压迫器压迫止血,注意穿刺处有无红肿、热痛,有无渗血、渗液。压迫器定时放气减压。同时密切关注患者生命体征变化,监测心电图、心肌酶谱动态变化

手术者术前查看患者相关情况
患者入院后积极完善检查,对症治疗,术前检查无明显手术禁忌证,向家属告知术中及术后可能发生的意外情况及并发症,患者和家属表示理解,同意手术方案,并签字,拟2017 年 9 月 12 日行手术治疗,术前准备已妥

记录者签名:黄春 记录日期:2017 年 9 月 12 日	手术者签名:许秋 日期:2017 年 9 月 12 日

注:手术病历均需有术前小结。

有创诊疗操作记录

患者钱敏,62 岁,今在局麻下行冠状动脉造影及介入治疗。患者术前神志清,体温 36.8 ℃,心率 78 次/min,律齐,血压 120/75 mmHg。手术过程:患者取平卧位,常规消毒腹股沟及右前臂、铺巾,经右侧桡动脉穿刺,DSA 示右冠状动脉管壁不规则,近段 50% 狭窄,PLA 近段 85% 狭窄,中段 95% 狭窄,左

主干正常,前降支近段以下完全闭塞,远段 TIMI 血流 0 级,回旋支近段偏心狭窄 60%,OM 分叉处偏心狭窄 70%,OM 开口 70%狭窄。PCI:6FEBU 3.5GC 入左冠状动脉,Runthrough 导丝与 Sion 导丝顺利至前降支、D2 远端, Ryujin Plus2.0×15 球囊,6~12 atm(1 atm=101.325 kPa)×10 s 预扩张病变, 植入 Firebird 3.0×29 支架,12~14 atm 扩张释放,复造影支架无切迹,TIMI 血流 3 级。手术中,血压 100/62 mmHg,心率 70 次/min;DTB−75 min;曝光时间:10 min;曝光量 1 282 mGy;造影剂:威视派克 80 ml。术中诊断:冠脉严重 3 支病变。LAD 为 IRA,PCI 至 LAD 成功;择期 RCA、LCX 介入治疗。手术顺利,目前,患者神志清醒,无不适。体温 36.8 ℃,血压120/80 mmHg,呼吸 17 次/min,心率 77 次/min,右侧桡动脉穿刺处压迫器压迫止血中,穿刺处无红肿、热痛,无渗血、渗液。

术后注意事项:右侧桡动脉穿刺处情况,压迫器定时放气减压。

操作医师:许秋,黄春

记录医师:黄春

记录时间:2017 年 9 月 12 日 15:10

术后首次病程记录

患者于 2017 年 9 月 12 日 15:57 在局麻下行冠状动脉造影术。

一、手术简要经过

患者取平卧位,常规消毒腹股沟及右前臂、铺巾,经右侧桡动脉穿刺,DSA 示右冠状动脉管壁不规则,近段 50%狭窄,PLA 近段 85%狭窄,中段 95%狭窄, 左主干正常,前降支近段以下完全闭塞,远段 TIMI 血流 0 级,回旋支近段偏心狭窄 60%,OM 分叉处偏心狭窄 70%,OM 开口 70%狭窄。PCI:6FEBU3.5GC 入左冠状动脉,Runthrough 导丝与 Sion 导丝顺利至前降支、D2 远端,Ryujin Plus2.0×15 球囊,6~12 atm×10 s 预扩张病变,植入 Firebird3.0×29 支架, 12~14 atm 扩张释放,复造影支架无切迹,TIMI 血流 3 级。术中血压100/62 mmHg,心率 70 次/min;DTB 75min;曝光时间:10 min;曝光量 1 282 mGy; 造影剂:威视派克 80 ml。

二、术中诊断

冠状动脉严重 3 支病变。LAD 为 IRA,PCI 至 LAD 成功;择期 RCA、LCX 介入治疗。

三、术后处理措施

右侧桡动脉穿刺处压迫器压迫止血,定时放气减压。

四、术后应当特别注意观察事项

注意穿刺处情况,有无红肿、热痛,有无渗血、渗液。

五、目前情况

患者神志清,无胸闷、胸痛、心悸等主诉,体温 36.8 ℃,血压 120/80 mmHg,呼吸 17 次/min,心率 77 次/min。

记录医师: 黄春

记录时间: 2017 年 9 月 12 日 15:10

出 院 小 结

上海交通大学医学院附属第九人民医院出院小结

住院号: 100001　　**姓名:** 钱敏　　**病区:** 心内科　　**床号:** 12　　**科室:** 心内科

病区:心内科	住院号:100001		床号:12
姓名:钱敏	性别:男		年龄:62 岁
入院时间:2017 年 9 月 12 日 14:00		出院时间:2017 年 9 月 22 日 15:00	
门诊诊断	急性广泛前壁心肌梗死,Killip's Ⅳ 级;室性心动过速及室颤;心源性休克;心肺复苏后;原发性高血压 3 级(极高危);2 型糖尿病。		
入院诊断	急性广泛前壁心肌梗死,Killip's Ⅳ 级;室性心动过速及室颤;心源性休克;心肺复苏后;原发性高血压 3 级(极高危);2 型糖尿病。		
出院诊断	急性广泛前壁心肌梗死,Killip's Ⅳ 级;室性心动过速及室颤;心源性休克;心肺复苏后;冠状动脉左前降支支架术后;原发性高血压 3 级(极高危);2 型糖尿病。		

入院情况	患者因"持续胸痛 2 小时"于 2017 年 9 月 12 日 14:00 收入我院。入院体格检查：神志清,气平,SpO₂ 99%;血压 120/90 mmHg,心率 88 次/min,律齐,心界饱满,各瓣膜未闻及病理性杂音;两肺呼吸音粗,未闻及明显干湿啰音;腹软,无压痛及反跳痛,肝脾未触及;双下肢无水肿。心电图检查提示 V1~V6 导联 ST 段广泛抬高,较前有动态变化。
诊疗经过	患者入院后予完善相关检查,告病危,行心电监护、吸氧、抗血小板聚集(拜阿司匹林、氯吡格雷)、稳定斑块(阿托伐他汀钙片)、改善心室重构(培哚普利)、降低心肌氧耗(β受体阻滞剂)并行急诊介入治疗。造影检查示右冠状动脉管壁不规则,近段 50% 狭窄;PLA 近段 85% 狭窄,中段 95% 狭窄;左主干正常;前降支近段以下完全闭塞,远段 TIMI 血流 0 级;回旋支近段偏心狭窄 60%;OM 分叉处偏心狭窄 70%,OM 开口 70% 狭窄。冠状动脉严重三支病变。LAD 为 IRA,PCI 至 LAD,复造影支架无切迹,TIMI 血流 3 级,择期行 RCA、LCX 介入治疗。
主要化验结果	2017 年 9 月 12 日,化学发光法检测示 BNP 478.0 pg/ml(↑),血肌钙蛋白-Ⅰ＞108.00 ng/ml(↑),血肌红蛋白 313.0 ng/ml(↑);全自动检测示纤维蛋白原 4.12 g/L(↑),D-二聚体 0.50 mg/L;红细胞计数 4.96×10¹² /L,血红蛋白 148 g/L,白细胞计数 12.9×10⁹ /L,血小板计数 127×10⁹ /L,中性分叶核细胞 70.1%,肌酸激酶-同工酶 890 IU/L(↑),天冬氨酸氨基转移酶 917 IU/L(↑),血清乳酸脱氢酶 1 229 IU/L(↑),血清肌酸激酶 7 170 IU/L(↑)。血清钾 4.15 mmol/L,血清钠 137 mmol/L,血清氯 98 mmol/L,血清肌酐 99 μmol/L,血清血糖 12.4 mmol/L(↑)。2017 年 9 月 12 日,血清总胆固醇 3.68 mmol/L,血清甘油三酯 1.57 mmol/L,高密度脂蛋白胆固醇 0.78 mmol/L(↓),低密度脂蛋白胆固醇 2.71 mmol/L,血清碱性磷酸酶 122 IU/L,血清总胆红素 20 μmol/L,血清直接胆红素 10 μmol/L(↑),天冬氨酸氨基转移酶 30 IU/L,血清总蛋白 62 g/L,血清白蛋白 38 g/L。 　2017 年 9 月 13 日,肌酸激酶-同工酶 590 IU/L(↑),天冬氨酸氨基转移酶 1 110 IU/L(↑),血清乳酸脱氢酶 1 926 IU/L(↑),血清肌酸激酶 7 740 IU/L(↑)。 　2017 年 9 月 14 日,血清肌酸激酶 5 070 IU/L(↑),血清乳酸脱氢酶 1 852 IU/L(↑),肌酸激酶-同工酶 270 IU/L(↑),天冬氨酸氨基转移酶 688 IU/L(↑)。 　2017 年 9 月 15 日,天冬氨酸氨基转移酶 226 IU/L(↑),肌酸激酶-同工酶 57 IU/L(↑),血清乳酸脱氢酶 1 336 IU/L(↑),血清肌酸激酶 1 336 IU/L(↑)。 　2017 年 9 月 20 日,血清肌酸激酶 265 IU/L,血清乳酸脱氢酶 771 IU/L(↑),肌酸激酶-同工酶 20 IU/L,天冬氨酸氨基转移酶 59 IU/L(↑)。
特殊检查结果	2017 年 9 月 12 日,心脏彩超检查示：左室增大,左室节段性室壁运动障碍,左室收缩舒张功能功能减退,二尖瓣、三尖瓣轻度反流。射血分数 42%。

续　表

特殊检查 结果	2017 年 9 月 21 日,心脏彩超检查示:左室增大,左室节段性室壁运动障碍,左室收缩舒张功能功能减退,二尖瓣、三尖瓣轻度反流。射血分数 48%。 床边 X 线胸片:两肺纹理增粗,心影饱满。 动态心电图检查:窦性心律,平均心率 82 次/min,最慢心率 68 次/min,最快心率 120 次/min,室性早搏 288 次。
合并症	无。
出院时情况	患者目前无胸闷、胸痛。体格检查:神志清,气平,SpO₂ 100%;血压 125/80 mmHg,心率 78 次/min,律齐,心界饱满,各瓣膜未闻及病理性杂音;两肺呼吸音粗,未闻及明显干湿啰音;腹软,无压痛及反跳痛,肝脾未触及;双下肢无水肿。患者一般情况可,生命体征平稳,经上级医师同意,予以出院。
出院后建议及随访	**出院带药**[28] 拜阿司匹林 100 mg 口服,1 次/天;硫酸氢氯吡格雷片 75 mg 口服,1 次/天;阿托伐他汀钙片 20 mg 口服,1 次/天;培哚普利 4 mg 口服,1 次/天;美托洛尔(倍他乐克)缓释片 23.75 mg 口服,1 次/天。 **出院建议**[29] (1) 低盐、低脂糖尿病饮食,注意休息,避免劳累,按时服药,监测血压、血糖;心内科门诊随访,定期复查心肌酶谱、血脂、肝肾功能及心脏彩超等。 (2) 拜阿司匹林终身服用,硫酸氢氯吡格雷片服用至少 1 年,服用抗血小板药物期间注意观察有无皮肤瘀斑、黑便等,如有异常及时就诊。 (3) 9~12 个月复查冠状动脉造影[30]。 (4) 心内科门诊:周一上午许秋主任医师;周一下午黄春主治医师。 (5) 如有不适及时就诊。
预约 是否预约	2 周后门诊就诊随访。
治疗结果	好转

主治医师:黄春　　　　**住院医师:**陈夏　　　　小结日期:2017 年 9 月 22 日 15:00

思维解析

[1] 主诉应写明胸痛方式,如阵发性或持续性以及胸痛时间。

[2] 写明胸痛诱因、部位、是否放射、性质、伴随症状。发病先兆:50%~81.2% 的患者在发病前数日有乏力,胸部不适,活动时心悸、气急、烦躁、心绞痛等前驱症状,其中以新发生心绞痛(初发型心绞痛)或原有心绞痛加重(恶化型心绞痛)最为突出。心绞痛发作较以往频繁、程度较剧、持

续较久、硝酸甘油疗效差、诱发因素不明显。同时,心电图检查示 ST 段一时性明显抬高(变异型心绞痛)或压低,T 波倒置或增高("假性正常化")。疼痛是最先出现的症状,可以发生于各个时间段,多见于清晨,疼痛部位和性质与心绞痛相同,但诱因多不明显,且常发生于安静时,程度较重,持续时间较长,可达数小时或更长,休息和含用硝酸甘油片多不能缓解。患者常烦躁不安、出汗、恐惧,胸闷或有濒死感。少数患者无疼痛,一开始即表现为休克、晕厥或急性心力衰竭。部分患者疼痛位于上腹部,被误认为胃穿孔、急性胰腺炎等急腹症;部分患者疼痛放射至下颌、颈部、背部上方,被误认为骨关节痛。全身症状可有发热、心动过速、白细胞计数增高和红细胞沉降率增快等,由坏死物质被吸收所引起。一般在疼痛发生后 24～48 小时出现,程度与梗死范围常呈正相关,体温一般在 38 ℃左右,很少达到 39 ℃,有时可持续数天。疼痛剧烈时常伴有频繁的恶心呕吐和上腹胀痛等胃肠道症状,与迷走神经受坏死心肌刺激和心排输出量降低、组织灌注不足等有关。肠胀气亦不少见,重症者可发生呃逆。

[3] 应写明相关需鉴别疾病的阴性症状,如:主动脉夹层、肺栓塞、心绞痛、急腹症、肺炎等(详见首次病程录、首次主治查房、首次主任查房)。

[4] 痛缓解方式,如服药或休息后可缓解,或持续不缓解。

[5] 胸痛合并该症状提示恶性心律失常,心源性脑缺血综合征发作。心律失常多见于 75%～95% 的患者,多发生在起病 1～2 天,而以 24 h 内最多见,可伴乏力、头晕、晕厥等症状。各种心律失常中以室性心律失常最多,尤其是室性期前收缩,如室性期前收缩频发(>5 次/mim),成对出现或呈短阵室性心动过速,多源性或落在前一心搏的易损期时(R 在 T 波上),常为心室颤动(室颤)的先兆。室颤是急性心肌梗死早期,特别是入院前主要的死因。房室传导阻滞和束支传导阻滞也较多见,室上性心律失常则较少,多发生在心力衰竭者中。前壁心肌梗死如发生房室传导阻滞表明梗死范围广泛,情况严重。

[6] 需和神经内科相关疾病(如癫痫等)鉴别。

[7] 心源性休克,心脏泵功能衰竭表现,提示生命体征不平稳。疼痛期中血压下降常见,未必是休克。如疼痛缓解而收缩压仍低于 80 mmHg,有烦躁不安、面色苍白、皮肤湿冷、脉细而快、大汗淋漓、尿量减少(<20 ml/h)、神志

迟钝甚至晕厥者,则为休克表现。休克多在起病后数小时至数日内发生,见于约20%的患者,主要是心源性,为心肌广泛(40%以上)坏死,心输出量急剧下降所致,神经反射引起的周围血管扩张属次要,有些患者尚有血容量不足的因素参与。在起病最初几天内可发生急性左心衰竭,或在疼痛、休克好转阶段出现,为梗死后心脏舒缩力显著减弱或不协调所致,发生率为32%~48%。出现呼吸困难、咳嗽、发绀、烦躁等症状,严重者可发生肺水肿,随后可有颈静脉怒张、肝大、水肿等右心衰竭表现。右心室心肌梗死者一开始即可出现右心衰竭表现,伴血压下降。

[8] 面罩吸氧。

[9] 胸闷症状、心电图动态变化及相关导联 ST 段改变、肌钙蛋白水平升高,三项中符合两项即可明确诊断为心肌梗死。心电图相关导联 ST 段改变可提示心肌梗死部位。

[10] 标准药物负荷。发病时间及病情符合急症经皮冠脉介入治疗(PCI)指征。

[11] 心肌梗死发病前先兆。

[12—15,17] 患者是否有冠心病危险因素,如高血压、糖尿病、吸烟史及肥胖等。

[16] 冠心病发病既往情况。

[18] 家族史需写明是否有冠心病早发家族史。

[19] 肺部啰音提示是否有心力衰竭、肺部感染,应写明性质和部位。

[20] 心界对反映心功能有提示作用。体格检查部分患者可以发现第三心音、第四心音或收缩期杂音;有时会发现合并的心律失常,如房颤、室性早搏、室性心动过速等。进行详细体格检查对于发现导致缺血的诱因、是否存在心力衰竭等非常重要,因为这关系到此类患者的危险分层和预后评估。

[21] 双下肢水肿程度、是否对称能反映右心衰竭或全心衰竭程度。

[22] ST 段抬高心肌梗死应写明心肌梗死部位,心功能采用 Killip's 分级。

[23] 根据典型的临床表现,特征性的心电图改变以及实验室检查发现,三者符合其二,可诊断。对老年患者突然发生严重心律失常、休克、心力衰竭而原因未明,或突然发生较重而持久的胸闷或胸痛者,都应考虑本病的可能。宜先按急性心肌梗死处理,并短期内进行心电图检查、血清心肌坏死标志物测定等动态观察以确定诊断。

[24] 胸痛鉴别。注意从临床表现、体格检查、实验室检查等方面鉴别。

[25] 诊疗计划应注意药物使用禁忌证。

[26] 写明急性心肌梗死可能会出现的并发症,需要注意的事项。

[27] 写明急性心肌梗死出现并发症后需要治疗的注意事项。

[28] 冠心病二级预防带药。

[29] 注意事项:告知患者拜阿司匹林需终身服用,硫酸氢氯吡格雷片至少服用
1 年,服用期间注意出血情况。他汀类药物服用需告知患者定期复查肝功
能、肌酶。

[30] 急性心肌梗死冠脉支架术后需告知患者 9~12 个月复查冠状动脉造影。

(黄海怡)

慢性心功能不全(心包穿刺)

入 院 记 录

一、上海交通大学医学院附属第九人民医院入院记录

住院号：100002　　姓名：孙一海　　病区：心内科病区　　床号：1　科室：心内科

姓名：孙一海	婚姻：已婚	出生地：上海	电话：13700000000
性别：男	职业：退休	单位：上海图书馆	
年龄：66 岁	居住地址：上海市徐汇区斜土路×弄×号×室		
民族：汉族	联系人姓名地址：张霁，上海市徐汇区斜土路×弄×号×室		
出生日期：1951 年 3 月 5 日	记录时间：2017 年 6 月 7 日 12:00		
入院时间：2017 年 6 月 7 日 10:00	供史者：本人		

二、病史和体征

【主诉】

活动后胸闷、气促 10 余年，加重 2 个月[1]。

【现病史】

患者 10 余年前出现活动后胸闷、气促，爬楼 2 层或快步走可诱发[2]，休息并舌下含服硝酸甘油后症状约 20 min 缓解[3]，夜间需两枕[4]，入院前 2 个月出现咳嗽、咳白黏痰[5]，伴气促加重，动辄加剧，伴尿量减少，双下肢凹陷性水肿[6]，有时夜间有阵发性呼吸困难、端坐呼吸[7]，无胸骨后疼痛及肩背部放射痛，无发热、咯血，无大汗淋漓、咳粉红色泡沫痰[8]，无痰中带血，无盗汗[9]，无泡沫尿、血尿[10]，无恶心呕吐，无头晕头痛，无黑蒙晕厥，予入院前 1 周来我院门诊就诊，当

时心脏彩超检查示:左房、左室增大,左室室壁收缩运动不协调,左室顺应性和收缩功能降低,少量心包积液,二尖瓣轻度反流,射血分数 40%。因患者拒绝住院治疗,故给予口服螺内酯、呋塞米[11]等,后患者自觉无明显效果自行停药,现因气促等症状持续加重,再次来我院就诊,门诊拟"心功能不全"收入病房进一步治疗。追问病史,患者有完全性左束支传导阻滞病史 30 余年,未正规诊治,有吸烟史 40 余年[12],否认糖尿病及高血压病史,否认慢性支气管炎及肾脏疾病史,否认甲状腺疾病及肝脏疾病史[13]。

自发病以来,患者精神萎靡,食欲减退[14],夜眠不佳,小便减少,大便正常,近期无明显消瘦现象。

【既往史】

一般健康状况:一般。

疾病及传染病史:否认传染病史;手术及外伤史:否认;输血史:否认;药物及食物过敏史:否认;预防接种史:随社会计划进行。

【系统回顾】

呼吸系统　慢性咳嗽:无;咳痰:无;胸痛:无;呼吸困难:有;咯血:无;其他异常:活动后气促 10 余年,咳嗽、咳白痰 2 个月。

循环系统　心悸:无;胸闷:有;胸痛:无;端坐呼吸:有;水肿:有;其他异常:活动后气促 10 余年,近 2 个月有夜间阵发性呼吸困难,端坐呼吸和双下肢水肿。

消化系统　反酸:无;呕吐:无;呕血:无;黑便:无;腹痛:无;腹泻:无;其他异常:近 2 个月胃食欲缺乏。

泌尿生殖系统　尿频:无;尿急:无;尿痛:无;排尿困难:无;血尿:无;其他异常:近 2 个月尿少。

血液系统　头晕耳鸣:无;乏力:无;皮肤苍白:无;出血倾向:无;其他异常:无。

内分泌系统　多饮:无;多尿:无;多食:无;畏寒:无;多汗:无;消瘦:无;其他异常:无。

神经精神系统　头痛:无;感觉异常:无;意识障碍:无;其他异常:无。

运动系统　关节畸形:无;骨折外伤:无;运动障碍:无;其他异常:无。

【个人史】

出生地:上海;长久居留地:上海。

疫区居住史、疫情接触史:否认;化学性物质、放射性物质、有毒物质接触史:否认;吸毒史:否认;饮酒史:否认;吸烟史:有吸烟史40余年,20支/天;冶游史:否认。

【婚育史】

婚姻状况:已婚,结婚年龄26岁;配偶:体健。

生育状况:育有一子,体健。

【家族史】

父:已故;母:已故;子女及其他亲属:体健。

家族类似疾病:无。

家族遗传病史:无。

三、体格检查

【一般检查】

常规检查　体温:37℃,脉搏:86次/min,呼吸:22次/min[15],血压:120/70 mmHg(右上臂)。

外形　发育:正常;营养:一般面容:慢性病容;表情:正常。

体位　自主步态:正常;神志:清醒;配合检查:配合。

皮肤黏膜　色泽:正常;皮疹:无;皮下出血:无;弹性:正常;破溃:无;毛发分布:均匀。

淋巴结　全身浅表淋巴结:无肿大

【头部】

头颅　外形:正常;畸形:无;头发:均匀。

眼　眼睑:正常;结膜:正常;眼球:正常;角膜:正常;瞳孔:等大、等圆,左3 mm,右3 mm;对光反射:左侧正常,右侧正常;巩膜:无黄染;其他异常:无。

耳　耳廓:正常;乳突压痛:无;听力障碍:无;外耳道分泌物:无;其他异常:无。

鼻　外形:正常;鼻窦旁压痛:无;其他异常:无。

口　唇色:正常;黏膜:正常;伸舌:居中;牙龈:无肿胀;齿列:整齐;扁桃体:无肿大;咽:正常;声音:正常。

【颈部】

抵抗感:无;颈动脉搏动:正常;颈静脉:充盈气管:居中;肝静脉回流征:阳性(+)[16];甲状腺:正常。

【胸部】

［外形］

胸廓：正常；乳房：对称。

［肺］

视诊　呼吸运动：对称；肋间隙：正常。

触诊　语颤：对称、正常；胸部摩擦感：阴性；皮下捻发感：阴性。

听诊　呼吸：规整；呼吸音：粗；啰音：两下肺可及湿啰音[17]；捻发音：无；语音传导：对称、正常；胸膜摩擦感：无。

叩诊　对称、正常。

［心］

视诊　心前区隆起：无；心尖冲动：可见，位于左侧第Ⅴ肋间隙锁骨中线外侧 1 cm[18]；搏动弥散：无。

触诊　震颤：无；心包摩擦感：无。

叩诊　心脏相对浊音界(见表 3-1)。

听诊　心率：86 次/min；心律：齐；杂音：无；震颤：无；额外心音：无；心包摩擦音：无；周围血管征：无。

表 3-1　心脏相对浊音界

心脏右界(cm)	肋　　间	心脏左界(cm)
2	Ⅱ	2
2	Ⅲ	3
2	Ⅳ	6.5
—	Ⅴ	8.5

注：左锁骨中线距前正中线距离 7.5 cm。

【腹部】

视诊　外形：正常；腹式呼吸：存在；脐：正常；分泌物：无；腹壁静脉：未见曲张；其他异常：无。

触诊　腹肌紧张度：腹软；压痛：无；反跳痛：无；包块：无。肝：肋下 2 指，质中，边缘光滑[19]；胆：未触及；墨菲征：阴性；脾：未触及；肾：未触及；输尿管压痛点：无。

叩诊　肝浊音界：存在，肝上界位于右锁骨中线(肋间)Ⅴ；移动性浊音：无；

肾区叩击痛：无。

听诊 肠鸣音：正常；气过水声：无；血管杂音：未闻及。

【肛门及外生殖器】

未查。

【脊柱】

外形：正常；棘突压痛：无；压痛：无；活动度：正常。

【四肢】

关节：外形正常，无疼痛，活动度正常，双下肢对称性凹陷性水肿阳性（＋）[20]。

【神经系统】

腹壁反射：正常；肌张力：正常。

巴宾斯基征：左侧未引出，右侧未引出。

克尼格征：左侧未引出，右侧未引出。

肱二头肌反射：左侧正常，右侧正常。

跟腱反射：左侧正常，右侧正常。

膝跳反射：左侧正常，右侧正常。

四、专科检查

无。

五、辅助检查

2017 年 6 月 1 日，我院门诊心脏彩超检查示：左房、左室增大，左室室壁收缩运动不协调，左室顺应性和收缩功能降低，少量心包积液，二尖瓣轻度反流，射血分数 40％。入院心电图检查：窦性心律，完全性左束支传导阻滞。

六、诊断

【初步诊断】		【48 小时主治医师诊断】
心功能不全，心功能 3～4 级，完全性左束支传导阻滞；肺部感染		扩张型心肌病，慢性全心功能不全急性加重，心功能 3～4 级，完全性左束支传导阻滞；肺部感染
书写者：赵春 修改主治医师：卞夏	完成日期：2017 年 6 月 7 日 修改日期：2017 年 6 月 8 日	主治医师签名：卞夏 日期：2017 年 6 月 8 日

首次病程记录

一、病例特点

(1) 患者为男性,66 岁,因"活动后胸闷、气促 10 余年,加重 2 个月"于 2017 年 6 月 7 日 10:00 收入我院。

(2) 现病史:患者 10 余年前出现活动后胸闷、气促,爬楼 2 层或快步走可诱发,休息并舌下含服硝酸甘油后症状约 20 min 缓解,夜间需两枕,入院前 2 个月出现咳嗽、咳白黏痰,伴气促加重,动辄加剧,伴尿量减少,双下肢水肿,有时夜间有阵发性呼吸困难、端坐呼吸,予入院前 1 周来我院门诊就诊。当时查心脏彩超检查示:左房、左室增大,左室室壁收缩运动不协调,左室顺应性和收缩功能降低,少量心包积液,二尖瓣轻度反流,射血分数 40%。因患者拒绝住院治疗,故给予口服螺内酯、呋塞米等;后患者自觉无明显效果自行停药,现因气促等症状持续加重,收入病房进一步治疗。患者有完全性左束支传导阻滞病史 30 余年,未行正规诊治。

(3) 体格检查:血压 120/70 mmHg,神志清,气稍促,颈静脉充盈;双肺呼吸音粗,两下肺可闻及少许湿啰音;心浊音界扩大,心音低,心率 86 次/min,律齐;腹软,无压痛,肝肋下可及;双下肢轻度凹陷性水肿。

(4) 辅助检查:入院心电图检查示窦性心律,完全性左束支传导阻滞。

二、诊断及诊断依据

(1) 诊断:心功能不全,心功能 3~4 级,完全性左束支传导阻滞;肺部感染。

(2) 诊断依据。① 病史和体征:患者为老年男性,因"活动后胸闷、气促 10 余年,加重 2 个月"收入我院。有夜间高枕史,入院前 2 个月出现咳嗽、咳白黏痰,伴气促加重,动辄加剧;伴尿量减少,双下肢水肿,有时夜间有阵发性呼吸困难、端坐呼吸;患者有完全性左束支传导阻滞病史 30 余年。② 体格检查:血压 120/70 mmHg,神志清,气稍促,颈静脉充盈;双肺呼吸音粗,两下肺可闻及少许湿啰音;心浊音界扩大,心音低,心率 86 次/min,律齐;肝肋下可及,双下肢轻度水肿;入院心电图检查:完全性左束支传导阻滞。

③ 辅助检查：门诊心脏彩超检查示左房、左室增大，左室室壁收缩运动不协调，射血分数 40%，根据患者病史、体征、体格检查和辅助检查结果考虑诊断。

三、鉴别诊断（如诊断明确,可无须鉴别）

（1）急性心肌梗死：急性心肌梗死也可出现心力衰竭表现，心肌梗死疼痛部位与心绞痛相似，但性质更剧烈，持续时间可达数小时，含用硝酸甘油多不能缓解，常伴有休克，心律失常，心力衰竭，并可有心肌损伤时心肌酶谱的异常增高，心电图检查可发现 ST 段弓背向上抬高，病理性 Q 波，T 波倒置，本患者无胸痛症状，心电图检查示无心肌梗死演变，目前诊断急性心肌梗死依据不足，可动态监测心电图和心肌损伤、心肌酶谱等予以排除。

（2）急性肺动脉栓塞：常表现为胸痛、咯血、气急和休克，查体可发现右心衰竭的体征，心电图电轴右偏，I 导联出现 S 波，Ⅲ 导联出现 Q 波和 T 波倒置，aVR 导联高 R 波，辅助检查可有 D-二聚体升高，本患者目前尚不支持该诊断，可以完善 D-二聚体，血气分析等检查，必要时可行肺 CT，放射性核素肺灌注扫描和肺动脉造影鉴别。

四、诊疗计划

（1）完善相关辅助检查（血常规、C 反应蛋白、血气分析、D-二聚体、心肌损伤、心肌酶谱、BNP、电解质、肝肾功能、血脂、血糖、甲状腺功能、尿常规、胸部 CT、颈动脉 B 超、动态心电图、痰培养药敏、复查心脏彩超等），进行水肿鉴别诊断及寻找心力衰竭病因。

（2）抗血小板（拜阿司匹林）。

（3）抗感染（头孢曲松钠）。

（4）利尿减轻心脏负荷（托拉塞米注射液、螺内酯）。

（5）扩张冠状动脉（异舒梨酯）。

（6）改善心室重构（培哚普利，根据血压调整剂量）。

（7）其他对症支持治疗。

病程记录者签名：赵春

记录时间：2017 年 6 月 7 日 11:30

主治医师首次查房记录

一、补充的病史和体征

病史无补充。

二、诊断及诊断依据

1. 主要诊断及诊断依据

(1) 主要诊断:冠心病待查;慢性全心功能不全急性加重,心功能 3～4 级,完全性左束支传导阻滞。

(2) 诊断依据。① 病史:老年男性,因"活动后胸闷、气促 10 余年,加重2 个月"收入我院。② 夜间高枕,入院前 2 个月出现咳嗽、咳白黏痰,伴气促加重,动辄加剧,伴尿量减少,双下肢水肿,有时有夜间阵发性呼吸困难、端坐呼吸,患者有完全性左束支传导阻滞病史 30 余年。③ 体格检查:血压 120/70 mmHg,神志清,气稍促,口唇轻度发绀,颈静脉充盈,双肺呼吸音粗,两下肺可闻及少许湿啰音,心浊音界扩大,心音低,心率 86 次/min,律齐,肝肋下可及,双下肢轻度水肿。④ 辅助检查:入院心电图检查示完全性左束支传导阻滞;门诊心脏彩超检查示左房、左室增大,左室室壁收缩运动不协调,射血分数 40%;BNP 2 066 pg/ml。根据患者病史、体征、体格检查和辅助检查考虑诊断。

2. 次要诊断及诊断依据

(1) 次要诊断:肺部感染。

(2) 诊断依据。① 病史:患者入院前 2 个月出现咳嗽、咳白黏痰。② 体格检查:双肺呼吸音粗,两下肺可闻及少许湿啰音。③ 辅助检查:入院后血常规检查示白细胞计数 $11.5 \times 10^9/L$,中性分叶核细胞 85.9%,C 反应蛋白 36.70 mg/L;肺部 CT 检查示两下肺渗出。根据患者病史、体征、查体和辅助检查考虑诊断。

三、鉴别诊断

(1) 冠心病:患者为老年男性,有长期、大量吸烟史,存在冠心病易患因素,首先要考虑冠心病所致的心功能不全,但目前冠心病的诊断依据尚不充分,需行冠状动脉造影以明确冠状动脉病变协助心力衰竭病因诊断。

（2）高血压性心脏病：患者既往否认高血压病史，平素血压基本正常，心电图检查示无左室高电压，心脏彩超检查也未见心肌肥厚等表现，故不支持此诊断。

四、诊疗计划

（1）低盐饮食[21]。

（2）复查心脏彩超，完善术前准备尽快行冠状动脉造影协助诊断，明确心衰病因。

（3）抗血小板（拜阿司匹林）。

（4）抗感染（头孢曲松钠），根据痰培养和药敏结果及时调整抗生素。

（5）利尿可减轻心脏负荷（呋塞米、螺内酯）。

（6）扩张冠状动脉（异舒梨酯），注意控制异舒梨酯滴速，避免引起血压快速下降，并嘱患者如需起床活动需放慢速度，缓慢变换体位以免引起直立性低血压。

（7）改善心室重构（培哚普利，根据血压调整剂量），注意监测电解质和肾功能[22]。

（8）注意控制补液速度[23]。

（9）如患者气促症状有所缓解，两肺没有哮鸣音，心率允许的情况下可小剂量谨慎加用β受体阻滞剂。

病程记录者签名：赵春

记录时间：2017 年 6 月 8 日 8:30

主治医师签名：卞夏

修改日期：2017 年 6 月 9 日

主任医师首次查房记录

一、补充的病史和体征

（1）患者病史无补充。

（2）入院后复查心脏彩超检查提示左房、左室扩大，左室舒张末内径

70 mm,左室收缩不同步,左室后壁与室间隔收缩不同步,间隔 140 ms,左室收缩功能减退,射血分数 32%[24]。

(3) 入院后局麻下行冠状动脉造影:右冠状动脉、左主干、前降支无明显狭窄;回旋支细小,无明显狭窄;左心室造影检查:左心腔明显增大,心脏弥漫性收缩功能减弱,射血分数 33%,左室舒张末压力 7 mmHg。结论:扩张型心肌病。

(4) 入院后动态血压:24 小时平均血压 110/64 mmHg;其中白天平均血压 117/68 mmHg,夜间平均血压 98/55 mmHg。

(5) 入院后动态心电图检查示窦性心律,最小心率 54 次/min,最大心率 113 次/min,平均心率 77 次/min;室性早搏 2 次,房性早搏 7 次,完全性左束支传导阻滞;Ⅱ通道 ST 段压低 1~2 mm、T 波倒置。

二、诊断及诊断依据

1. 主要诊断及诊断依据

(1) 主要诊断:扩张型心肌病,慢性全心功能不全急性加重,心功能 3~4 级,完全性左束支传导阻滞。

(2) 诊断依据。① 病史:老年男性,因"活动后胸闷、气促 10 余年,加重 2 个月"收入我院。② 体征:夜间高枕,伴尿量减少,双下肢水肿,有时有夜间阵发性呼吸困难、端坐呼吸;患者有完全性左束支传导阻滞病史 30 余年。③ 体格检查:血压 120/70 mmHg,神志清,气稍促,颈静脉充盈;双肺呼吸音粗,两下肺可闻及少许湿啰音;心浊音界扩大,心音低,心率 86 次/min,律齐;肝肋下可及;双下肢轻度水肿。④ 辅助检查:入院心电图检查示完全性左束支传导阻滞;门诊心脏彩超心电图检查示左房、左室增大,左室室壁收缩运动不协调,射血分数 40%;查脑钠肽(BNP)2 066 pg/ml;复查心脏彩超示左房、左室扩大,射血分数 32%;前一日行冠状动脉造影示冠状动脉无明显狭窄。根据患者的病史、体征、体格检查和辅助检查作出诊断。

2. 次要诊断及诊断依据

(1) 次要诊断:肺部感染。

(2) 诊断依据。① 病史:患者入院前 2 个月出现咳嗽、咳白黏痰。② 体格检查:双肺呼吸音粗,两下肺可闻及少许湿啰音。③ 辅助检查:入院后血常规检查示白细胞计数 11.5×10^9/L,中性分叶核细胞 85.9%,C 反应蛋白 36.70 mg/L;肺部 CT 检查示两下肺渗出。根据患者的病史、体征、体格检查和辅助检查考虑诊断。

三、讨论分析

患者入院后肝功能正常，不支持肝硬化所致水肿；甲状腺功能正常，不支持甲状腺功能减退症所致的水肿；肾功能正常，无尿蛋白，不支持肾病所致水肿；心脏彩超检查示心功能明显降低，BNP明显升高，心功能不全诊断明确；无糖尿病史，不支持糖尿病心肌病。入院辅助检查没有贫血，甲状腺功能异常；心脏彩超检查也没有心肌节段性运动障碍和心肌肥厚的表现；行冠状动脉造影检查提示扩张型心肌病，左心腔明显增大，心脏弥漫性收缩功能减弱，射血分数33%。入院后复查心脏彩超，左房、左室扩大，左室舒张末内径70 mm，左室收缩不同步，左室后壁与室间隔收缩不同步，时间间隔140 ms，左室收缩功能减退，射血分数32%。心电图检查示：完全性左束支传导阻滞，QRS波166 ms，存在植入除颤功能的三腔起搏器（CRT-D）的手术指征，告知患者及家属。

四、诊疗计划

（1）建议行CRT-D术。

（2）冠状动脉无明显狭窄，停用拜阿司匹林。

（3）抗感染（头孢曲松钠），根据痰培养和药敏结果及时调整抗生素。

（4）利尿减轻心脏负荷（托拉塞米注射液、螺内酯）。

（5）改善心室重构（培哚普利，根据血压调整剂量）。

（6）注意控制补液速度，记录24小时尿量，维持电解质平衡。

五、注意事项及转归

患者心功能明显降低，心源性猝死风险高，充分告知患者及家属病情，控制补液滴速，注意密切监测电解质水平等，避免电解质紊乱加重心律失常风险，完善术前准备，尽快行CRT-D术。

病程记录者签名：卞夏

记录时间：2017年6月9日9:00

主任医师签名：许秋

修改日期：2017年6月10日

出 院 小 结

上海交通大学医学院附属第九人民医院出院小结

住院号：100002　　　姓名：孙一海　　病区：心内科病区　　　床号：1　　科室：心内科

病区：心内科病区	住院号：100000	床号：1
姓名：孙一海	性别：男性	年龄：66 岁
入院时间：2017 年 6 月 7 日 10:00		出院时间：2017 年 6 月 17 日 15:00
门诊诊断	心功能不全。	
入院诊断	扩张型心肌病,慢性全心功能不全急性加重,心功能 3～4 级,完全性左束支传导阻滞;肺部感染。	
出院诊断	扩张型心肌病,慢性全心功能不全急性加重,心功能 3～4 级,完全性左束支传导阻滞;肺部感染。	
入院情况	患者为男性,66 岁,因"活动后胸闷、气促 10 余年,加重 2 个月"入院。 入院体格检查：血压 120/70 mmHg,神志清,气稍促,颈静脉充盈;双肺呼吸音粗,两下肺可闻及少许湿啰音;心浊音界扩大,心音低,心率 86 次/min,律齐;腹软,无压痛,肝肋下可及;双下肢轻度凹陷性水肿。	
诊疗经过	患者入院后完善相关辅助检查(血常规、C 反应蛋白、血气分析、D-二聚体、心肌损伤、心肌酶谱、BNP、电解质、肝肾功能、血脂、血糖、尿常规、胸部 CT、颈动脉 B 超、动态心电图、痰培养药敏、心脏彩超等检查),以拜阿司匹林抗血小板聚集,托拉塞米注射液、螺内酯利尿减轻心脏负荷,硝酸异山梨酯扩张冠状动脉,培哚普利改善心室重构,头孢曲松钠抗感染,美托洛尔(倍他乐克)缓释片口服减轻心肌氧耗等治疗。入院后行冠状动脉造影明确诊断为扩张型心肌病,心脏弥漫性收缩功能减弱,射血分数 33%,左室后壁与室间隔收缩不同步,时间间隔 140 ms,心电图示完全性左束支传导阻滞,QRS 波 166 ms,有 CRT-D 手术指征,及时与患者及家属沟通,但患者及家属表示暂不考虑安装 CRT-D。现患者胸闷、气促等症状稍有缓解,一般情况尚可,生命体征平稳,经上级医师同意予以出院。	
主要化验结果	肾功能：血清肌酐 85 μmol/L,血清尿酸 310 μmol/L。 电解质：血清钾 4 mmol/L,血清钠 141 mmol/L,血清氯 103 mmol/L。 心肌酶谱：天冬氨酸氨基转移酶 9 IU/L,血清乳酸脱氢酶 154 IU/L,血清肌酸激酶 56 IU/L,肌酸激酶-同工酶 11 IU/L。 B 型钠尿肽前体(NT-proBNP)2 066 pg/ml。 血肌钙蛋白-Ⅰ 0.01 ng/ml,血肌红蛋白 23.9 ng/ml。	

主要化验结果	凝血功能：PT 10.9 s，APTT 27.0 s，纤维蛋白原 2.45 g/L，INR 0.97，D-二聚体 0.04 mg/L。 白细胞计数 11.5×10^9/L，中性分叶核细胞 85.9%，血红蛋白 148 g/L，血小板计数 211×10^9/L，中性粒细胞占比 72%。 C 反应蛋白 36.70 mg/L。 血糖：糖化血红蛋白 4.7%，血清血糖浓度 5.1 mmol/L。 肝功能：血清总蛋白 63 g/L，白蛋白 40 g/L，L-γ-谷氨酰基转移酶 36 IU/L，丙氨酸氨基转移酶 11 IU/L，天冬氨酸氨基转移酶 14 IU/L，碱性磷酸酶 54 IU/L，总胆红素 12 μmol/L，直接胆红素 4 μmol/L。 血脂：血清总胆固醇 3.91 mmol/L，甘油三酯 1.49 mmol/L，高密度脂蛋白胆固醇 1.07 mmol/L，低密度脂蛋白胆固醇 2.54 mmol/L。 肿瘤指标：糖类抗原（CA 19-9）0.60 IU/ml，糖类抗原（CA-125）7.94 IU/ml，甲胎蛋白 1.79 IU/ml，癌胚抗原 1.87 ng/ml，前列腺特异性抗原（PSA）0.673 ng/ml，游离 PSA（fPSA）0.220 ng/ml，fPSA/tPSA 比值 0.33。 甲状腺功能：TGAb 10.00 IU/ml，游离 T_3 3.20 pg/ml，TSH 2.86 μIU/ml，总 T_4 7.08 μg/dl，TPOAb 0.40 IU/ml，游离 T_4 8.9 ng/ml，总 T_3 1.05 ng/ml，尿、粪常规指标正常，餐后 2 小时血糖浓度 8.5 mmol/L。 痰培养：正常菌群。 白细胞计数 7.2×10^9/L，中性分叶核细胞 63.4%，血红蛋白 139 g/L。 C 反应蛋白 7.50 mg/L。 NT-proBNP 127 pg/ml。
特殊检查结果	入院心电图检查示：窦性心律，完全性左束支传导阻滞，QRS 波 166 ms。 肺部 CT 检查示：两下肺渗出。 心脏彩超检查示：左房、左室扩大，左室舒张末内径 70 mm，左室收缩不同步，左室后壁与室间隔收缩不同步，时间间隔 140 ms，左室收缩功能减退，射血分数 32%。 局麻下行冠状动脉造影：右冠状动脉、左主干、前降支无明显狭窄；回旋支细小，无明显狭窄。左心室造影：左心腔明显增大，心脏弥漫性收缩功能减弱，射血分数 33%，左室舒张末压力 7 mmHg。结论：扩张型心肌病。 动态血压：24 小时平均血压 110/64 mmHg，其中白天平均血压 117/68 mmHg，夜间平均血压 98/55 mmHg。 动态心电图检查示：窦性心律，最小心率 54 次/min，最大心率 113 次/min，平均心率 77 次/min；室性早搏 2 次，房性早搏 7 次，完全性左束支传导阻滞；Ⅱ通道 ST 段压低 1~2 mm，T 波倒置。
合并症	无。
出院时情况	患者胸闷、气促有所好转。 体格检查：血压 130/75 mmHg，神志清，气平，双肺呼吸音粗，心率 74 次/min，律齐；腹软，肝脾肋下未及；双下肢无明显水肿。

续　表

出院后建议及随访	**出院带药** 　　呋塞米 20 mg,每天上午一次口服;螺内酯 20 mg,每天上午一次口服;美托洛尔(倍他乐克)缓释片 23.75 mg,每天上午一次口服;雅士达 4 mg,每天上午一次口服。 **出院建议** 　　(1) 低盐饮食,定期心内科门诊随访,健康生活,避免劳累、感冒、憋尿、用力大便、情绪刺激等加重心脏负担诱因。 　　(2) 按医嘱服用药物,随访心电图、心脏彩超等。 　　(3) 利尿药物服用中,定期门诊复查电解质、肾功能、BNP 等指标。 　　(4) 培哚普利服用中需注意监测血压,定期复查肾功能和电解质,并注意咳嗽情况。 　　(5) 如有胸闷、气促加重等不适,请及时就医。
预约是否预约	2 周后门诊就诊随访。
治疗结果	好转。

主治医师:卞夏　　　　住院医师:赵春　　　　小结日期:2017 年 6 月 17 日 11:00

思维解析

［1］胸闷和气促为心功能下降的症状,10 余年体现慢性病程,加重 2 个月是近期疾病有加重进展,是本次入院的主要原因。

［2］胸闷和气促在什么情况下发生的,写明发作的诱因。

［3］心力衰竭症状是否能缓解及缓解的因素。

［4］夜间高枕提示左心衰竭症状。

［5］写明此次心力衰竭急性加重的诱因,慢性心力衰竭急性加重首位的诱因是感染。

［6］右心衰竭表现,并写出水肿的特点以便鉴别。

［7］左心衰竭表现,呼吸困难程度加重。

［8］咯血要与肺炎、支气管扩张、肺癌鉴别,并提示没有急性肺水肿。

［9］与结核病鉴别。

［10］与肾病鉴别,肾病也会导致水肿。

［11］利尿减轻心脏负荷。

［12］冠心病易患因素之一。

[13] 甲状腺功能减退症和肝硬化也会引起水肿。

[14] 消化道淤血表现。

[15] 呼吸频率增快。

[16] 右心衰竭、体循环淤血表现。

[17] 肺淤血表现。

[18] 心界扩大。

[19] 肝淤血表现。

[20] 心力衰竭特征性水肿,并写明水肿分级。

[21] 心力衰竭患者应限制钠摄入,一般建议每日摄入量<3 g,避免加重水钠潴留。

[22] 血管紧张素转化酶抑制剂或血管紧张素Ⅱ受体阻滞剂使用中除需要监测血压还需注意肾功能和电解质变化,尤其与利尿剂合用时。

[23] 心力衰竭患者应控制补液速度,避免过快加重心脏负担诱发急性左心衰竭,记录24小时尿量,维持电解质平衡(利尿剂应用中应注意监测电解质,避免电解质紊乱诱发心律失常等)。

[24] 扩张型心肌病的彩超表现为各心脏均扩大,以左心室扩大为著,室壁运动普遍减弱,心肌收缩功能下降,左心室射血分数显著降低。

（赵倩）

消化性溃疡(内镜操作)

入 院 记 录

一、上海交通大学医学院附属第九人民医院入院记录

住院号：100003　　姓名：李陆　　病区：消化科病区　　床号：1　　科室：消化科

姓名：李陆	婚姻：已婚	出生地：上海	电话：13710000000
性别：男	职业：IT	单位：乐居上海分公司	
年龄：45 岁	居住地址：上海市杨浦区翔殷路×弄×号×室		
民族：汉	联系人姓名地址：张琴,上海市杨浦区翔殷路×弄×号×室		
出生日期：1972 年 2 月 28 日	记录时间：2017 年 8 月 27 日 17:00		
入院时间：2017 年 8 月 27 日 14:20	供史者：患者本人(可靠)		

二、病史和体征

【主诉】

2 天内黑便 400 g,伴头晕[1]。

【现病史】

患者入院前熬夜 2 天后出现中上腹不适[2],伴恶心,随即解不成形黑便 1 次,量约 100 g,无明显腹痛腹胀,无呕血,无头晕、心悸黑蒙,无尿量减少,未予重视;后又解柏油样便 3 次,每次量约 100 g,腹部不适略缓解[3],但出现心悸、活动后头晕、黑蒙及出冷汗[4],无意识丧失,遂来院急诊。体格检查：血压90/ 60 mmHg,心率100 次/min[4],腹部无压痛。当时血常规检查示：白细胞计数11.0×10⁹/L,中性粒细胞占比 75%,红细胞计数 4.0×10¹²/L,血红蛋白130 g/L[5],其余各项指标均正

常范围;粪便隐血:阳性(＋＋＋＋)[6],急诊予以禁食、奥美拉唑制酸[7]及补液[8]等处理,现为进一步诊治拟"上消化道出血,消化性溃疡待查"收入院。追问病史,患者十余年前出现反复中上腹痛[9],多于空腹或饥饿时出现,进食可缓解,无食欲下降,偶有夜间痛醒史,发作一般持续2～3周[10]。每逢季节交替、饮食不当、受凉及情绪不佳或休息不佳时可诱发[11],发作时伴有反酸、嗳气,无呕吐及腹泻,无体重下降等,常自行不规则服用奥美拉唑、铝碳酸镁片等,症状反复。2年前曾有黑便1次,外院门诊胃镜检查示十二指肠球部溃疡、慢性浅表性胃窦炎。

本次发病前3个月患者上腹痛加重,疼痛有时呈持续性,进食后不缓解甚或加重,至晚餐时常觉腹胀、嗳气或因腹痛惧食,腹痛向背部放射,但无右肩放射痛及发热,不厌油,痛时拒按。本次发病来,无发热、盗汗,无尿量减少,无明显体重下降。

【既往史】

一般健康状况:可。

疾病及传染病史:1988年曾患甲型肝炎,经治;手术及外伤史:否认;输血史:否认;药物及食物过敏史:否认;预防接种史:随社会计划进行。

【系统回顾】

呼吸系统　慢性咳嗽:无;咳痰:无;胸痛:无;呼吸困难:无;咯血:无;其他异常:无。

循环系统　心悸:无;胸闷:无;胸痛:无;端坐呼吸:无;水肿:无;其他异常:无。

消化系统　反酸:有;呕吐:无;呕血:无;黑便:有;腹痛:有;腹泻:无;其他异常:详见现病史[12]。

泌尿生殖系统　尿频:无;尿急:无;尿痛:无;排尿困难:无;血尿:无;其他异常:无。

血液系统　头晕耳鸣:无;乏力:无;皮肤苍白:无;出血倾向:无;其他异常:无。

内分泌系统　多饮:无;多尿:无;多食:无;畏寒:无;多汗:无;消瘦:无;其他异常:无。

神经精神系统　头痛:无;感觉异常:无;意识障碍:无;其他异常:无。

运动系统　关节畸形:无;骨折外伤:无;运动障碍:无;其他异常:无。

【个人史】

出生地:上海;长久居留地:上海。

疫区居住史、疫情接触史：否认[13]；化学性物质、放射性物质、有毒物质接触史：否认；吸毒史：否认；饮酒史：否认；吸烟史：25 岁起吸烟,10 支/天[14]；冶游史：否认。

【婚育史】

婚姻状况：已婚,结婚年龄 30 岁；配偶：体健。

生育状况：育有一女,体健。

【家族史】[15]

父：体健；母：有胃病史；子女及其他亲属：体健。

家族类似疾病：母亲有胃病史。

家族遗传病史：否认。

三、体格检查

【一般检查】

常规检查　体温：37.2 ℃,脉搏：96 次/min,呼吸：15 次/min,血压：90/60 mmHg(右上臂)[16]。

外形　发育：正常；营养：良好；面容：略痛苦；表情：正常。

体位　自主步态：正常；神志：清醒；配合检查：配合。

皮肤黏膜　色泽：苍白[17]；皮疹：无；皮下出血：无；弹性：正常；破溃：无；毛发分布：均匀。

淋巴结　全身浅表淋巴结：无肿大。

【头部】

头颅　外形：正常；畸形：无；头发：均匀。

眼　眼睑：正常；结膜,苍白[17]；眼球：正常；角膜：正常；瞳孔：等大、等圆,左侧 3 mm,右侧 3 mm；对光反射：左侧正常,右侧正常；巩膜：无黄染；其他异常：无。

耳　耳廓：正常；乳突压痛：无；听力障碍：无；外耳道分泌物：无；其他异常：无。

鼻　外形：正常；鼻窦旁压痛：无；其他异常：无。

口　唇色：略苍白；伸舌：居中；牙龈：无肿胀；齿列：整齐；扁桃体：无肿大；咽：正常；声音：正常。

【颈部】

抵抗感：无；颈动脉搏动：正常；颈静脉：正常；气管：居中；肝静脉回流征：阴性；甲状腺：正常。

【胸部】

［外形］

胸廓：正常；乳房：对称。

［肺］

视诊　呼吸运动：对称肋间隙：正常。

触诊　语颤：对称；正常胸部摩擦感：阴性；皮下捻发感：阴性。

听诊　呼吸：规整；呼吸音：正常；啰音：无；捻发音：无；语音传导：对称、正常；胸膜摩擦感：无。

叩诊　对称、正常。

［心］

视诊　心前区隆起：无；心尖冲动：可见，位于左侧第Ⅴ肋间隙锁骨中线内侧 0.5 cm；搏动弥散：无。

触诊　震颤：无；心包摩擦感：无。

叩诊　心脏相对浊音界（见表 4－1）。

听诊　心率：96 次/min；心律：齐；杂音：无；震颤：无；额外心音：无；心包摩擦音：无；周围血管征：无。

表 4－1　心脏相对浊音界

心脏右界(cm)	肋　　间	心脏左界(cm)
2	Ⅱ	2
2	Ⅲ	3
2	Ⅳ	5
—	Ⅴ	7.0

注：左锁骨中线距前正中线距离 7.5 cm

【腹部】

视诊　外形：正常；腹式呼吸：存在；脐：正常；分泌物：无；腹壁静脉：未见曲张[18]；其他异常：无。

触诊　腹肌紧张度：腹软压痛：有；中上腹[19]；反跳痛：无；包块：无。肝：未触及；胆：未触及；墨菲征：阴性。

脾：未触及[18]；肾：未触及；输尿管压痛点：无。

叩诊　肝浊音界：存在,肝上界位于右锁骨中线(肋间)Ⅴ;移动性浊音：无[20];肾区叩击痛：无。

听诊　肠鸣音 7~8 次/min[21];气过水声：无;血管杂音：未闻及。

【肛门及外生殖器】

直肠指检：未扪及肿块,指套无染血等。

【脊柱】

外形：正常;棘突压痛：无;压痛：无;活动度：正常。

【四肢】

关节：外形正常;无红肿、无疼痛、无水肿,活动正常。

【神经系统】

腹壁反射：正常;肌张力：正常。

巴宾斯基征：左侧未引出,右侧未引出。

克尼格征：左侧未引出,右侧未引出。

肱二头肌反射：左侧正常,右侧正常。

跟腱反射：左侧正常,右侧正常。

膝跳反射：左侧正常,右侧正常。

四、专科检查

无。

五、辅助检查

2017 年 8 月 27 日,血常规示白细胞计数 11.0×10^9/L,中性粒细胞占比 75%,红细胞计数 4.0×10^{12}/L,血红蛋白 130 g/L;粪便隐血阳性。

六、诊断

【初步诊断】		【48 小时主治医师诊断】
上消化道出血：十二指肠球部溃疡伴出血		十二指肠球部溃疡伴出血,失血性贫血(中度)
书写者：杨春 修改主治医师：严夏	完成日期：2017 年 8 月 27 日 修改日期：2017 年 8 月 28 日	主治医师签名：严夏 日期：2017 年 8 月 28 日

首次病程记录

一、病例特点

（1）主诉：患者，男性，45岁，因"2天内黑便400 g伴头晕"于2017年8月27日14:20收入我院。

（2）现病史：患者因入院前2天熬夜后出现中上腹不适，并在2天内解不成形黑便4次，总量约400 g，伴活动后心悸、头晕、黑蒙及出冷汗。患者既往有反复中上腹痛，以空腹痛、饥饿痛为主，偶有夜间痛醒史，不规则服用奥美拉唑及铝碳酸镁片等制酸抑酸药，有一定效果。本次发病前3个月症状加重，且规律改变。既往曾有"黑便史"，外院胃镜检查示十二指肠球部溃疡。

（3）体格检查：神志清，黏膜苍白，血压90/60 mmHg；两肺呼吸音清；心率96次/min，律齐；全腹软，中上腹压痛阳性（＋），无肌卫及反跳痛，肠鸣音8次/min；双下肢无水肿。

（4）急诊血常规检查（2017年8月27日）：白细胞计数11.0×10^9/L，中性分类75％，红细胞计数4.0×10^{12}/L，血红蛋白130 g/L；粪便隐血：阳性（＋＋＋）。

二、诊断及诊断依据

（1）诊断。上消化道出血：十二指肠球部溃疡伴出血可能。

（2）诊断依据。① 病史：患者为年轻男性，曾有十余年的反复中上腹痛史，以空腹痛、饥饿痛为主，进食及服用抑酸类药物可缓解。既往外院胃镜检查提示十二指肠球部溃疡。② 体征：本次以"黑便"为主要症状，黑便后腹部不适缓解，伴有活动后心悸、头晕、黑蒙、出冷汗等症状。③ 辅助检查：急诊查粪便示隐血阳性。④ 入院体格检查：黏膜苍白。故结合病史、体格检查及实验室检查，考虑目前诊断。

三、鉴别诊断（如诊断明确，可无须进行鉴别诊断）

（1）胃癌：患者多为中老年患者，可表现为腹痛、腹胀，或原有规律性腹痛节律性、规律性改变，食欲减退、体重减轻，可以呕血和/（或）黑便为首发表现，晚期可出现腹部包块、贫血及恶病质等症状。体格检查可及贫血貌,腹部压痛、腹部包块,移动性浊音阳性,部分患者可扪及左锁骨上肿大淋巴结以及恶病质外貌。实验室检查可发现贫血、肿瘤标志物增加。胃镜检查可见胃内恶性病灶,影像学检查可发现胃壁黏膜连续性中断,可见胃壁结构破坏等。CT或 MRI 检查可发现肝脏、淋巴结和(或)其他脏器等远处转移灶。该患者为中年男性,原有腹痛呈规律性[22],近 3 个月发生改变,故应及早行胃镜及影像学等检查加以明确[23]。

(2) 急性胃黏膜病变:多以呕血和黑便为主要症状,一般发生于应激状态,如经历重大创伤/手术、情绪刺激或服用 NSAIDs 药物、酗酒熬夜等情况下。起病突然,出血量多,呈间歇性,反复多次,可导致出血性休克,起病时可伴有上腹部不适、烧灼感、疼痛、恶心、呕吐或反酸等。体格检查可及上腹部不适或压痛。急诊(24~48 小时内)内镜检查可见胃黏膜局限或广泛的点片状出血,呈糜烂或浅溃疡。病变常于 48 小时后很快消失。该患者本次起病前有熬夜史,但是既往有反复规律性上腹痛史,故急性胃黏膜病变依据不足,可予胃镜检查予以排除。

四、诊疗计划

(1) 完善相关检查,如血常规[24]、尿常规、粪常规+隐血[25]、肝肾功能、电解质、肝炎病毒[26]、自身抗体检测[27]、肿瘤标志物[28]、胃镜[29]。

(2) 禁食、卧床休息。

(3) 制酸、止血(奥美拉唑肠溶胶囊)。

(4) 补液、维持水盐电解质平衡(氯化钠补液、氯化钾、复方维生素等)。

(5) 注意呕血、黑便症状,记录 24 小时出入量及血压等情况[30]。

病程记录者签名:杨春

记录时间:2017 年 8 月 27 日 15:30

主治医师首次查房记录

一、补充的病史和体征

今晨解不成形黑便一次,量约 50 g,无头晕心悸[31]。昨 24 小时入量 2 500 ml,出量 1 500 ml。

二、诊断及诊断依据

（1）诊断：十二指肠溃疡伴出血，失血性贫血（中度）。

（2）诊断依据。① 病史：患者为男性，45 岁，入院前 2 天熬夜后出现中上腹不适，并在 2 天内解不成形黑便 4 次，总量约 400 g，伴有活动后心悸、头晕黑蒙及出冷汗。患者既往有反复中上腹痛，以空腹痛、饥饿痛为主，偶有夜间痛醒史，不规则服用奥美拉唑及铝碳酸镁片等制酸抑酸药，有一定效果。本次发病前 3 个月症状加重，且规律改变。既往曾有"黑便史"，外院胃镜提示十二指肠球部溃疡。② 体格检查：神志清，气平，血压 100/70 mmHg，皮肤黏膜略苍白，两肺呼吸音清，未闻及干湿啰音，心率 88 次/min[32]，律齐，腹平，全腹软，中上腹压痛，未及肌卫及反跳痛，肝脾肋下未及，墨菲征阴性，移动性浊音阴性，肠鸣音 3～4 次/min[33]，双下肢无水肿[34]。③ 辅助检查（2017 年 8 月 28 日）：白细胞计数 10.0×10^9/L，中性分类 72%，红细胞计数 2.97×10^{12}/L，血红蛋白 85 g/L，血细胞比容 0.263[35]；粪便隐血：阳性（＋＋＋＋）；肾功能：肌酐 84 μmol/L，尿酸 238 μmol/L，尿素氮 7.6 mmol/L[36]；肝功能：白蛋白 35 g/L，谷丙转氨酶 45 IU/L，总胆红素 10 μmol/L，直接胆红素 4 μmol/L；尿常规：酮体阳性（＋）[37]，余阴性；空腹血糖在正常范围；肝炎病毒：阴性；上腹部 B 超检查：肝、胆、胰、脾未见明显异常。结合病史及检查首先考虑目前诊断。

三、鉴别诊断

（1）肝硬化失代偿期、门静脉高压、食管胃底静脉曲张破裂出血：患者多有慢性肝病史，可有乏力、疲倦、消瘦、可伴皮下或黏膜出血、肝掌、腹水。出血多以呕血黑便为主，短期内大量出血可伴循环血容量下降等，可伴发肝性脑病或自发性腹膜炎等。辅助检查可发现肝炎病毒阳性、肝功能及凝血功能异常、B 超检查提示肝硬化等。急诊胃镜可见食管胃底静脉曲张等，目前该患者无既往相关病史及实验室检查支持，故可排除该诊断。

（2）幽门管溃疡伴出血：常缺乏溃疡周期性和节律性疼痛特点，多数患者多于餐后出现疼痛，少数也可表现为饥饿痛，容易发生痉挛及伴发恶心呕吐，进而发生梗阻，出血发生率也较高。该患者近期疼痛规律性发生改变，并伴有腹胀明显等，故目前不能排除，可予以胃镜加以明确。

四、诊疗计划

(1) 辅助检查提示贫血：血红蛋白 85 g/L,但患者目前症状较前好转,无活动性出血征象,故暂不予输血等处理,可静脉补充铁剂(右旋糖酐铁注射液)。

(2) 继续抑酸止血,补液维持水盐电解质平衡。

(3) 继续完善检查(胃镜检查)。

(4) 注意呕血、黑便情况,症状无加重可逐步开放饮食[38]。

病程记录者签名：杨春

记录时间：2017 年 8 月 28 日 9:00

主治医师签名：严夏

修改日期：2017 年 8 月 29 日

主任医师首次查房记录

一、补充的病史和体征

昨天 24 小时入量 2 500 ml,尿量 1 500 ml,无黑便、腹痛,无头晕及心悸等。

二、诊断及诊断依据

(1) 诊断：十二指肠球部溃疡(A1)[39],失血性贫血(中度)[40],慢性非萎缩性胃炎。

(2) 诊断依据。① 病史：患者为男性,45 岁,既往有"十二指肠球部溃疡"史,本次因"2 天内黑便 400 g"入院。入院后仍有不成形黑便一次,但目前头晕、心悸缓解。本次发病前 3 个月上腹痛加重,疼痛有时呈持续性,进食后不缓解,甚或加重,至晚餐时常觉腹胀、嗳气或因腹痛惧食,腹痛向背部放射,但无右肩放射痛及发热,不厌油,痛时拒按。② 体格检查：神志清,气平,血压 100/70 mmHg,皮肤黏膜苍白;两肺呼吸音清,未闻及干湿啰音;心率 75 次/min,律齐;全腹软,未及压痛及反跳痛,麦氏点无压痛,墨菲征阴性。腹部振水音阴性,移动性浊音阴性,肠鸣音 3～5 次/min;双下肢无水肿。③ 辅助检查(2017 年 8 月 28 日)：胃镜检查示十二指肠球部溃疡(A1),胃内见少量食物残渣(影响部分视野),慢性非萎缩性胃炎,贫血胃;肝炎病毒全套检查：阴性;肿瘤相关标志物：CEA、CA125、CA19－9、AFP 均在正常范围。

三、讨论分析

该患者为中年男性,原有十二指肠球部溃疡史,周期性节律性疼痛,偶有夜间痛等符合该诊断。近 3 个月来疼痛规律性发生变化,餐后惧食加重,结合胃镜所见,考虑存在不完全性幽门梗阻情况,故而有晨轻暮重的现象,导致患者惧怕进食。实验室及 CT 等检查排除其他引起上腹部疼痛的可能(肿瘤相关标志物及上腹部 CT 均未提示异常)。患者经禁食、抑酸止血补液等处理后,症状好转,故病情无变化,可予开放冷流质饮食。

四、诊疗计划

（1）开放饮食：冷流质。
（2）停用止血药物(血凝酶)。
（3）减少补液总量,随访血常规、粪便常规及隐血。

五、注意事项及转归

注意大便及生命体征,注意血常规指标随访情况,若血红蛋白水平持续不升,则须进一步检查。

病程记录者签名：杨春
记录时间：2017 年 8 月 29 日 10:08
主任医师签名：孟秋
修改日期：2017 年 8 月 30 日

有创诊疗操作记录

患者李陆,男性,45 岁,神志清,血压 95/65 mmHg,心率 82 次/min,律齐。今行胃镜检查,操作顺利。胃镜检查提示：十二指肠球部溃疡(A1)、慢性非萎缩性胃炎、贫血胃。术中见十二指肠球部畸形、十二指肠及幽门管充血水肿明显,十二指肠球部前壁一 0.4 cm×0.7 cm 溃疡,周围充血水肿明显,覆白苔,胃腔内见少量食糜。检查结束,患者一般情况可,无腹痛、恶心及黑便等,心率80 次/min,血压 100/65 mmHg,术后安全返回病房。

　　术后注意事项：观察患者腹痛、呕血、黑便以及生命体征情况。

操作医师：严夏

记录医师：杨春

记录时间：2017 年 8 月 28 日 14：30

出 院 小 结

上海交通大学医学院附属第九人民医院出院小结

住院号：100003　　　姓名：李陆　　病区：消化科病区　　床号：1　　科室：消化科

病区：消化	住院号：100003		床号：1	
姓名：李陆	性别：男		年龄：45 岁	
入院时间：2017 年 8 月 27 日 14：20		出院时间：2017 年 9 月 6 日 14：00		
门诊诊断	上消化道出血、消化性溃疡可能。			
入院诊断	十二指肠球部溃疡(A1)伴出血，失血性贫血(中度)。			
出院诊断	十二指肠球部溃疡(A1)，失血性贫血(中度)；慢性非萎缩性胃炎。			
入院情况	患者因"2 天内黑便 400 g 伴头晕"入院。入院体格检查：神志清，气平，皮肤黏膜苍白，血压 90/60 mmHg；两肺呼吸音清，未闻及干湿啰音；心率 96 次/min，律齐；全腹软，中上腹压痛，振水音阴性，移动性浊音阴性，肠鸣音 8 次/min；双下肢无水肿。			
诊疗经过	入院后完善检查，明确诊断，予以禁食、抑酸止血及补液维持水盐电解质平衡等处理，患者症状好转，病情稳定，予开放饮食，症状无反复，复查粪便隐血阴性，经上级医师同意后出院。			
主要化验结果(此栏目将主要检验结果选入，血液生化检查部分指标。全部正常范围的值无须一一列出，写清栏目名称：阴性或正常范围即可)	2017 年 8 月 28 日粪便常规＋隐血：粪便隐血：阳性(＋＋＋)；血常规检查：白细胞计数 10.0×10^9/L，中性分类 72%，红细胞计数 3.5×10^{12}/L，血红蛋白 85 g/L；血红细胞比容：0.263；肾功能检查：肌酐 84 μmol/L，尿酸 238 μmol/L，尿素氮 7.6 mmol/L；肝功能：白蛋白 35 g/L，谷丙转氨酶 45 IU/L，总胆红素 10 μmol/L，直接胆红素 4 μmol/L；尿常规检查：酮体阳性(＋)，余阴性。 　　2017 年 8 月 28 日空腹血糖浓度：正常范围；肝炎病毒：阴性；肝炎病毒全套：阴性；肿瘤相关标志物：CEA、CA125、CA19 - 9、AFP 均在正常范围。 　　2017 年 9 月 5 日粪便常规＋隐血：阴性；血常规检查：白细胞计数 5.0×10^9/L，红细胞计数 3.19×10^{12}/L，血红蛋白 100 g/L，血红细胞比容：0.305；肾功能：肌酐 74 μmol/L，尿酸 389 μmol/L，尿素氮 5.2 mmol/L。			

续　表

特殊检查结果（此栏目主要为除了血液生化检查以外的检查结果，如影像学、超声、内镜等检查结果）	2017年8月28日胃镜：十二指肠球部溃疡（A1），慢性非萎缩性胃炎，贫血胃。 2017年8月28日上腹部B超检查：肝胆胰脾未见明显异常。
并发症（如住院期间有重要并发症应列出）	无。
出院时情况	无黑便、无头晕心悸。体格检查：神志清，血压105/70 mmHg，两肺呼吸音清，心率77次/min，律齐，全腹软，未及压痛及反跳痛，肠鸣音5次/min，双下肢无水肿。
出院后建议及随访（除了所写栏目外，还可以有健康宣教和复诊安排）	**出院建议** （1）注意饮食规律及良好的生活规律。 （2）出院2周后消化科门诊复诊。 **出院带药** （1）奥美拉唑20 mg×2盒（1粒，1次/天，空腹）。 （2）康复新液100 ml×3瓶，10 ml，3次/天口服（餐前半小时服）。
预约是否预约	2周后消化科门诊复诊随访。
治疗结果（根据疾病治疗转归分为治愈、好转、未愈、其他等）	好转。

主治医师：严夏　　　　住院医师：杨春　　　　小结日期：2017年9月6日14:00

思维解析

[1] 主诉要素：不超过20字、时间书写统一采用阿拉伯字式、主要症状精炼，此主诉可以导出第一诊断，"2天内黑便400 g"反映上消化道出血程度，"头晕"也是出血严重程度的表现症状。

〔2〕消化性溃疡发生出血或病情加重的诱因一般为劳累、饮酒、创伤、非甾体抗炎药(NSAIDs)等影响。

〔3〕消化性溃疡患者出血后血液中的血红蛋白覆盖溃疡创面,所以反而可缓解疼痛。

〔4〕前述症状均为失血后血容量不足的表现;壮年男性心率较快也是血容量不足的体征之一。

〔5〕出血后白细胞计数可以反应性增高。急性失血早期,由于血液浓缩及血液重新分布等代偿机制,血常规中红细胞、血红蛋白并未出现下降,一般在出血24~48小时(平均32小时)后血红蛋白可被稀释到最大限度,此时血象才有表现。

〔6〕粪便阳性提示消化道出血。

〔7〕质子泵抑制剂是抑制胃酸的主要药物,也是治疗消化性溃疡的主要药物之一。

〔8〕补充血容量是为了缓解失血带来的容量不足。

〔9〕消化性溃疡的特点之一:慢性长期性腹痛。

〔10〕消化性溃疡的特点之二:节律性疼痛,此例患者为空腹痛、夜间痛,是饥饿痛的表现,提示可能为十二指肠球部溃疡。

〔11〕消化性溃疡特点之三:周期性。

〔12〕此处描述应与现病史相一致,不能互相矛盾。

〔13〕排除传染性疾病引起上消化道出血的可能,如血吸虫性肝纤维化等。

〔14〕吸烟可能导致血管硬化,影响消化道出血的治疗效果等。

〔15〕排除家族性遗传性疾病导致的消化道出血。

〔16〕脉搏偏快,血容量不足表现,患者血压位于临界值。

〔17〕失血后贫血的体征。

〔18〕无肝硬化门静脉高压的表现:静脉曲张、脾脏肿大等体征。

〔19〕消化性溃疡体征之一:腹部压痛。

〔20〕无慢性肝病、胃癌的间接体征。

〔21〕肠鸣音为肠蠕动时,肠管内气体和液体随之流动,产生一种断续的咕噜声或气过水声。正常肠鸣音4~5次/min,频率、声响和音调变异较大,餐后频繁而明显,休息时稀疏而微弱,在一定程度上依赖检查者的经验。在消化道出血时,肠鸣音可呈现活跃状态;听诊部位:右下腹或脐部。

〔22〕这也是要与此鉴别的原因。

〔23〕男性、年龄>40岁、出现报警症状或原有规律性腹痛性质发生改变等均应警惕肿瘤的发生,须进一步检查。

[24] 了解血常规指标中血红蛋白及红细胞的情况。

[25] 随访消化道出血情况，一般停止出血后3天内粪便隐血仍阳性。

[26] 为了排除慢性肝病、肝硬化、门静脉高压、继发上消化道出血的可能。

[27] 排除免疫性肝病、肝硬化、门静脉高压性出血的可能。

[28] 可作为肿瘤的筛选和参考指标。

[29] 明确上消化道疾病最直接的检查方法。

[30] 出血期间记录24小时出入量及血压，了解出血严重程度及是否存在休克等情况。

[31] 失血后症状无进一步加重，患者处于容量不足状态，出量小于入量。

[32] 心率较前下降，提示血容量不足情况有改善。

[33] 肠鸣音正常范围，提示消化道出血停止可能。

[34] 严重贫血患者可以出现水肿。

[35] 由于血液代偿机制出现红细胞、血红蛋白及血细胞比容下降的情况，此时反映了出血后血液的真实情况。

[36] 上消化道出血后数小时，由于大量血液进入小肠，含氮产物被吸收，导致血尿素氮增高，而血容量的减少可导致肾血流量及肾小球滤过率下降，则不仅尿素氮增高，肌酐同时也可以增高。血尿素氮增高一般1～2天达高峰，3～4天内降至正常。此患者失血，在休克早期，尚未严重影响肾脏血容量及滤过，故仅出现血尿素氮增高。

[37] 酮体：在肝脏中，脂肪酸氧化分解的中间产物乙酰乙酸、β-羟基丁酸及丙酮，三者统称为酮体，尿酮体阳性常见原因为糖尿病酮症酸中毒、长期饥饿、妊娠剧吐或剧烈运动后等。禁食后脂肪代谢加强，所以可出现尿酮体阳性。

[38] 考虑出血停止后可予以进食，从冷流质开始。

[39] 溃疡镜下诊断分期为三期：活动期（A1、A2）、愈合期（H1、H2）、瘢痕期（S1、S2）。

[40] 贫血判断标准如下。① 轻度：血红蛋白低限至91 g/L，症状轻微。② 中度：血红蛋白90～61 g/L，体力劳动后心慌气短。③ 重度：血红蛋白60 g/L～31 g/L，休息时也感心慌气短。④ 极度：血红蛋白<30 g/L，常合并贫血性心脏病。

（杨柳）

病 例 5

乙型肝炎肝硬化失代偿期(腹腔穿刺)

入 院 记 录

一、上海交通大学医学院附属第九人民医院入院记录

住院号：100004　　姓名：周强　　病区：消化科病区　　床号：2　　科室：消化科

姓名：周强	婚姻：已婚	出生地：上海	电话：13300000000
性别：男性	职业：退休	单位：上海鼓风机厂	
年龄：62 岁	居住地址：上海市黄浦区制造局路×弄×室		
民族：汉族	联系人姓名地址：冯如,上海市黄浦区制造局路×弄×室		
出生日期：1955 年 5 月 18 日		记录时间：2017 年 9 月 30 日 15:30	
入院时间：2017 年 9 月 30 日 12:00		供史者：患者本人(基本可靠)	

二、病史和体征

【主诉】

乏力、食欲缺乏 3 个月,伴腹围增加 1 周。

【现病史】

患者入院 3 个月前无明显诱因下出现乏力、食欲缺乏,时感上腹饱胀不适,进食后尤为明显,无皮肤黄染、腹痛腹泻、低热盗汗、胸闷气促、咯血胸痛、烦渴多饮等症状,未予重视[1]。入院 1 周前患者腹胀明显,腹围进行性增加,同时出现双下肢水肿,尿量明显减少,每日尿量约 500 ml[2],无呕血黑便,无发热腹痛,无神志改变[3],于 2017 年 9 月 29 日就诊我院门诊。当时血常规检查示：白细胞计数 2.9×10⁹/L、血红蛋白 100 g/L、血小板计数 80×10⁹/L;肝功能检查示：白蛋白 30 g/L,

谷丙转氨酶 11 IU/L,总胆红素 28 μmol/L,直接胆红素 10 μmol/L;空腹血糖浓度、肾功能及尿常规指标均在正常范围;B 超检查示:肝硬化、大量腹水及脾大。

现为进一步诊治收入病房。追问病史,患者 1984 年曾患乙型肝炎,当时予以保肝治疗(具体用药不详),后未曾随访肝功能、肝炎病毒等指标。自发病以来,患者精神尚可,无排便习惯改变,大便 1~2 次/天,体重无进行性下降。

【既往史】

一般健康状况:良好。

疾病及传染病史:患者 1984 年曾患乙型肝炎,当时予以保肝治疗(具体用药不详),后未曾随访肝功能、乙型肝炎病毒等指标[3];手术及外伤史:否认;输血史:否认;药物及食物过敏史:否认;预防接种史:随社会计划进行。

【系统回顾】

呼吸系统 慢性咳嗽:无;咳痰:无;胸痛:无;呼吸困难:无;咯血:无;其他异常:无。

循环系统 心悸:无;胸闷:无;胸痛:无;端坐呼吸:无;水肿:无;其他异常:无。

消化系统 反酸:无;呕吐:无;呕血:无;黑便:无;腹痛:无;腹泻:无;其他异常:1984 年曾患乙型肝炎。

泌尿生殖系统 尿频:无;尿急:无;尿痛:无;排尿困难:无;血尿:无;其他异常:无。

血液系统 头晕耳鸣:无;乏力:无;皮肤苍白:无;出血倾向:无;其他异常:无。

内分泌系统 多饮:无;多尿:无;多食:无;畏寒:无;多汗:无;消瘦:无;其他异常:无。

神经精神系统 头痛:无;感觉异常:无;意识障碍:无;其他异常:无。

运动系统 关节畸形:无;骨折外伤:无;运动障碍:无;其他异常:无。

【个人史】

出生地:上海;长久居留地:上海。

疫区居住史、疫情接触史:否认;化学性物质、放射性物质、有毒物质接触史:否认;吸毒史:否认;饮酒史:否认[4];吸烟史:否认;冶游史:否认。

【婚育史】

婚姻状况:已婚;结婚年龄:30 岁;配偶:体健。

生育状况：育有一女，体健。

【家族史】

父：体健；母：体健；子女及其他亲属：体健。

家族类似疾病：否认。

家族遗传病史：否认。

三、体格检查

【一般检查】

常规检查　体温：37 ℃；脉搏：70 次/min；呼吸：18 次/min；血压：120/70 mmHg(右上臂)。

外形　发育：正常；营养：一般；面容：肝病面容[5]；表情：正常。

体位　自主步态：正常；神志：清醒；配合检查：配合。

皮肤黏膜　无黄染；色泽：正常；皮疹：颈胸部见数枚蜘蛛痣[6]；皮下出血：无；弹性：正常；破溃：无；毛发分布：均匀。

淋巴结　全身浅表淋巴结：无肿大。

【头部】

头颅　外形：正常；畸形：无；头发：均匀。

眼　眼睑：正常；结膜：正常；眼球：正常；角膜：正常；瞳孔：等大、等圆，左侧 3 mm，右侧 3 mm；对光反射：左侧正常，右侧正常；巩膜：无黄染；其他异常：无。

耳　耳廓：正常；乳突压痛：无；听力障碍：无；外耳道分泌物：无；其他异常：无。

鼻　外形：正常；鼻窦旁压痛：无；其他异常：无。

口　唇色：正常；黏膜：正常；伸舌：居中；牙龈：无肿胀；齿列：整齐；扁桃体：无肿大；咽：正常；声音：正常。

【颈部】

抵抗感：无；颈动脉搏动：正常；颈静脉：正常；气管：居中；肝静脉回流征：阴性；甲状腺：正常。

【胸部】

［外形］

胸廓：正常；乳房：对称。

[肺]

视诊 呼吸运动：对称；肋间隙：正常。

触诊 语颤：对称、正常；胸部摩擦感：阴性；皮下捻发感：阴性。

听诊 呼吸：规整；呼吸音：正常；啰音[7]：无；捻发音：无；语音传导：对称、正常；胸膜摩擦感：无。

叩诊 对称、正常。

[心]

视诊 心前区隆起：无；心尖冲动：可见，位于左侧第 V 肋间隙锁骨中线内侧 0.5 cm；搏动弥散：无。

触诊 震颤：无；心包摩擦感：无。

叩诊 心脏相对浊音界（见表 5-1）。

听诊 心率：70 次/min；心律：齐；杂音：无；震颤：无；额外心音：无；心包摩擦音：无；周围血管征：无。

表 5-1 心脏相对浊音界

心脏右界(cm)	肋 间	心脏左界(cm)
2	II	2
2	III	3
2	IV	5
—	V	7.0

注：左锁骨中线距前正中线距离 7.5 cm。

【腹部】

视诊 外形：膨隆；腹式呼吸：存在；脐：正常；分泌物：无；腹壁静脉：未见曲张[8]；其他：腹围 90 cm。

触诊 腹肌紧张度：腹软；压痛：无；反跳痛：无；包块：无。肝：未触及；胆：未触及；墨菲征：阴性；脾：触及肋下 3 cm，质软，边缘光滑，未触及结节，无触痛[9]；肾：未触及；输尿管压痛点：无。

叩诊 肝浊音界：存在，肝上界位于右锁骨中线（肋间）V；移动性浊音：有[10]；肾区叩击痛：无。

听诊 肠鸣音：正常；气过水声：无；血管杂音：未闻及。

【肛门及外生殖器】

未查。

【脊柱】

外形：正常；棘突压痛：无；压痛：无；活动度：正常。

【四肢】

关节：外形正常，无红肿、疼痛，活动正常，未见肝掌，双下肢轻度凹陷性水肿。

【神经系统】

腹壁反射：正常；肌张力：正常。

巴宾斯基征：左侧未引出，右侧未引出。

克尼格征：左侧未引出，右侧未引出。

肱二头肌反射：左侧正常，右侧正常。

跟腱反射：左侧正常，右侧正常。

膝跳反射：左侧正常，右侧正常。

扑翼样震颤：未引出。

四、专科检查

无。

五、辅助检查

血常规检查：白细胞计数 $2.9 \times 10^9/L$，血红蛋白 $100\ g/L$，血小板计数 $80 \times 10^9/L$。肝功能检查：白蛋白 $30\ g/L$，谷丙转氨酶 $115\ IU/L$，总胆红素 $28\ \mu mol/L$，直接胆红素 $10\ \mu mol/L$。空腹血糖浓度、肾功能及尿常规指标均在正常范围。B超检查：肝硬化、大量腹水及脾大。

六、诊断

【初步诊断】			【48小时主治医师诊断】
乙型肝炎肝硬化失代偿期			乙型肝炎肝硬化失代偿期
书写者：郭春 修改主治医师：严夏	完成日期：2017年9月30日 修改日期：2017年10月1日		主治医师签名：严夏 日期：2017年10月1日

首次病程记录

一、病例特点

（1）患者为男性，62岁，因"乏力食欲缺乏3个月，伴腹围增加1周"于2017年9月30日12:00收入我院。

（2）现病史：患者入院3个月前无明显诱因下出现乏力、食欲缺乏，时感上腹饱胀不适，进食后尤为明显，无皮肤黄染、腹痛腹泻、低热盗汗、胸闷气促、咯血胸痛、烦渴多饮等症状，未予重视。入院1周前，患者腹胀明显，腹围进行性增加，同时出现双下肢水肿，尿量明显减少，每日尿量约500 ml，无呕血黑便、发热腹痛、神志改变，于2017年9月29日就诊我院门诊。追问病史，患者1984年曾患乙型肝炎，当时予以保肝治疗（具体用药不详），后未曾随访肝功能、肝炎病毒等指标。自发病以来，患者精神尚可，无排便习惯改变，大便1～2次/天，体重无进行性下降。

（3）体格检查：神志清，血压120/70 mmHg，体重90 kg；肝病面容，皮肤巩膜无黄染；浅表淋巴结未及肿大，颈胸部见数枚蜘蛛痣，颈静脉未见充盈；两肺呼吸音清，未闻及干湿啰音；心率70次/min，律齐，未闻及明显杂音。腹膨隆，腹围90 cm，腹壁未见明显曲张静脉，全腹软，无压痛，无肌卫反跳痛，未及包块；肝肋下未及；脾肋下3 cm，质软，边缘光滑，未触及结节，无触痛；墨菲征阴性；肝区叩痛阴性；移动性浊音阳性；肠鸣音3～4次/min；未见肝掌，扑翼样震颤未引出；双下肢轻度凹陷性水肿。

（4）辅助检查。血常规检查：白细胞计数2.9×10^9/L、血红蛋白100 g/L、血小板计数80×10^9/L。肝功能检查：白蛋白30 g/L，谷丙转氨酶115 IU/L，总胆红素28 μmol/L，直接胆红素10 μmol/L。空腹血糖浓度、肾功能及尿常规指标均在正常范围。B超检查：肝硬化、大量腹水、脾大。

二、诊断及诊断依据

（1）诊断：肝硬化失代偿期（乙型肝炎）。

（2）诊断依据。① 病史：患者为男性，62岁，因"乏力食欲缺乏3个月伴腹围增加1周"于2017年9月30日12:00收入我院。患者1984年曾患乙型肝炎，当时予以保肝治疗（具体用药不详），后未曾随访肝功能、肝炎病毒等指标。② 体格检查：神志清，血压120/70 mmHg，体重90 kg，肝病面容，皮肤巩膜无黄染，颈胸部见数枚蜘蛛痣;两肺呼吸音清,未闻及干湿啰音;心率 70 次/min,律齐;腹膨隆,腹围 90 cm,腹壁未见明显曲张静脉,全腹软,无压痛,无肌卫反跳痛;肝肋下未及;脾肋下 3 cm,质软,边缘光滑,未触及结节,无触痛;墨菲征阴性,肝区叩痛阴性;移动性浊音阳性,肠鸣音 3~4 次/min;未见肝掌,扑翼样震颤未引出;双下肢轻度凹陷性水肿。③ 辅助检查:2017 年 9 月 29 日,血常规检查示:白细胞计数 2.9×10^9/L,血红蛋白 100 g/L,血小板计数 80×10^9/L;肝功能检查示:白蛋白 30 g/L,谷丙转氨酶 115 IU/L,总胆红素 28 μmol/L,直接胆红素 10 μmol/L;空腹血糖浓度、肾功能及尿常规指标检查均在正常范围;B 超检查示肝硬化、大量腹水、脾大。结合以上病史、体格检查及辅助检查初步诊断为乙型肝炎肝硬化失代偿期,但仍需进一步行肝脏 CT 增强、肝炎病毒及肿瘤标志物等检查。

三、鉴别诊断

根据肝硬化病因进行鉴别。

(1) 酒精性肝硬化:患者常有长期大量饮酒史(每日摄入乙醇量>80 g 达 10 年以上),肝功能示 AST 升高比 ALT 明显。而本患者既往无饮酒史,故可排除此诊断。

(2) 自身免疫性肝硬化:此类患者常伴有肝外系统免疫性疾病(如溃疡性结肠炎),实验室检查以 γ 球蛋白升高为主、自身抗体阳性,而本患者目前临床表现不支持,进一步相关自身抗体检测有助鉴别。

(3) 原发性胆汁性肝硬化:多见于中年女性,以乏力、黄疸、皮肤瘙痒为主要表现,肝功能以 γ-谷氨酰转肽酶、碱性磷酸酶活性明显升高为主,血清抗线粒体抗体阳性。而本患者需进一步行抗线粒体抗体检测以排除此诊断。

四、诊疗计划

(1) 积极完善检查:肝肾功能、血常规、电解质、肝炎病毒、自身抗体检测、肿瘤标志物、腹部增强 CT、胃镜、腹腔穿刺等检查。

(2) 保肝治疗:服用还原性谷胱甘肽片。

(3) 限钠限水。

(4) 利尿药:起始剂量螺内酯 100 mg,1 次/天,口服;呋塞米 40 mg,1 次/天,口服。

(5) 提高胶体渗透压,纠正低蛋白血症:每周定期、少量输注人血白蛋白,

0.5小时后呋塞米静脉推注。

（6）监测24小时尿量、体重、腹围及肝功能、电解质情况，预防肝性脑病出现。

病程记录者签名：郭春

记录时间：2017年9月30日13：00

主治医师首次查房记录

一、补充的病史和体征

（1）患者腹胀较前有所缓解，昨共入液量约600 ml，24小时尿量约1 200 ml，今晨体重89.6 kg[11]。

（2）体格检查：神志清，肝病面容，皮肤巩膜无黄染，颈胸部见数枚蜘蛛痣，血压110/70 mmHg；两肺呼吸音清，未闻及干湿啰音；心率80次/min，律齐；腹围89 cm（入院时90 cm），全腹软，无压痛，无肌卫反跳痛，肝肋下未及，脾肋下3 cm，质软，无触痛，移动性浊音阳性，肠鸣音2～4次/min，未见肝掌，扑翼样震颤未引出；双下肢轻度凹陷性水肿。

二、诊断及诊断依据

（1）诊断：肝硬化失代偿期（乙型肝炎）。

（2）诊断依据。① 病史：患者为男性，62岁，因"乏力食欲缺乏3个月伴腹围增加1周"于2017年9月30日12：00收入我院。患者1984年曾患乙型肝炎，当时予以保肝治疗（具体用药不详），后未曾随访肝功能、肝炎病毒等指标。② 入院时体格检查：神志清，血压120/70 mmHg，体重90 kg，肝病面容，皮肤巩膜无黄染，颈胸部见数枚蜘蛛痣；两肺呼吸音清，未闻及干湿啰音；心率70次/min，律齐；腹膨隆，腹围90 cm，腹壁未见明显曲张静脉，全腹软，无压痛，无肌卫反跳痛；肝肋下未及；脾肋下3 cm，质软，无触痛；墨菲征阴性，肝区叩痛阴性，移动性浊音阳性，肠鸣音3～4次/min；未见肝掌，扑翼样震颤未引出；双下肢轻度凹陷性水肿。③ 入院时辅助检查：2017年9月29日，血常规检查示白细胞计数$2.9×10^9$/L，血红蛋白100 g/L，血小板计数$80×10^9$/L；肝功能检查示白蛋白30 g/L，谷丙转氨酶115 IU/L，总胆红素28 μmol/L，直接胆红素10 μmol/L；空腹血糖浓度、肾功能及尿常规指标均在正常范围；B超检查示肝硬化、大量腹水、脾大。结合以上病史、体格检查及辅助检查初步诊断为乙型肝炎肝硬化失代偿期,但仍需进一步行肝脏 CT 增强扫描、肝炎病毒、肿瘤标志物等检查。

三、鉴别诊断

患者出现腹水需考虑以下情况。

(1) 结核性腹水：患者常为中青年,既往有结核病史;临床上常出现长期不明原因发热伴腹痛、腹胀、腹水或腹壁柔韧感;腹水为渗出液,以淋巴细胞为主,普通细菌培养阴性;PPD 试验强阳性;抗结核治疗往往有效。本患者虽有食欲缺乏、乏力及腹水等症状,但既往无结核病史,临床上也无发热、腹痛及腹壁柔韧感等,目前依据不足,进一步腹腔穿刺术、PPD 试验等有助鉴别诊断。

(2) 肿瘤性腹水：包括腹膜转移癌、恶性淋巴瘤、腹膜间皮瘤等;腹水为渗出液,腹水细胞学检查常可找到肿瘤细胞;同时通过 B 超、CT、内镜等检查可发现原发病灶。本患者以腹水为主,行腹腔穿刺术、CT、内镜检查有助鉴别。

四、诊疗计划

(1) 积极完善检查：等待肝炎病毒、HBV - DNA、肿瘤标志物等检查结果,积极预约腹部 CT 增强扫描、胃镜、腹腔穿刺等检查。

(2) 一般治疗：包括卧床休息、低盐或无盐饮食、限水、戒酒、保持电解质平衡等。

(3) 先进行保肝治疗(服用还原性谷胱甘肽片等),等待肝炎病毒检测结果,必要时行抗病毒治疗(服用恩替卡韦)。

(4) 腹水治疗方案如下。① 限钠限水：每日摄入氯化钠 1.2～2.0 g,每日进水量<1 000 ml,如有显著低钠血症,则限制在 500 ml 以内。② 利尿药：起始剂量螺内酯 100 mg×1 次/天,口服;呋塞米 40 mg,1 次/天,口服。按照 100∶40 比例递增,最大剂量螺内酯 400 mg/天,呋塞米 160 mg/天,利尿治疗以每天体重减轻 0.5 kg 为宜。③ 提高胶体渗透压,纠正低蛋白血症：每周定期、少量输注人血白蛋白;④ 对于难治性腹水,则要抽取腹水加输注白蛋白。

(5) 观察 24 小时尿量、体重、腹围及肝功能、电解质情况[12]。

病程记录者签名：郭春

记录时间：2017 年 10 月 1 日 8:10

主治医师签名：严夏

修改日期：2017 年 10 月 2 日

主任医师首次查房记录

一、补充的病史和体征

（1）患者自觉腹胀有所好转，尿量约1 300 ml。今日体重89 kg。

（2）体格检查：神志清，肝病面容，皮肤巩膜无黄染，颈胸部见数枚蜘蛛痣，血压100/70 mmHg；两肺呼吸音清，未闻及干湿啰音；心率78次/min，律齐；腹围88 cm（入院时90 cm），全腹软，无压痛，无肌卫反跳痛，肝肋下未及；脾肋下3 cm，质软，无触痛；移动性浊音阳性，扑翼样震颤未引出；双下肢水肿，较入院前有所消退。

二、诊断及诊断依据

（1）诊断：乙型肝炎肝硬化失代偿期。

（2）诊断依据。① 病史：患者为男性，62岁，因"乏力食欲缺乏3个月伴腹围增加1周"于2017年9月30日12：00收入我院。既往史：患者1984年曾患乙型肝炎，当时予以保肝治疗（具体用药不详），后未曾随访肝功能、肝炎病毒等指标。② 体格检查：神志清，血压120/70 mmHg，体重90 kg；肝病面容，皮肤巩膜无黄染，颈胸部见数枚蜘蛛痣；两肺呼吸音清，未闻及干湿啰音；心率70次/min，律齐；腹膨隆，腹围90 cm，腹壁未见明显曲张静脉，全腹软，无压痛，无肌卫反跳痛，肝肋下未及；脾肋下3 cm，质软，无触痛；墨菲征阴性，肝区叩痛阴性；移动性浊音阳性，肠鸣音3～4次/min；未见肝掌，扑翼样震颤未引出；双下肢轻度凹陷性水肿。③ 辅助检查：2017年9月29日，血常规检查示白细胞计数2.9×10^9/L，血红蛋白100 g/L，血小板计数80×10^9/L[13]；肝功能检查示白蛋白30 g/L，谷丙转氨酶115 IU/L，总胆红素28 μmol/L，直接胆红素10 μmol/L[14]；空腹血糖浓度、肾功能及尿常规指标均在正常范围[15]；肝炎病毒检测示HBSAg阳性（＋），HBcAb阳性（＋），HBeAg阳性（＋）；AFP、CEA、CA199均正常；炎症全套检查示正常[16]。2017年10月1日，上腹部CT增强扫描示肝硬化、大量腹水、脾大[17]。结合以上病史、体格检查及辅助检查初步诊断为乙型肝炎肝硬化失代偿期，需进一步完善胃镜、腹腔穿刺术等检查。

三、讨论分析

根据肝硬化可能出现的并发症进行鉴别诊断。

(1) 原发性肝癌:肝硬化患者短期内出现肝迅速增大、持续性肝区疼痛,肝表面发现肿块或者腹水呈血性,且 AFP 异常升高则需考虑此病。本患者目前临床表现、上腹部 CT 检查及 AFP 检测均不支持此诊断。

(2) 自发性腹膜炎:一般起病较急,表现为腹痛、腹水迅速增长,严重者出现中毒性休克,体格检查发现不同程度全腹压痛及腹膜炎体征,腹水常为渗出液,培养可发现致病菌。本患者目前虽无腹痛及腹膜炎体征,但进一步行腹腔穿刺以助鉴别。

四、诊疗计划

(1) 积极完善检查:需进一步行腹腔穿刺检查。

(2) 一般治疗:包括卧床休息、低盐或无盐饮食、限水、戒酒、保持电解质平衡等。

(3) 保肝(还原性谷胱甘肽)和抗病毒治疗(恩替卡韦等)[18]。

(4) 腹水的治疗方案如下。① 限钠限水:每天摄入氯化钠 1.2~2.0 g,每天进水量<1 000 ml,如有显著低钠血症,则限制在 500 ml 以内。② 利尿药:起始剂量螺内酯 100 mg×1 次/天,口服;呋塞米 40 mg×1 次/天,口服。按照 100∶40 比例递增,最大剂量螺内酯 400 mg/天,呋塞米 160 mg/天,利尿治疗以每天体重减轻 0.5 kg 为宜。③ 提高胶体渗透压,纠正低蛋白血症:每周定期、少量输注人血白蛋白。④ 对于难治性腹水[19]:a. 抽取腹水加输注白蛋白;b. 特利加压素使用,一般 1~2 mg/12 h 缓慢推注,至少 5 min,有应答者持续应用 5~7 天;c. 如腹水培养阳性则予抗感染治疗(头孢曲松钠、甲硝唑);d. 以上治疗均无效,患者腹水难以消退,则可予以 TIPS 术。

(5) 建议患者肝移植。

五、注意事项及转归

监测患者 24 小时尿量、体重、腹围及肝功能、电解质情况,同时密切观察患者的神志及精神状况。

病程记录者签名：郭春

记录时间：2017 年 10 月 2 日 9:00

主任医师签名：孟秋

修改日期：2017 年 10 月 3 日

有创诊疗操作记录

患者周强，男性，62 岁[20]，今局麻下行腹腔穿刺引流术。术前患者神志清，心率 80 次/min，血压 130/65 mmHg。患者取平卧位，穿刺点为脐与左髂前上棘连线中、外 1/3 交界处[21]，常规消毒铺巾，利多卡因局麻，术者左手固定穿刺部皮肤，右手持穿刺针由皮肤逐层进针至腹腔[22]，抽及黄色澄清液 1 000 ml[23]，分别送腹水进行常规和生化检查，培养并找脱落细胞，手术顺利。目前，患者腹胀较前好转，无腹痛、心悸等不适，穿刺部位未见明显渗液、渗血，心率 80 次/min，血压 120/60 mmHg。

术后注意事项：嘱患者右侧卧位，观察伤口情况，以及注意神志及生命体征改变[24]。

操作医师：郭春

记录医师：郭春

记录时间：2017 年 10 月 2 日 10:00

出 院 小 结

上海交通大学医学院附属第九人民医院出院小结

住院号：100004　　**姓名**：周强　　**病区**：消化科病区　　**床号**：2　　**科室**：消化科

病区：消化科	住院号：100004	床号：2
姓名：周强	性别：男性	年龄：62 岁
入院时间：2017 年 9 月 30 日 12:00	出院时间：2017 年 10 月 8 日 15:00	
门诊诊断	乙型肝炎肝硬化失代偿期。	

续　表

入院诊断	乙型肝炎肝硬化失代偿期。
出院诊断	乙型肝炎肝硬化失代偿期。
入院情况	患者为男性,62岁,因"乏力食欲缺乏3个月伴腹围增加1周"于2017年9月30日12:00收入我院。患者1984年曾患乙型肝炎,当时予以保肝治疗(具体用药不详),后未曾随访肝功能、肝炎病毒等指标。 　　体格检查:神志清,血压120/70 mmHg,体重90 kg;肝病面容,皮肤巩膜无黄染,颈胸部见数枚蜘蛛痣;两肺呼吸音清,未闻及干湿啰音;心率70次/min,律齐;腹膨隆,腹围90 cm,腹壁未见明显曲张静脉,全腹软,无压痛,无肌卫反跳痛;肝肋下未及;脾肋下3 cm,质软,无触痛,墨菲征阴性;肝区叩痛阴性;移动性浊音阳性,肠鸣音3~4次/min;未见肝掌,扑翼样震颤未引出;双下肢轻度凹陷性水肿。
诊疗经过	患者入院后积极完善检查(肝肾功能、肝炎病毒、肿瘤指标、上腹部CT增强及胃镜等检查),予以卧床休息、限钠限水、戒酒等,还原性谷胱甘肽保肝,恩替卡韦抗病毒,并于2017年10月2日局麻下行腹腔穿刺引流术,抽得黄色澄清液体1 000 ml,化验结果示漏出液,考虑乙型肝炎肝硬化失代偿引起的腹水;并予定期、少量输注人血白蛋白提高胶体渗透压、螺内酯(100 mg×1次/天,口服)及呋塞米(40 mg×1次/天,口服)利尿、消肿、退腹水,经以上积极治疗,患者腹水明显消退,食欲缺乏、乏力症状较前好转,病情稳定,请示上级后予以今日出院。
主要化验结果	2017年10月1日血常规检查示白细胞计数$2.7×10^9$/L,血红蛋白100 g/L,血小板计数$80×10^9$/L;肝功能检查示白蛋白30 g/L,谷丙转氨酶115 IU/L,总胆红素28 μmol/L,直接胆红素10 μmol/L;出凝血功能检查示PT 18 s,APTT 40 s;空腹血糖浓度、肾功能及尿常规指标均在正常范围;肝炎病毒检测示HBSAg阳性(+),HBcAb阳性(+),HBeAg阳性(+);AFP、CEA、CA199均正常;炎症全套检查示正常;甲状腺功能正常。2017年10月2日腹水常规检查示腹水比重<1.016,细胞数<$100×10^6$/L,以淋巴细胞为主;腹水生化检查示蛋白20 g/L,糖5.0 mmol/L,李凡他试验阴性;腹水培养阴性,腹水未找到肿瘤细胞。
特殊检查结果	2017年10月1日上腹部CT增强扫描示肝硬化、大量腹水、脾大。 　　2017年10月3日胃镜检查示食管胃底静脉重度曲张。
合并症	无
出院时情况	患者食欲缺乏乏力明显好转。 　　体格检查:神志清,血压110/70 mmHg,体重86 kg;肝病面容,皮肤巩膜无黄染,颈胸部见数枚蜘蛛痣;两肺呼吸音清,未闻及干湿啰音;心率73次/min,律齐;腹围86 cm,腹壁未见明显曲张静脉,全腹软,无压痛,无肌卫反跳痛;肝肋下未及;脾肋下3 cm,质软,无触痛,墨菲征阴性;肝区叩痛阴性;移动性浊音阳性,肠鸣音3~4次/min;未见肝掌,扑翼样震颤未引出;双下肢无水肿。

续　表

出院后建议及随访	**出院带药** (1) 螺内酯(安替舒通)20 mg×100 粒(100 mg/次×1 次/天,口服)。 (2) 呋塞米 20 mg×30 粒(40 mg/次×1 次/天,口服)。 (3) 恩替卡韦 10 mg×14 粒(10 mg/次×1 次/天,口服)。 (4) 阿拓莫兰 0.1×4 瓶(4 片/次×3 次/天,口服)。 **出院建议** (1) 低盐软食、戒酒,注意水电解质平衡。 (2) 3～6 个月复查肝脏 B 超或 CT、AFP 等。 (3) 2 周后复查电解质,肝肾功能及血常规等。 (4) 胃镜检查提示食管胃镜重度静脉曲张,建议行静脉套扎或硬化剂治疗。
预约 是否预约	2 周后消化科门诊随访,评估内科治疗效果,判断是否需肝移植[25]。
治疗结果	好转

主治医师: 严夏　　　　**住院医师:** 郭春　　　　**小结日期:** 2017 年 10 月 8 日 8:00

思维解析

[1] 乏力、食欲缺乏是非特异性症状,不仅在肝硬化患者肝功能减退时有此症状,其他许多疾病也会同时伴有,在这里需与其他疾病(如炎症性肠病、结核、心力衰竭及肿瘤等)进行鉴别诊断,故重要的阴性症状要有所提及。

[2] 肝硬化失代偿期主要为肝功能减退和门静脉高压症两大表现。脾大、侧支循环建立和开放、腹水是门静脉高压症三大临床表现。腹水是其中最突出的表现,75%以上失代偿期患者会出现腹水。在现病史中描述腹水症状时需注意描述腹胀、腹围情况,双下肢有无水肿、水肿程度及尿量情况,有无腹痛、发热等。

[3] 肝硬化失代偿期常见并发症:上消化道出血、肝性脑病、感染、肝肾综合征、原发性肝癌等,为评估病情需在病史中有相关记录,包括重要阴性症状。

[4] 肝硬化常见病因:病毒性肝炎(主要为乙型肝炎、丙型肝炎、丁型肝炎)、酒精中毒(如有饮酒史的患者,需标明每日摄入的乙醇量,以及共摄入时间,如果每日摄入乙醇80 g达10年以上,极易出现肝硬化)、胆汁淤积、循环障碍(慢性心功能不全)、自身免疫性疾病等。

[5] 由于肾上腺皮质功能减退,患者面部(尤其眼眶周围)和其他暴露部位,可见皮

肤色素沉着。故体格检查时要留意这方面体征,不管有无均需进行相应描述。

[6] 颈胸部蜘蛛痣是肝硬化较为重要的体征,主要是由于肝功能减退时对雌激素灭活功能减弱,导致体内雌激素增多所致。当肝功能损害严重时,蜘蛛痣数目增多增大;反之则减少缩小。体格检查时对蜘蛛痣的部位、数量应有所记录。

[7] 部分患者伴有胸腔积液,多见于右侧,系腹水通过膈淋巴管或经瓣性开口进入胸腔所致。故体格检查时需注意相应胸部体征,尤其注意有无胸腔积液体征。

[8] 查体时要注意腹壁有无扩张静脉,有无"海蛇头"现象。如果扩张,则需判定其血流方向。脐静脉重新开放引起脐周静脉曲张是肝硬化、门静脉高压症主要侧支循环的一种。途径门静脉-脐静脉-脐周静脉网-腹壁上、下静脉-上、下腔静脉。脐周静脉网高度扩张,形成"海蛇头"现象。

[9] 肝硬化脾大多数是长期淤血而致,多为轻、中度肿大,部分可达脐。体格检查触及脾肿大时,病历书写时应描述脾肿大程度(轻度、中度、高度)。脾缘不超过肋缘 2 cm,则为轻度;超过 2 cm,在脐水平以上为中度;超过脐水平以下或在前正中线则为高度,即巨脾。脾脏高度肿大时应加测第Ⅱ、Ⅲ线,并可作图表示。触及脾肿大除描述大小外,还需描述质地、边缘和表面情况、有无触痛及摩擦感等。

[10] 正常人腹腔有少量液体,一般小于 200 ml,对肠道蠕动起润滑作用。腹水达 500 ml 时可用肘膝位叩诊法证实;1 000 ml 以上可引起移动性浊音阳性;小于 500 ml 则需通过 B 超检查发现。

[11] 腹水疗效判定观察指标:① 每日尿量;② 腹围测定;③ 其中较为客观精准的是体重测定,患者每天固定时间起床排尿后,空腹及其他同等条件下(包括穿同样衣服等)测量体重并做记录,根据体重进行利尿剂调整,一般 3～5 天调整 1 次。

[12] 在腹水治疗过程中需要注意观察:① 电解质紊乱,需时刻监测;② 利尿过度及严格限水会导致患者脱水、血压下降,甚至出现肾前性肌酐升高,需密切监测血压、肾功能,体格检查时需观察患者的皮肤弹性、体重等;③ 电解质紊乱、利尿过度极易诱发肝性脑病,故需时刻观察患者的神志情况、计算及定位能力、性情有无改变等,以便及时发现肝性脑病,同时治疗期间要及时去除肝性脑病的其他诱因如便秘、高蛋白饮食等。

[13] 血常规检查在代偿期通常正常,失代偿期有轻重不等的贫血。脾功能亢进时白细胞计数和血小板计数减少。

[14] 代偿期患者肝功能大多正常或轻度异常,失代偿期患者肝功能多有较全面的损害,重症者血清胆红素增高。转氨酶常有轻到中度增高,以 ALT 升高为主。血清蛋白电泳中,白蛋白减少,γ-球蛋白升高。

[15] 说明尚未出现肝肾综合征。

[16] 初步排除肿瘤及自身免疫性疾病等原因。

[17] 上腹部 CT 检查主要是了解肝脏是否有占位、脾脏大小及腹水情况。

[18] 乙型肝炎肝硬化患者即使 HBV - DNA 阴性也要进行抗病毒治疗,基本长期服用,以减少原发性肝癌及其他并发症的发生。

[19] 难治性腹水指经严格限钠、限水,应用大量利尿剂等严格内科治疗后腹水无明显减少。同时需排除肝硬化并发肝癌引起的癌性腹水、自发性腹膜炎、Budd-Chiari 综合征及门静脉血栓等。

[20] 术前准备:核对患者信息、查阅病例、腹部平片及相关辅助资料;签署手术知情同意书;嘱患者排尿,以防伤及膀胱;测血压、脉搏、量腹围及检查腹部体征。

[21] 穿刺点选择,除文中提及还有:① 脐与耻骨联合上缘间连线的中点上方1 cm,偏左或偏右 1~2 cm;② 侧卧位穿刺点,脐平面与腋前线或腋中线交点处。多适用于腹水较少的诊断性穿刺。

[22] 针锋抵抗感突然消失(有种突破感),说明针尖已穿破腹壁进入腹腔。

[23] 初次抽取腹水一般 1 000 ml 左右,抽液速度不宜太快,最多一次不能超过3 000 ml,否则会引起腹腔压力迅速下降,从而导致腹腔内血管迅速扩张,继而出现血液再分布,导致血容量相对不足而出现低血压性休克。穿刺过程中需询问患者有无心悸、恶心、气短等,严重者停止抽液。

[24] 术后注意:① 测血压、脉搏、量腹围及检查腹部体征;② 嘱患者卧床 1~2 小时;③ 密切观察患者神志、性情改变以及计算力及定位能力改变,因为大量反复腹水极易引起肝性脑病,需时刻注意。

[25] 肝硬化肝移植指征:肝硬化肝功能失代偿期出现严重并发症,内科和其他治疗均无效时可考虑肝移植,如反复食管-胃底静脉曲张破裂出血,难治性腹水,反复发生肝性脑病、肝肾综合征等,患者需反复长期依赖住院。

(郭美)

急性白血病（骨髓穿刺）

入 院 记 录

一、上海交通大学医学院附属第九人民医院入院记录

住院号：100005　　　姓名：吴龙　　　病区：血液内科病区　　　床号：1　　　科室：血液内科

姓名：吴龙	婚姻：已婚	出生地：上海	电话：13301000000
性别：女	职业：职员（秘书）	单位：上海银行	
年龄：35 岁	居住地址：上海市普陀区洛川东路×弄×号×室		
民族：汉族	联系人姓名地址：黄召娣,上海市普陀区洛川东路×弄×号×室		
出生日期：1982 年 6 月 22 日		记录时间：2017 年 8 月 8 日 11:30	
入院时间：2017 年 8 月 8 日 8:30		供史者：患者本人	

二、病史和体征

【主诉】

四肢皮肤瘀点 3 周,伴牙龈出血、胸骨痛 4 天。

【现病史】

患者入院前 3 周无明显诱因下出现四肢皮肤自发性瘀点,当时否认牙龈出血、鼻腔出血等症状,但有头晕、乏力感,否认发热、头痛、呕吐、腹痛、腹泻及黑便、血尿症状[1],未予以重视;入院前 4 天患者刷牙后牙龈出血较多,并且感到胸骨持续隐痛,否认伴有胸闷、心悸、气促、咳嗽和咳痰等症状[2],遂至我院胸外科和口腔科就诊。胸外科予以胸部 CT 检查,提示无明显异常,拟诊"肋软骨炎",予以扶他林凝胶外用后胸骨痛有所缓解;口腔科予以洁牙对症处理,

但患者仍然有牙龈出血,且月经来潮第 3 天月经量较以前明显增多,遂建议血液科就诊。入院当天血液科门诊查血常规示:白细胞计数 $2.9 \times 10^9/L$,红细胞计数 $2.59 \times 10^{12}/L$,血红蛋白 82 g/L,血小板计数 $33 \times 10^9/L$;出凝血指标 PT 13.0 s,APTT 26.7 s,纤维蛋白原 0.59 g/L,D-二聚体 >20 mg/L;外周血涂片见原始幼稚细胞占 60%,为进一步诊治,拟"急性白血病"收入血液科。

自发病以来,患者精神可,食欲稍差,睡眠欠佳,二便正常,体重无明显减轻。

【既往史】

一般健康状况:较好。

疾病及传染病史:否认高血压、糖尿病等病史;5 年前有十二指肠溃疡病史,服用质子泵抑制剂(奥美拉唑)后好转。肝炎、结核等传染病病史:否认;手术及外伤史:否认;输血史:否认;药物及食物过敏史:否认;食物过敏史:有青霉素药物过敏史;预防接种史:随社会计划进行。

【系统回顾】

呼吸系统　慢性咳嗽:无;咳痰:无;胸痛:无;呼吸困难:无;咯血:无;其他异常:无。

循环系统　心悸:无;胸闷:无;胸痛:无;端坐呼吸:无;水肿:无;其他异常:无。

消化系统　反酸:有;呕吐:无;呕血:无;黑便:无;腹痛:有;腹泻:无;其他异常:5 年前有十二指肠溃疡病史。

泌尿生殖系统　尿频:无;尿急:无;尿痛:无;排尿困难:无;血尿:无;其他异常:无。

血液系统　头晕耳鸣:无;乏力:无;皮肤苍白:无;出血倾向:见现病史;其他异常:无。

内分泌系统　多饮:无;多尿:无;多食:无;畏寒:无;多汗:无;消瘦:无;其他异常:无。

神经精神系统　头痛:无;感觉异常:无;意识障碍:无;其他异常:无。

运动系统　关节畸形:无;骨折外伤:无;运动障碍:无;其他异常:无。

【个人史】

出生地:上海;长久居留地:上海。

疫区居住史、疫情接触史：否认；化学性物质、放射性物质、有毒物质接触史：约半年前工作单位办公室有过装修，自述有较强的刺激气味，否认经常性服用非甾体类抗炎镇痛药物，否认放射性物质接触史[3]；吸毒史：否认；饮酒史：否认；吸烟史：否认；冶游史：否认。

【婚育史】

婚姻状况：已婚,30 岁结婚,配偶体健。

生育状况：育有一子,体健。

【月经史】

初潮 13 岁,5 天/月,无痛经；末次月经时间：2017 年 8 月 4 日。

【家族史】

父：健在；母：健在；子女及其他亲属：体健。

家族类似疾病：否认家族中其他成员有血液系统疾病[3]；家族遗传病史：否认；家族肿瘤史：否认。

三、体格检查

【一般检查】

常规检查　体温：37.7 ℃；脉搏：88 次/min；呼吸：22 次/min；血压：128/70 mmHg(右上臂)。

外形　发育：正常；营养：良好；面容：贫血貌[4]；表情：正常。

体位　自主步态：正常；神志：清醒；配合检查：配合。

皮肤黏膜　色泽：苍白[5]；皮疹：无；皮下出血：有；四肢可见散在瘀点、瘀斑,压之不褪色[5]；弹性：正常；破溃：无；毛发分布：均匀。

淋巴结　全身浅表淋巴结：未触及肿大[6]。

【头部】

头颅　外形：正常；畸形：无；头发：均匀。

眼　眼睑：正常；结膜：睑结膜轻度苍白[4]；眼球：正常；角膜：正常；瞳孔：等大、等圆,左侧 3 mm,右侧 3 mm；对光反射：左侧正常,右侧正常；巩膜：无黄染；其他异常：无。

耳　耳廓：正常；乳突压痛：无；听力障碍：无；外耳道分泌物：无；其他异常：无。

鼻　外形：正常；鼻窦旁压痛：无；其他异常：无。

口　唇色：苍白[4]；黏膜：口腔黏膜见大小不等的出血点[5]；伸舌：居中；牙龈：无增生肿胀，压迫牙龈，见少量出血；齿列：整齐；扁桃体：无肿大；咽：正常；声音：正常。

【颈部】

抵抗感：无；颈动脉搏动：正常；颈静脉：正常；气管：居中；肝静脉回流征：阴性；甲状腺：正常。

【胸部】

胸廓：正常；乳房：对称。

［肺］

视诊　呼吸运动：对称；肋间隙：正常；其他情况：无。

触诊　语颤：对称、正常；胸部摩擦感：阴性；皮下捻发感：阴性；胸壁（胸骨下段）压痛：阳性（＋）。

听诊　呼吸：规整；呼吸音：正常；啰音：无；捻发音：无；语音传导：对称；正常胸膜摩擦感：无。

叩诊　双侧对称，正常。

［心］

视诊　心前区隆起：无；心尖冲动：可见，位于左侧第Ⅴ肋间隙锁骨中线内侧 0.5 cm，搏动弥散：无。

触诊　震颤：无；心包摩擦感：无。

叩诊　心脏相对浊音界（见表 6-1）。

听诊　心率：88 次/min；心律：齐；杂音：未闻及[7]；震颤：无；额外心音：无；心包摩擦音：无；周围血管征：无。

表 6-1　心脏相对浊音界

心脏右界(cm)	肋　　间	心脏左界(cm)
2	Ⅱ	2
2	Ⅲ	3
2	Ⅳ	5
—	Ⅴ	7

注：左锁骨中线距前正中线距离 7.5 cm。

【腹部】

视诊　外形：正常；腹式呼吸：存在；脐：正常；分泌物：无；腹壁静脉：未见

曲张;其他异常:无。

触诊　腹肌紧张度:腹软;压痛:无;反跳痛:无;包块:无;肝:未触及;胆:未触及;墨菲征:阴性;脾:肋下未触及[8];肾:未触及;输尿管压痛点:无。

叩诊　肝浊音界:存在,肝上界位于右锁骨中线(肋间)Ⅴ;移动性浊音:无;肾区叩击痛:无。

听诊　肠鸣音:正常;气过水声:无;血管杂音:未闻及。

【肛门及外生殖器】

未查。

【脊柱】

外形:正常;棘突压痛:无;压痛:无;活动度:正常。

【四肢】

关节:外形正常,无红肿、疼痛、水肿,活动正常。

【神经系统】

腹壁反射:正常;肌张力:正常。

巴宾斯基征:左侧未引出,右侧未引出。

克尼格征:左侧未引出,右侧未引出。

肱二头肌反射:左侧正常,右侧正常。

跟腱反射:左侧正常,右侧正常。

膝跳反射:左侧正常,右侧正常。

四、专科检查

无。

五、辅助检查

2017 年 8 月 8 日血常规检查指标:白细胞计数 2.9×10^9/L,红细胞计数 2.59×10^{12}/L,血红蛋白 82 g/L,血小板计数 33×10^9/L, MCV 103.5 fl,MCH 34 pg,MCHC 320 g/L;出凝血指标:PT 13.0 s,APTT 26.7 s,纤维蛋白原 0.59 g/L,D-二聚体>20.0 mg/L,FDP 158.0 μg/ml;外周血涂片:原始幼稚细胞占 60%;胸部 CT 平扫:双肺未见活动性病变。

六、诊断

【初步诊断】	【48 小时主治医师诊断】
(1) 全血细胞减少,急性白血病 (2) 弥散性血管内凝血可能	(1) 急性白血病;急性早幼粒细胞白血病(APL)可能 (2) 弥散性血管内凝血
书写者:庄春　完成日期:2017 年 8 月 8 日 修改主治医师:窦夏　修改日期:2017 年 8 月 9 日	主治医师签名:窦夏 日期:2017 年 8 月 9 日

首次病程记录

一、病例特点

(1) 患者为女性,35 岁,因"四肢自发性皮肤瘀点 3 周,伴牙龈出血、胸骨痛 4 天"于 2017 年 8 月 8 日 8:30 分收入我院。

(2) 现病史:患者入院前 3 周无明显诱因下出现四肢皮肤散在自发性瘀点,否认有发热、头痛、腹痛、呕吐、腹泻及黑便、血尿症状,但有头晕、乏力感,当时未予以重视;入院前 4 天患者刷牙后牙龈出血较多,并感到胸骨处隐痛,遂来我院胸外科和口腔科就诊,胸外科予以胸部 CT 检查提示无明显异常,考虑"肋软骨炎"可能;口腔科予以洁牙对症处理,但患者仍然有牙龈出血,且诉月经来潮第 3 天,月经量较以前明显增多,遂建议血液科就诊。入院当天血液科门诊查血常规示:白细胞计数 $2.9×10^9/L$,红细胞计数 $2.59×10^{12}/L$,血红蛋白 82 g/L,血小板计数 $33×10^9/L$;凝血指标 PT 13.0 s,APTT 26.7s,纤维蛋白原 0.59 g/L;D-二聚体>20.0 mg/L;外周血涂片原始幼稚细胞 60%,为进一步诊治拟"急性白血病"收入血液科。

(3) 体格检查:神志清,步入病房,血压 128/70 mmHg;贫血貌;四肢皮肤见散在分布的瘀点和瘀斑;颌下、颈部、腋下及腹股沟未触及肿大的淋巴结;胸骨轻度压痛,双肺呼吸音清,未闻及干湿啰音;心率 88 次/min,律齐,未闻及明显心脏杂音和额外心音;腹软,无压痛,肝脾肋下未触及;双下肢无水肿。

(4) 辅助检查:2017 年 8 月 8 日胸部 CT 平扫示:双肺未见活动性病变。

二、诊断及诊断依据

(1) 诊断：急性白血病;弥散性血管内凝血。

(2) 诊断依据。① 急性白血病：患者为女性,35 岁,起病较急,临床症状：四肢自发性皮肤瘀点 3 周伴牙龈出血 4 天,同时伴有头晕、乏力、胸骨隐痛,月经量多;查体存在贫血貌、胸骨压痛及四肢皮肤瘀点和瘀斑;血常规检查全血细胞减少(贫血、白细胞和血小板计数减少),外周血细胞分类见原始幼稚细胞占 60%,故急性白血病的诊断基本可以确立,至于急性白血病具体分类还需要通过骨髓 MICM 检查结果予以确定。② 弥散性血管内凝血(DIC)：患者起病较急,初步诊断为急性白血病,临床症状主要为四肢自发性皮肤瘀点、牙龈出血和月经量过多等出血表现,实验室检查有血小板计数减少(33×10^9/L)、纤维蛋白原下降(0.59 g/L)、血浆 FDP 上升(158.0 μg/ml)及 D -二聚体水平上升(>20.0 mg/L),故根据 DIC 国内诊断标准可以诊断为 DIC。

三、鉴别诊断[9]

(1) 原发免疫性血小板减少性紫癜(ITP)：既往亦称为"特发性血小板减少性紫癜",是一种获得性自身免疫性出血性疾病。育龄期女性发病率较高,临床表现为以皮肤黏膜出血为主,严重者有内脏出血,实验室检查除血小板计数减少外,血细胞形态无异常,骨髓检查巨核细胞数正常或增多,有成熟障碍。诊断 ITP 还需排除其他引起血小板减少的疾病,如系统性红斑狼疮、药物性免疫性血小板减少及脾功能亢进、白血病等疾病。该患者虽有四肢皮肤出血的表现及血小板计数减少,但患者外周血涂片见到原幼稚细胞,且凝血功能存在问题,故基本可排除 ITP 的诊断,可以通过骨髓检查进一步排除。

(2) 巨幼细胞性贫血(MA)：是叶酸或维生素 B_{12} 缺乏或某些影响核苷酸代谢的药物导致 DNA 合成障碍所致的一种贫血。一般起病缓慢,有头晕、乏力、面色苍白等贫血症状;外周血呈大细胞贫血[红细胞平均体积(MCV)和红细胞平均血红蛋白浓度(MCHC)均增高],严重者可表现为全血细胞减少,反复感染和出血症状。骨髓检查提示增生活跃或明显活跃,红系增生显著、巨幼样变、粒系及巨核系也可有巨幼变,但原幼稚细胞比例正常;血清叶酸和维生素 B_{12} 测定也低于正常;该患者存在贫血和出血的表现,MCV 也高于正常范围,但外周血见到白血病细胞(原始幼稚细胞),故不考虑 MA 为主要诊断,可进一步查血清

叶酸和维生素 B_{12} 的含量。

四、诊疗计划

（1）完善相关检查（复查血常规及出凝血指标、网织红细胞计数、空腹血糖浓度、肝肾功能指标、叶酸、维生素 B_{12} 肝炎病毒等血液常规和生化检查；腹部肝、胆、脾、胰 B 超检查等）[10]。

（2）尽快进行骨髓穿刺检查，行骨髓 MICM 即骨髓细胞学、细胞化学染色及免疫学、细胞遗传学和分子生物学等相关检查[10]。

（3）对症治疗：卡络磺钠、酚磺乙胺（止血敏）止血；凝血酶粉口腔牙龈局部止血。

（4）补充纤维蛋白原，申请单采血小板 1 IU 输注支持。

记录医师签名：庄春

记录时间：2017 年 8 月 8 日 9:58

主治医师首次查房记录

一、补充的病史和体征[11]

（1）入院后体温监测有低热现象，最高体温在 37.9 ℃，否认咽痛、咳嗽、咳痰及腹痛、腹泻和夜间盗汗等症状；月经第 6 天，经量仍较多；胸骨处仍有隐痛。

（2）体格检查：神志清，对答切题，口腔牙龈未见活动性出血；颈部、腹部皮肤可见新鲜出血点。

（3）辅助检查：2017 年 8 月 9 日，血常规检查示：白细胞计数 3.6×10^9/L，血红蛋白 78 g/L，血小板计数 26×10^9/L；出凝血指标：PT 12.5 s，APTT 29.8 s，纤维蛋白原 0.87 g/L，D-二聚体＞20.00 mg/L，FDP 178.0 μg/ml。

二、诊断及诊断依据

（1）诊断：急性白血病，急性早幼粒细胞白血病可能；弥散性血管内凝血。

（2）诊断依据。① 急性白血病：患者起病较急，临床症状以出血为主要表现，体征有贫血貌、胸骨下段局部压痛及皮肤瘀点和瘀斑；血常规检查存在全血细胞减少，外周血细胞分类原始幼稚细胞达到 60%，故可以诊断为急性白血病，从患者的出血症状和外周血象(白细胞计数减少)看,比较符合急性早幼粒细胞白血病(M3型)的临床特征,当然具体分型则需通过骨髓 MICM 检查结果来确定。② 弥散性血管内凝血(DIC):患者有引起 DIC 的基础疾病(急性白血病),临床症状主要有四肢自发性皮肤瘀点、瘀斑、牙龈出血和月经量过多,实验室检查有血小板计数减少、纤维蛋白原下降、血浆 FDP 上升及 D-二聚体水平上升,国际血栓和止血学会(ISTH)的 DIC 诊断积分达到 6 分,符合典型的 DIC,可以诊断为 DIC。

三、鉴别诊断

(1) 再生障碍性贫血(AA):是一种由不同病因和机制引起的骨髓造血功能衰竭症,外周血象为全血细胞减少(起病初期可以表现为一系或二系血细胞减少),临床主要表现为贫血、出血和感染综合征;骨髓多部位穿刺提示增生减低(<50%)或重度减低(<25%),造血细胞减少,非造血细胞比例增高,骨髓小粒空虚,而原幼稚细胞比例正常;骨髓活检可见造血组织均匀减少。该患者表现为三系血细胞减少(贫血、白细胞和血小板计数减少),但外周血已经见到白血病细胞(原始幼稚细胞),故不考虑 AA。

(2) 骨髓增生异常综合征(MDS):是一组起源于造血干细胞、以血细胞病态造血,高风险向急性髓系白血病转化为特征的难治性血液系统疾病。一般多见于老年人,临床有乏力、疲倦等贫血表现,也可有出血及感染症状,血象为持续性一系或多系细胞减少,骨髓象可见红系、粒系或巨核系的病态造血,外周血及骨髓原始细胞<20%。该患者检查有贫血伴白细胞和血小板计数减少,但外周血原始幼稚细胞>20%,故基本可以排除 MDS 的诊断。

四、诊疗计划

(1) 今日进行骨髓穿刺检查(骨髓细胞学、细胞化学染色、流式、染色体和PML-RARα、FLT3 等白血病相关基因检测)。

(2) 查 C 反应蛋白和降钙素原(PCT)[12],如患者体温>38.5 ℃则进行血细菌培养检查。

(3) 行心电图及心、肺功能检查[13]。

(4) 继续使用卡络磺钠、酚磺乙胺(止血敏)止血;继续申请单采血小板输注;复查纤维蛋白原,如仍低于 1.5 g/L 继续输纤维蛋白原改善出血现象。

(5) 患者月经第 6 天,经量仍较多,可请妇科会诊协助调经止血。

（6）密切观察生命体征、出血情况；监测血常规和出凝血指标的变化。

病程记录者签名：庄春

记录时间：2017 年 8 月 9 日 8:30

主治医师签名：窦夏

修改日期：2017 年 8 月 10 日

主任医师首次查房记录

一、补充的病史和体征

（1）患者月经第 7 天，经量已经减少，妇科会诊建议妇康片调经养血；仍诉胸骨处有隐痛，无气促、胸闷、咳嗽症状，体温 37.3～37.9 ℃。

（2）入院后患者的血液生化及骨髓相关检查结果如下。① 骨髓细胞学：骨髓有核细胞增生明显活跃，异常早幼粒细胞占 85%，该类细胞胞体较大不规则，核类圆或可见扭曲、折叠、凹陷、核染色质较粗，核仁显隐不一，胞质含有大量颗粒。细胞化学染色：POX 100% 强阳性；PAS 99% 阳性（呈弥漫红色细颗粒状）；α-NAE 大部分阳性，NaF 不抑制；红系、巨核系增生低下；骨髓象结合细胞化学染色考虑为急性髓细胞白血病（M3 倾向），结合染色体等相关检查明确诊断。② 骨髓流式细胞术：结果表明 $CD117^+$ 细胞群占有核细胞总数约 82.6%，其免疫表现为 $CD34^-$、$CD117^+$、$CD33^+$、$CD13^+$、$HLA-DR^-$，$CD64$ 少量阳性（+）、$CD14^-$、$CD56^-$、$CD4^-$、$CD19^-$，符合急性早幼粒细胞白血病（APL）。③ 血清叶酸 9.8 ng/ml（3.1～20.5 ng/ml），维生素 B_{12} 290 pg/ml（187～883 pg/ml）。④ 肾功能：血清尿素氮 4.2 mmol/L；血清尿酸 183 μmol/L；血清肌酐 73 μmol/L；肝功能检查：白蛋白 35 g/L；$L-\gamma$-谷氨酰基转移酶 39 IU/L；血清丙氨酸氨基转移酶 46 IU/L；天冬氨酸氨基转移酶 25 IU/L；血清碱性磷酸酶 80 IU/L；总胆红素 10 IU/L。⑤ C 反应蛋白 12 mg/L，PCT 0.2 ng/ml[14]。

二、诊断及诊断依据

（1）诊断：急性髓细胞白血病；急性早幼粒细胞白血病；弥散性血管内凝血。

（2）诊断依据：① 急性早幼粒细胞白血病（APL）：患者为年轻女性，急性起病，临床症状主要以皮肤及口腔出血、月经量过多等出血为主要表现，经过及时的骨髓 MICM 检查，目前骨髓细胞学和骨髓流式细胞术结果均提示急性早幼粒细胞白血病，故诊断基本明确；再等待细胞遗传学和分子生物学检查结果，如存在 t(15;17)(q22;q21)，PML - RARα 阳性者则为典型的 APL。② 弥散性血管内凝血（DIC）：急性早幼粒细胞白血病是最常出现 DIC 的一种急性髓细胞白血病。通过患者的临床出血表现和出凝血检查指标，根据 DIC 国内诊断标准和国际血栓和止血学会（ISTH）标准均符合 DIC 诊断。

三、讨论分析

患者为年轻女性，急性起病，根据患者的临床症状、外周血象和骨髓象、骨髓流式细胞术的结果 APL 诊断已经明确，根据患者异常的出凝血指标 DIC 诊断也已明确。患者的外周血象提示为三系细胞均减少，初诊时要与急性再生障碍性贫血、骨髓增生异常综合征及较严重的巨幼细胞贫血等疾病鉴别，鉴别最直接的方法就是通过骨髓细胞学检查。患者血清叶酸和维生素 B_{12} 检查结果正常，提示不合并存在巨幼细胞贫血。

APL 是一种有着特异基因与染色体核型改变的特殊类型急性白血病，易见于中青年人，平均发病年龄为 39 岁。既往 APL 因为临床表现凶险，起病及治疗过程中容易发生出血和栓塞，是一个病死率极高的白血病亚型。经过 20 多年由王振义院士引领的开创性研究——全反式维 A 酸（ATRA）诱导分化治疗，使其成为第一个可治愈的急性白血病亚型。

初诊的 APL 患者在进行诱导治疗前根据外周血白细胞、血小板计数进行危险度分层，该患者白细胞计数≤$10×10^9$/L，血小板计数≤$40×10^9$/L，故为中危组，诱导方案有三种：① ATRA＋柔红霉素或去甲氧柔红霉素；② ATRA＋亚砷酸（ATO）或口服砷剂＋蒽环类药物；③ ATRA＋亚砷酸或口服砷剂双诱导治疗。本例患者属于中危组，可以选用 ATRA＋亚砷酸双诱导治疗。诱导治疗阶段一般在 1 个月左右，大约 97% 以上的患者可以达到完全缓解，骨髓评价在外周血细胞计数恢复后进行，一般在第 4~6 周，此时细胞遗传学一般正常，分子生物学反应一般在巩固 2 个疗程后判断；如患者达到完全缓解则进入巩固治疗阶段，继续使用 ATRA＋ATO 治疗 6~8 个疗程。

四、诊疗计划

（1）复查出凝血指标，如血小板计数低于 $30×10^9$/L，申请输注单采血小板以维持血小板计数$\geqslant 30\times 10^9$/L;纤维蛋白原(Fg)低于 1.5 g/L 时,继续输 Fg 以维持 Fg$>$1.5 g/L,每日监测 DIC 指标直至凝血功能正常。

(2) 双诱导治疗:① 口服 ATRA,每天 20 mg/m^{2}至完全缓解;② 每天亚砷酸 0.16 mg/kg,静脉滴注至完全缓解(一般在 28~35 d)。

(3) 双诱导治疗期间隔日观察血常规的变化。

(4) 继续观察患者的体温、出血和胸骨疼痛情况;密切观察患者有无头痛、胸闷及气促等症状[15]。

(5) 密切随访肝肾功能、电解质、血钙镁离子等血液生化指标及心电图、肺功能的变化[15]。

五、注意事项及转归

(1) 诱导分化治疗期间应注意 APL 分化综合征的发生,如患者白细胞计数$>10\times 10^9$/L 并持续增长,临床表现有发热、气促、低氧血症、肺间质浸润、胸膜或心包周围渗出时,应考虑 APL 分化综合征的发生,尽早给予地塞米松(10 mg,每日 2 次直至低氧血症解除)、吸氧、利尿等相应处理,可暂停口服 ATRA 或亚砷酸或者减量使用。

(2) 服用 ATRA 期间,还需注意 ATRA 的其他不良反应,如头痛、颅内压增高、肝功能损害等,给予相应的对症处理。

(3) 监测砷剂的不良反应:治疗前及治疗期间行心电图检查观察有无 QT 间期延长;治疗期间维持血钾离子浓度>4 mmol/L,维持血镁离子浓度>18 mg/L。

(4) 虽然在急性白血病中 M3 型白血病治疗效果比较好,治愈率可达 95%;但也有不到 1% 的患者属于难治性 APL,对 ATRA+砷剂+化疗不敏感,可能需要异基因干细胞移植。

(5) 在诱导分化治疗阶段有 3% 的病死率,死亡原因包括颅内出血、继发严重的感染,临床需要高度重视。

(6) APL 缓解后还需注意复发问题,尤其应注意髓外中枢神经系统的复发,低中危组患者在缓解后应行 2~4 次预防性鞘内注射。

病程记录者签名:窦夏

记录时间:2017 年 8 月 10 日

主任医师签名:朱秋

修改日期:2017 年 8 月 11 日

有创诊疗操作记录[16]

　　患者吴龙,女性,35 岁,骨髓穿刺操作前检查生命体征平稳(血压120/ 78 mmHg, 心率 86 次/min)。今在利多卡因局麻下行骨髓穿刺术。患者左侧卧位,选右髂后上棘为穿刺部位,常规安尔碘消毒后铺巾,2‰利多卡因逐层麻醉至骨膜,置入骨髓穿刺针至骨髓腔,抽取骨髓液约 0.2 ml,涂片送细胞室进行骨髓细胞学检查;随后再抽取骨髓液 5 ml,送临床分子研究中心分别行染色体、流式及 PML-RARα 基因及其他白血病相关预后基因检测;抽吸完毕后将穿刺针连同针芯一起拔出,再次用安尔碘消毒穿刺点,并用无菌纱布按压 1~2 min,观察穿刺部位无活动性出血后用胶布将纱布加压固定。整个操作过程顺利,患者无不适反应,操作完成后测患者血压 120/80 mmHg,心率90 次/min。嘱患者骨髓穿刺点 3 天内勿接触水。

操作医师:窦夏

记录医师:庄春

记录时间:2017 年 8 月 9 日 15:00

出 院 小 结

上海交通大学医学院附属第九人民医院出院小结

住院号:100005　　**姓名:**吴龙　　**病区:**血液科病区　　**床号:**1　　**科室:**血液科

病区:血液病区		住院号:100005		床号:1	
姓名:吴龙		性别:女		年龄:35 岁	
入院时间:2017 年 8 月 8 日 8:30			出院时间:2017 年 9 月 12 日 10:30		
门诊诊断	全血细胞减少,急性白血病可能				
入院诊断	(1) 急性髓系白血病(急性早幼粒细胞白血病);(2) 弥散性血管内凝血				
出院诊断	(1) 急性髓系白血病(急性早幼粒细胞白血病);(2) 弥散性血管内凝血				
入院情况	患者因"四肢自发性皮肤瘀点 3 周伴牙龈出血、胸骨痛 4 天"收治入院。体格检查:神志清,血压 128/70 mmHg;贫血貌;四肢皮肤见散在分布的瘀点和瘀斑;胸骨轻度压痛,双肺呼吸音清,未闻及干湿啰音;心率 88 次/min,律齐,未闻及明显心脏杂音和额外心音;腹软,无压痛,肝脾肋下未触及;双下肢不肿。				

诊疗经过	入院后因存在 DIC 有明显的出血现象,故积极给予输注纤维蛋白原、单采血小板纠正出凝血指标,改善出血症状;同时进行骨髓 MICM 检查以明确诊断,确诊后于 2017 年 8 月 12 日给予维 A 酸(ATRA)20 mg×2 次/天口服+亚砷酸 10 mg×1 次/天静脉滴注双诱导治疗,服用维 A 酸 3 天后患者出现头痛、胸闷、气短状,将维 A 酸减量至 10 mg×3 次/天,同时予以吸氧并使用地塞米松 10 mg/天治疗 APL 分化综合征,5 天后患者临床症状缓解;诱导缓解期间患者还出现高热、咽痛伴咳嗽、咳痰症状,复查胸部 CT 提示:两肺炎症;双侧胸腔无积液,胸膜无增厚。呼吸科会诊考虑肺部细菌感染,真菌感染亦不能排除,给予莫西沙星和卡泊芬净抗感染及羚贝止咳糖浆、盐酸氨溴索片止咳化痰等对症治疗后患者症状缓解。诱导治疗第 30 天患者外周血象恢复,复查骨髓提示完全缓解(早幼粒细胞 0.5％)。
主要化验结果	(1) 血常规检查:2017 年 8 月 8 日,白细胞计数 2.9×10^9/L,红细胞计数 2.59×10^{12}/L,血红蛋白 82 g/L,血小板计数 33×10^9/L,MCV 103.5 fl,MCH 34 pg,MCHC 320 g/L;;2017 年 8 月 9 日,白细胞计数 3.6×10^9/L;血红蛋白 78 g/L;血小板计数 26×10^9/L;;2017 年 8 月 17 日,白细胞计数 3.8×10^9/L,血红蛋白 85 g/L,血小板计数 56×10^9/L;2017 年 8 月 30 日,白细胞计数 3.8×10^9/L,血红蛋白 100 g/L,血小板计数 400×10^9/L。2017 年 8 月 30 日,周围血涂片显示中性中幼粒细胞 1％,中性分叶核细胞 9％,淋巴细胞 89％,单核细胞 1％。
诊疗经过	(2) 出凝血:2017 年 8 月 8 日,PT 13.0 s,APTT 26.7 s,纤维蛋白原 0.59 g/L,D-二聚体>20.0 mg/L,FDP 158.0 μg/ml;2017 年 8 月 9 日,出凝血指标 PT 12.5 s;APTT 29.8 s;纤维蛋白原 0.87 g/L;D-二聚体>20.00 mg/L;FDP 178.0 μg/ml。 　　(3) 肝肾功能:2017 年 8 月 8 日,血清尿素氮 4.2 mmol/L,血清尿酸 183 μmol/L,血清肌酐 73 μmol/L,L-γ-谷氨酰基转移酶 39 IU/L,血清丙氨酸氨基转移酶 46 IU/L,天冬氨酸氨基转移酶 25 IU/L。 　　(4) 电解质、钙镁离子:2017 年 8 月 8 日,钾 4.0 mmol/L,钠 140 mmol/L,氯 100 mmol/L,钙 2.1 mmol/L,镁 0.9 mmol/L。 　　(5) 感染指标:2017 年 8 月 8 日,真菌葡聚糖定量:30 pg/ml,细菌内毒素定量 30 pg/ml,降钙素原 1.5 ng/ml;2017 年 8 月 10 日,痰细菌培养阴性,高热血培养结果未检测到细菌生长。
特殊检查结果	**第一次检查** 　　(1) 骨髓细胞学检查:异常早幼粒细胞 85％,结合细胞化学染色考虑急性髓性白血病(M3 倾向)。 　　(2) 骨髓流式细胞术:CD117$^+$ 细胞群占有核细胞总数约 82.6％,其免疫表现为 CD34$^-$、CD117$^+$、CD33$^+$、CD13$^+$、HLA-DR$^-$、CD64$^+$(少量)、CD14$^-$、CD56$^-$、CD4$^-$、CD19$^-$,符合急性早幼粒细胞白血病(APL)。

续　表

特殊检查结果	(3) 骨髓细胞融合基因定量：BCR-1(L型)阳性,PML-RARα基因拷贝数 83 400,ABL1 基因拷贝数 486 000,PPML-RARα/ABL 17.160 5%。 (4) 基因：FLT3-ITD$^+$、NPM1$^-$、cKIT$^-$、CEBPA$^-$。 (5) 染色体：46,XX,t(15;17)(q22;q21)。 **诱导分化第 30 天复查** (1) 骨髓细胞学：骨髓有核细胞增生活跃,粒系增生活跃,以成熟阶段细胞多见约 34.0%,可见部分粒细胞有核质发育不平衡表现;部分细胞胞质中颗粒减少、缺如。早幼粒细胞占 0.5%。 (2) 骨髓细胞融合基因定量：BCR-1(L型)阳性,PML-RARα基因拷贝数 29.69,ABL1 基因拷贝数 68 800,PPML-RARα/ABL 0.043 2%。 (3) 胸部 CT 扫描：两肺血管支气管束增多;两肺可见多发斑点状磨玻璃样密度增高影;双侧支气管通畅;纵隔内见多发小结节影;双侧胸腔无积液,胸膜无增厚。提示两肺炎症可能。
合并症	(1) APL 分化综合征; (2) 肺部感染[17]。
出院时情况	目前患者无发热、头痛、胸骨疼痛及皮肤、黏膜出血现象;稍有咽部不适和咳嗽,但无咳痰、气促、胸闷等症状。体格检查：神志清,精神状态好,皮肤黏膜未见瘀点、瘀斑,心率 80 次/min,律齐,血压 120/70 mmHg,双肺呼吸音清,未闻及干湿啰音;腹软,无压痛,双下肢无水肿。
出院后建议及随访	(1) 复方甘草合剂 1 盒,15 ml×3 次/d 口服。 (2) 每周检查外周血常规。 (3) 清淡饮食;注意休息,作息规律;减少外出,避免外出到人多环境嘈杂的地方,防止接触感染。 (4) 如出现发热、出血等症状及时至血液内科就诊。 (5) 拟 4 周后进行巩固维持治疗[18]。
预约是否预约	每周三下午朱秋主任专家门诊。 是。
治疗结果	好转。

主治医师：窦夏　　　**住院医师：**庄春　　　**小结日期：**2017 年 9 月 12 日 8:00

-------------------- **思维解析** --------------------

[1] 血液系统疾病症状多以"贫血、出血、发热"为主要临床表现。贫血可以引起乏力、头晕、精神萎靡、胸闷、心悸及气促等多系统的临床表现;出血症状多表现为皮肤、黏膜出血点、牙龈出血、鼻出血及女性月经过多等症状;发

热可以出现在血液系统恶性疾病如白血病、淋巴瘤等疾病,发热一般以低热为主,如有高热往往提示存在继发感染,所以问诊时应重点注意这"三大症状"及相关的阳性/阴性伴随症状。

[2] 部分白血病患者会出现白血病细胞增殖浸润的表现,如淋巴结、肝脾肿大,牙龈增生肿胀,骨骼和关节疼痛,甚至中枢神经系统侵犯后出现头痛、头晕,重者出现呕吐、抽搐、昏迷等。该患者出现胸部胸骨处疼痛,问诊时应注意与其他可引起胸痛的疾病如呼吸系统、心血管系统疾病相鉴别,书写病史时应描述胸痛的部位、性质、持续时间及相关的阳性/阴性伴随症状。

[3] 白血病的病因尚不完全清楚,但和生物因素(病毒感染和免疫机能异常)、物理因素(电离辐射)、化学因素(苯及含有苯的有机溶剂)及遗传因素有关,所以在问诊时应重视询问患者个人史、家族史的有关信息。

[4] 贫血貌患者的体征有皮肤黏膜苍白,表现有面色、睑结膜、口唇及指甲床的苍白,体格检查时应注意这些部位的表现。

[5] 体格检查时根据出血直径大小及伴随情况分别描述为:瘀点(直径<2 mm)、紫癜(直径3~5 mm)、瘀斑(直径>5 mm),如片状出血伴有皮肤显著隆起则称为"血肿"。瘀点、瘀斑受压时一般不褪色或消失。

[6] 体格检查如发现浅表淋巴结肿大,应描述部位、大小、数目、硬度、活动度及有无压痛,局部皮肤有无红肿、瘢痕等。

[7] 贫血、发热等情况下可在二尖瓣区闻及功能性收缩期杂音,应注意杂音的性质、强度及时限等。

[8] 正常情况下脾脏不能触及,血液系统疾病如急慢性白血病、淋巴瘤等疾病有时会伴有脾肿大。体格检查如触及脾肿大,病历书写应描述脾肿大的程度(轻、中、高三度)。脾缘不超过肋下2 cm为轻度肿大;超过2 cm,在脐水平线以上为中度肿大;超过脐水平线或前正中线则为高度肿大,即巨脾。脾脏高度肿大时应加测第Ⅱ、Ⅲ线,并可作图表示。触及脾脏肿大除注意大小外,还应注意其质地、边缘和表面情况,有无压痛及摩擦感等。

[9] 该患者主要临床表现为出血、贫血,血常规检查示外周血三系细胞减少(白细胞、红细胞和血小板计数),故应与出血性疾病及其他会引起三系血细胞减少的疾病做鉴别诊断。

[10] 一般根据患者的临床表现、外周血象和骨髓细胞学诊断白血病不难,但因白细胞计数类型、染色体改变、免疫表型和融合基因的不同,治疗方案及预

后亦不相同,所以初诊的患者应尽量获得全面的信息,以便指导治疗,评价预后。

[11] 对于患有血液系统疾病的患者,入院后应密切观察患者的体温、贫血表现及出血情况;如存在发热,应观察热型及有无继发感染的伴随症状。该患者存在外周血象改变和凝血指标异常,故应密切监测其变化。

[12] 患者入院后监测其体温提示存在低热现象,故进行血液 C 反应蛋白、PCT 检查以辅助诊断是否合并了细菌感染。

[13] 检查心肺功能是为了全面评估患者的体能状况,制订适合患者的化疗方案和治疗强度。

[14] 健康人群 PCT 血浆浓度一般在免疫荧光检测限以下(<0.1 ng/ml),PCT 在 $0.1\sim0.25$ ng/ml 之间提示细菌病因学不太可能,$6\sim24$ 小时后复查 PCT;PCT>0.25 ng/ml,细菌病因学可能,可以使用抗生素;PCT>0.5 ng/ml,提示存在急性感染或炎症,尤其是全身性细菌感染或脓毒血症,强烈推荐使用抗生素。

[15] 双诱导治疗期间注意监测药物 ATRA 和亚砷酸的不良反应。

[16] 骨髓穿刺检查术是大部分血液系统疾病诊断的必要检查。术前应签署骨髓穿刺术知情同意书,告知检查可能存在的风险、不良反应及术后注意事项等。

[17] 急性白血病化疗后因骨髓抑制易出现继发感染;急性早幼粒细胞白血病(APL)口服全反式维 A 酸诱导分化期间可能会发生"分化综合征",故应在出院小结中写明病程中出现的合并症诊断。

[18] 急性白血病治疗分两个阶段,第一阶段是诱导缓解治疗,达到完全缓解后进入第二阶段,即缓解后治疗,故应告知患者再次治疗的时间。

(窦红菊)

病例 7

肾病综合征(肾脏穿刺)

入 院 记 录

一、上海交通大学医学院附属第九人民医院入院记录

住院号：100006　　姓名：冯翔　　病区：肾脏科病区　　床号：1　　科室：肾脏科

姓名：冯翔	婚姻：已婚	出生地：安徽省××市	电话：17700000000
性别：男	职业：在职	单位：上海江桥×××有限公司	
年龄：48 岁	居住地址：上海市江桥镇华江支路×××弄××号×××室		
民族：汉族	联系人姓名地址：冯亮,上海市江桥镇华江支路×××弄××号×××室		
出生日期：1969 年 7 月 12 日	记录时间：2017 年 8 月 8 日 18:33		
入院时间：2017 年 8 月 8 日 15:28	供史者：患者本人		

二、病史和体征

【主诉】

泡沫尿伴双下肢水肿 20 天。

【现病史】

患者入院前 20 天无明显诱因下出现双下肢水肿,呈凹陷性,自足背开始逐渐向小腿蔓延,同时伴有泡沫尿,尿量无明显减少,无胸闷气促[1],无肉眼血尿[2],无畏寒发热[3],无肝区胀痛,无皮肤黄染[4],无腰酸腰痛,无畏光、关节痛[5],无食欲缺乏、乏力[6]等。至当地医院就诊,查尿常规发现尿蛋白升高呈阳性(＋＋＋),肝功能指标示血清白蛋白下降(18.9 g/L),初步诊断为"肾病综合征",建议患者转诊上

级医院进一步诊治,故来我院肾脏科门诊就诊,收治入院。追问病史,患者原有高血压病史十余年,最高血压 180/120 mmHg,平时口服降压药(现为"依那普利")治疗,但是血压控制欠佳;既往心电图检查示有心肌缺血表现,未予特殊处理(具体不详);皮肤有反复发作皮疹史,多于夏季出现,无明显瘙痒、疼痛,故未予重视;否认糖尿病、慢性支气管炎等慢性病史,否认食物、药物过敏史[7]。

患者自发病以来,精神可,饮食正常,睡眠欠佳,小便如前述,大便正常,近期体重无明显变化。

【既往史】

一般健康状况:一般。

疾病及传染病史:详见现病史;手术及外伤史:否认;输血史:否认;药物及食物过敏史:否认;预防接种史:不详。

【系统回顾】

呼吸系统　慢性咳嗽:无;咳痰:无;胸痛:无;呼吸困难:无;咯血:无;其他异常:无。

循环系统　心悸:无;胸闷:无;胸痛:无;端坐呼吸:无;水肿:无;其他异常:无。

消化系统　反酸:无;呕吐:无;呕血:无;黑便:无;腹痛:无;腹泻:无;其他异常:无。

泌尿生殖系统　尿频:无;尿急:无;尿痛:无;排尿困难:无;血尿:无;其他异常:详见现病史。

血液系统　头晕耳鸣:无;乏力:无;皮肤苍白:无;出血倾向:无;其他异常:无。

内分泌系统　多饮:无;多尿:无;多食:无;畏寒:无;多汗:无;消瘦:无;其他异常:无。

神经精神系统　头痛:无;感觉异常:无;意识障碍:无;其他异常:无。

运动系统　关节畸形:无;骨折外伤:无;运动障碍:无;其他异常:无。

【个人史】

出生地:安徽;长久居留地:上海。

疫区居住史、疫情接触史:否认;化学性物质、放射性物质、有毒物质接触史:否认;吸毒史:否认;饮酒史:饮酒 30 年,常饮啤酒,平均 500 g/d,偶喝少量白酒,未戒酒;吸烟史:吸烟 20 年,平均 20 支/d,已戒烟 5 年;治游史:否认。

【婚育史】

婚姻状况：已婚，结婚年龄 21 岁；配偶：体健

生育状况：育有一子，体健。

【家族史】

父：因脑血管意外 70 岁病故；母：健在，有高血压；子女及其他亲属：体健。

家族类似疾病：无；家族遗传病史：否认；家族肿瘤史：否认。

三、体格检查

【一般情况】

常规检查　体温：36.8 ℃；脉搏：74 次/min；呼吸：16 次/min；血压：182/100 mmHg(右上臂)。

外形　发育：正常；营养：良好；面容：正常；表情：正常。

体位　自主步态：正常；神志：清醒；配合检查：配合。

皮肤黏膜　色泽：正常；皮疹：无；皮下出血：无；弹性：下肢水肿部位弹性差，其余正常；破溃：无；毛发分布：均匀。

淋巴结　全身浅表淋巴结：无肿大。

【头部】

头颅　外形：正常；畸形：无；头发：均匀。

眼　眼睑：正常；结膜：正常；眼球：正常；角膜：正常；瞳孔：等大、等圆，左侧 3 mm，右侧 3 mm；对光反射：左侧正常，右侧正常；巩膜：无黄染；其他异常：无。

耳　耳廓：正常；乳突压痛：无；听力障碍：无；外耳道分泌物：无；其他异常：无。

鼻　外形：正常；鼻窦旁压痛：无；其他异常：无。

口　唇色：正常；黏膜：正常；伸舌：居中；牙龈：无肿胀；齿列：整齐；扁桃体：无肿大；咽：正常；声音：正常。

【颈部】

抵抗感：无；颈动脉搏动：正常；颈静脉：正常；气管：居中肝静脉回流征：阴性；甲状腺：正常。

【胸部】

［外形］

胸廓：正常；乳房：对称。

［肺］

视诊　呼吸运动：对称；肋间隙：正常。

触诊　语颤：对称、正常；胸部摩擦感：阴性；皮下捻发感：阴性。

听诊　呼吸：规整；呼吸音：正常；啰音：无；捻发音：无；语音传导：对称、正常；胸膜摩擦感：无。

叩诊　双侧对称、正常。

［心］

视诊　心前区隆起：无；心尖冲动：可见，位于左侧第Ⅴ肋间隙锁骨中线内侧 0.5 cm，搏动弥散无。

触诊　震颤：无；心包摩擦感：无。

叩诊　心脏相对浊音界（见表 7-1）。

听诊　心率：74 次/min；心律：齐；杂音：无；震颤：无；额外心音：无；心包摩擦音：无；周围血管征：无。

表 7-1　心脏相对浊音界

心脏右界（cm）	肋　　间	心脏左界（cm）
2	Ⅱ	2
2	Ⅲ	3
2	Ⅳ	5
—	Ⅴ	7.5

注：左锁骨中线距前正中线距离 7.5 cm。

【腹部】

视诊　外形：正常；腹式呼吸：存在；脐：正常；分泌物：无；腹壁静脉：未见曲张；其他异常：无。

触诊　腹肌紧张度：腹软；压痛：无；反跳痛：无；包块：无；肝：未触及；胆：未触及；墨菲征：阴性；脾：未触及；肾：未触及；输尿管压痛点：无。

叩诊　肝浊音界：存在，肝上界位于右锁骨中线（肋间）Ⅴ；移动性浊音：无；肾区叩击痛：无。

听诊　肠鸣音正常；气过水声：无；血管杂音：未闻及。

【肛门及外生殖器】

未查。

【脊柱】

脊柱:正常;棘突压痛:无;压痛:无;活动度:正常。

【四肢】

关节:外形正常,无红肿、疼痛;双下肢Ⅱ度水肿、呈凹陷性,活动正常。

【神经系统】

腹壁反射:正常;肌张力:正常。

巴宾斯基征:左侧未引出,右侧未引出。

克尼格征:左侧未引出,右侧未引出。

肱二头肌反射:左侧正常,右侧正常。

跟腱反射:左侧正常,右侧正常。

膝跳反射:左侧正常,右侧正常。

四、专科检查

无。

五、辅助检查

2017 年 8 月 7 日,外院检查结果:尿蛋白阳性(＋＋＋),血清肌酐 69.5 μmol/L,血清白蛋白 18.9 g/L;腹部 B 超检查示:胆囊壁毛糙增厚,肝、脾、胰、双肾未见明显异常。

六、诊断

【初步诊断】			【48 小时主治医师诊断】
肾病综合征;原发性高血压Ⅲ级(极高危组)			肾病综合征;原发性高血压Ⅲ级(极高危组)
书写者:方春 修改主治医师:吴夏 规培医生签名:×××	完成日期:2017 年 8 月 8 日 修改日期:2017 年 8 月 9 日		主治医师签名:吴夏 日期:2017 年 8 月 9 日

首次病程记录

一、病例特点

(1) 患者为男性,48 岁,因"泡沫尿伴双下肢水肿 20 天"于 2017 年 8 月 8 日

15:28 收入我院。

(2) 现病史:患者于入院前 20 天无明显诱因下出现双下肢水肿,呈凹陷性,自足背开始逐渐向小腿蔓延,同时伴有泡沫尿,尿量无明显减少,无胸闷气促,无肉眼血尿,无畏寒发热,无尿频、尿急、尿痛,无肝区胀痛,无皮肤黄染,无腰酸腰痛,无畏光、关节痛等。至当地医院就诊,查尿常规示尿蛋白升高阳性(+++),肝功能指标示血清白蛋白下降(18.9 g/L),初步诊断为"肾病综合征",建议患者转诊上级医院进一步诊治,故来我院肾脏科门诊就诊,收治入院。追问病史,患者原有高血压病史 10 余年,最高血压 180/120 mmHg,平时口服降压药(现为"依那普利")治疗,但是血压控制欠佳;既往心电图检查示有心肌缺血表现,未予特殊处理(具体不详);皮肤有反复发作皮疹史,多于夏季出现,无明显瘙痒、疼痛,故未予重视;否认糖尿病、慢性支气管炎等慢性病史,否认食物、药物过敏史。患者自发病以来,精神可,饮食正常,睡眠欠佳,小便如前述,大便正常,近期体重无明显变化。

(3) 体格检查:神志清,气平,精神可;血压 182/110 mmHg,心率74 次/min,律齐,未闻及明显杂音;双肺呼吸音粗,双肺未闻及明显干湿啰音;腹软,无压痛,无反跳痛,肝脾肋下未触及;双下肢Ⅱ度水肿,呈凹陷性。

(4) 辅助检查:2017 年8 月7 日,外院检查结果示尿蛋白阳性(+++),血清肌酐 69.5 μmol/L,血清白蛋白 18.9 g/L;腹部 B 超检查示胆囊壁毛糙增厚,肝、脾、胰、双肾未见明显异常。

二、诊断及诊断依据

(1) 诊断:肾病综合征;原发性高血压Ⅲ级(极高危组)。

(2) 诊断依据。① 病史:患者 20 天前无明显诱因下出现双下肢凹陷性水肿,伴有泡沫尿,尿量无明显减少,无胸闷气促,无肉眼血尿,无畏寒发热,无尿频、尿急、尿痛,无肝区胀痛,无皮肤黄染,无腰背部疼痛,无畏光、关节痛等。② 体格检查:可见双下肢Ⅱ度水肿,呈凹陷性。③ 2017 年8 月7 日,外院尿常规检查示尿蛋白阳性(+++),肝功能指标示血清白蛋白下降(18.9 g/L)。

三、鉴别诊断

(1) 高血压肾动脉硬化:多见于中老年人,有长期高血压病史,可见泡沫尿和下肢水肿,但蛋白尿较少,病情进展缓慢。本患者为中年男性,既往有高血压病史 10 余年,最高达 180/120 mmHg,以泡沫尿和双下肢水肿为主要表现,故可考虑长期高血压导致肾动脉硬化引起肾功能不全可能,但本病患者发病进展较快,蛋白尿较多,与之不符,必要时可行肾脏穿刺明确病理。

(2)肿瘤疾病:多发性骨髓瘤等也可以肾脏损害为首发表现,出现蛋白尿和水肿,多见于中老年,有贫血、骨痛等表现;辅助检查可发现大量蛋白尿和低白蛋白血症,蛋白电泳见寡克隆带,尿本周氏蛋白阳性,颅骨、盆骨平片可有骨质破坏。本患者该诊断依据不足,可查免疫蛋白固定电泳排除,必要时行骨髓穿刺以排除该诊断。

四、诊疗计划

(1)入院后完善相关检查(血、尿、粪三大常规,以及电解质、肝肾功能指标、血糖、血脂、凝血功能、免疫炎症全套、24 小时尿蛋白定量、血尿免疫固定电泳、胸部 X 线片、心电图、心脏彩超、腹部 B 超等)[8]。

(2)暂予控制血压(硝苯地平控释片、奥美沙坦酯片)、利尿(呋塞米)和补充白蛋白治疗[9]。

(3)请示上级医生进一步诊治。

病程记录者签名:方春

记录时间:2017 年 8 月 8 日 17:59

主治医师首次查房记录

一、补充的病史和体征

(1)患者诉有乏力[10],但对答和活动无异常。

(2)辅助检查:2017 年 8 月 9 日检查结果如下。① 血常规检查示白细胞计数 4.7×10^9/L,红细胞计数 4.86×10^{12}/L,血红蛋白 146 g/L,血小板计数 182×10^9/L(排除血小板减少性紫癜),中性分叶核细胞 54.7%。② 化学发光法检查心肌损伤:血肌钙蛋白-Ⅰ 0 ng/ml,血肌红蛋白 20.8 ng/ml,BNP 41.0 pg/ml(排除心源性疾病)。③ 炎症:降钙素原 0.01 ng/ml[11]。④ 凝血功能:PT 10.3 s,APTT 27.1 s,纤维蛋白原 4.69 g/L(↑);TT 17.1 s,INR 0.89,D-二聚体 0.50 mg/L。⑤ 肾功能电解质:血清尿素氮 4.0 mmol/L,血清尿酸 484 μmol/L

(↑),血清肌酐 81 μmol/L,血清钾 4.10 mmol/L,血清钠 145 mmol/L(排除电解质紊乱引起的乏力),血清氯 109 mmol/L(↑),总二氧化碳 25.6 mmol/L。⑥ 生化检查:糖化血红蛋白6.1％,血清血糖 5.4 mmol/L,血清白蛋白25 g/L[12](↓),血清球蛋白 19 g/L[13](↓),血清白/球蛋白比 1.4,L-γ-谷氨酰基转移酶 49 IU/L,血清丙氨酸氨基转移酶 14 IU/L[14];天冬氨酸氨基转移酶 15 IU/L,血清碱性磷酸酶 64 IU/L,血清总胆红素 6 μmol/L,血清直接胆红素 1 μmol/L,前白蛋白 0.29 g/L,血清蛋白电泳白蛋白占 50.2％(↓),血清蛋白电泳 α_1 球蛋白占 6.4％(↑),血清蛋白电泳 α_2 球蛋白占 20.7％(↑),血清乳酸脱氢酶 245 IU/L(↑),血清肌酸激酶 92 IU/L,肌酸激酶-同工酶 24 IU/L,血清总胆固醇 7.34 mmol/L(↑),血清甘油三酯 1.84 mmol/L,高密度脂蛋白胆固醇 1.17 mmol/L,低密度脂蛋白胆固醇6.38 mmol/L(↑),小而密低密度脂蛋白胆固醇 2.17 mmol/L(↑),载脂蛋白A-I 1.18 g/L(↓),载脂蛋白 B 1.82 g/L(↑),载脂蛋白 AI/B 0.7(↓),载脂蛋白 E 7.72 mg/dl(↑),血清游离脂肪酸 0.22 mmol/L,胱抑素 C 0.92 mg/L[15]。⑦ 粪常规检查:粪白细胞和粪红细胞均未见到,粪隐血试验(抗体法)阴性。⑧ 尿常规检查:尿血红蛋白阳性(+),尿pH 值 7.0,尿蛋白阳性(+++),红细胞 16/μl,白细胞 15/μl。

二、诊断及诊断依据

(1) 诊断:肾病综合征;原发性高血压Ⅲ级(极高危组);高脂血症;高尿酸血症。

(2) 诊断依据。① 病史:患者 20 天前无明显诱因下出现双下肢凹陷性水肿,伴有泡沫尿,尿量无明显减少,无胸闷气促,无肉眼血尿,无畏寒发热,无尿频、尿急、尿痛,无肝区胀痛,无皮肤黄染,无腰背部疼痛,无畏光.关节痛等。② 体格检查:可见双下肢Ⅱ度水肿,呈凹陷性。辅助检查:③ 辅助检查:高密度脂蛋白胆固醇 1.17 mmol/L,低密度脂蛋白胆固醇6.38 mmol/L(↑),血清尿酸 484 μmol/L,血清白蛋白 25 g/L。综合以上依据,患者有肾病综合征的"三高一低"表现,符合诊断,具体病因待肾脏穿刺病理学检查明确。

三、鉴别诊断

同意床位医师在首次病程记录中的鉴别,还有以下疾病需要鉴别。

(1) 痛风性肾病:该病多与饮食结构有关,长期摄入蛋白质及富含嘌呤成分的食物,痛风发病率高,临床上往往起病隐匿,长期高尿酸血症,尿酸结晶、结石等也可引起肾功能损害,早期可仅有轻微蛋白尿、肉眼血尿、腰酸或轻微肾绞痛,病程迁延引起肾功能损害最终死于尿毒症。但本患者发现高尿酸血症时间不长,否认痛风发作史,也无关节肿痛、肾结石等相关临床表现,且痛风引起大量蛋白尿和低白蛋白血症可能性不大,基本可以排除此诊断。

(2)急性肾小球肾炎:该病多为青少年,可有上呼吸道感染前驱病史(如咽炎、扁桃腺炎),临床上可有血尿、蛋白尿、水肿(眼睑和组织疏松部位)、高血压。患者虽有蛋白尿、高血压和水肿,但高血压已有十余年病史,水肿从足背向上蔓延,且没有前驱病史,急性肾炎基本可以排除。

四、诊疗计划

(1)已排除严重心肺疾病、精神疾病、出凝血障碍等肾脏穿刺反指征,继续完善肾脏穿刺前的准备工作[16]、肾脏 B 超检查[17]等。

(2)暂予控制血压(硝苯地平控释片、奥美沙坦酯片)及对症支持治疗[18]。

(3)择期行肾脏穿刺病理学检查以明确诊断、指导治疗和判断预后。

病程记录者签名:方春

记录时间:2017 年 8 月 9 日 10:56

主治医师签名:吴夏

修改日期:2017 年 8 月 10 日

主任医师首次查房记录

一、补充的病史和体征

(1)患者今日无特殊不适主诉[19]。

(2)辅助检查:2017 年 8 月 9 日检查结果如下。① 尿生化指标:24 小时尿液总量 2 200 ml,24 小时尿蛋白测定 8.05 g,尿微量白蛋白 4 240.0 mg/L,尿 β_2 微球蛋白 0.989 mg/L,N - 乙酰氨基葡萄糖苷酶 30.35 IU/L,尿转铁蛋白 353.00 mg/L[20],以上指标均升高。② 免疫生化指标:免疫球蛋白IgG 4.14 g/L,免疫球蛋白 IgA 1.25 g/L,免疫球蛋白 IgM 0.70 g/L,IgAκ、IgAλ、IgGκ、IgGλ、IgMκ、IgMλ 均阴性,轻链 κ、λ 型 M 蛋白均阴性,H 链重链型 M 蛋白阴性,游离

κ、λ型、完整型 M 蛋白均阴性。以上指标除免疫球蛋白 IgG 水平降低外,其余指标均为阴性或正常。补体 C3 1.06 g/L,补体 C4 0.35 g/L,免疫球蛋白 IgE 106.00 IU/ml(↑),类风湿因子 1.15 IU/ml,C 反应蛋白 3.02 mg/L,抗 O 试验(ASO)28.50 IU/ml,抗核小体抗体、抗组蛋白抗体、抗 Smith 抗体、抗 U1 - snRNP、抗核糖体 P 蛋白、抗增殖细胞抗体、抗 SSA(60)、抗 SSA(52)、抗 SSB、抗着丝点抗体、抗 SCL - 70、抗 JO - 1、抗 PM - Scl 抗体、抗线粒体抗体 M2 型、抗 Mi - 2 抗体、抗 Ku 抗体均阴性,抗 ds - DNA 抗体 IgG 19.12,免疫复合物(CIC)0.056,Od 值正常(排除风湿性疾病)。③ 肝炎病毒检查示 HBsAg 0.001,HBsAb 5.000,HBcAb 1.670,HBeAg 0.273,HBeAb 2.400,抗- HCV 0.030,抗 HAV - IgM 阴性,抗 HEV - IgM 阴性,抗 HEV - IgG 阴性。④ 粪常规检查:粪白细胞和粪红细胞未见到,粪隐血试验(抗体法)阳性(+)。⑤ 尿常规检查:尿血红蛋白阳性(+),尿 pH 值 7.0,尿蛋白阳性(+++),红细胞 16/μl,白细胞 15/μl。⑥ 甲状腺功能检查:TGAb 12.41 IU/ml,TSH 4.66 μIU/ml,游离 T_3 2.88 pg/ml,TPOAb 0.40 IU/ml,总 T_4 8.34 μg/dl,总 T_3 0.72 ng/ml,游离 T_4 0.93 ng/dl(排除甲状腺功能减退引起的水肿)。⑦ 肿瘤指标:糖类抗原(CA 19 - 9)14.51 IU/ml,糖类抗原(CA - 125)39.41 IU/ml(↑),甲胎蛋白 4.08 IU/ml,癌胚抗原 8.75 ng/ml(↑),前列腺特异性抗原 PSA 0.748 ng/ml,游离 PSA(fPSA)0.313 ng/ml,fPSA/tPSA 比值 0.42。⑧ 甲苯胺红不加热血清试验(TRUST)阴性,HIV 抗体(HIV1+2)、抗原(HIV1p24)均阴性,抗核抗体(ANA)阴性,尿本周氏蛋白阴性。⑨ 双下肢血管 B 超检查:双侧下肢动脉血流峰值在正常范围;双侧下肢股、腘静脉血流信号通畅。⑩ 腹部 B 超检查:未见明显异常。⑪ 心脏彩超检查:左室顺应性降低,主动脉瓣、二尖瓣及三尖瓣轻度反流。⑫ 胸部 CT 检查:双肺上叶局限性肺气肿。

二、诊断及诊断依据

(1)诊断:肾病综合征;原发性高血压Ⅲ级(极高危组);高脂血症;高尿酸血症。

(2)诊断依据:患者有大量蛋白尿(24 小时尿蛋白 8.05 g)、低白蛋白血症(25 g/L)、水肿(双下肢凹陷性水肿)和高脂血症:血清总胆固醇 7.34 mmol/L(↑),血清甘油三酯 1.84 mmol/L,高密度脂蛋白胆固醇 1.17 mmol/L,低密度脂蛋白胆固醇 6.38 mmol/L(↑),符合肾病综合征的诊断标准。高血压史 10 余年,最高血压 180/120 mmHg,有大量蛋白尿,符合原发性高血压 3 级(极高危组)的诊断标准,血脂尿酸水平也高于正常值。因此,诊断高脂血症和高尿酸血症。

三、讨论分析

肾病综合征可有原发性和继发性,由于患者没有糖尿病、红斑性狼疮、过敏性紫癜、多发性骨髓瘤、慢性乙型肝炎和其他肿瘤病史,体格检查和实验室、影像学检查均未找到继发性肾病的依据,故暂时不予考虑。原发性肾病综合征一般根据病理类型决定下一步治疗方案,所以在排除肾脏穿刺禁忌证(严重心肺肝肾疾病、严重高血压、高度水肿、出凝血异常、精神疾病和肾萎缩、孤立肾、髓质海绵肾、肾动脉狭窄和多囊肾等)的前提下尽快行病理学检查以指导临床治疗方案,并判断预后。

四、诊疗计划

(1)目前,各项检查报告已完善,排除了肾脏穿刺的禁忌证,建议尽快行肾脏穿刺检查明确诊断。

(2)继续予控制血压(硝苯地平控释片、奥美沙坦酯片),阿拓莫兰护肾及呋塞米利尿等对症支持治疗。

(3)根据肾脏病理学检查结果进一步再制订治疗方案。

五、注意事项及转归

(1)肾脏穿刺前请做好患者的谈话工作,避免紧张情绪。

(2)肾脏穿刺后注意伤口观察,有无渗血渗液,如有要请及时处理。

(3)注意患者有无血栓、感染、急性肾损伤等并发症。

(4)肾脏穿刺前避免使用抗凝药物。

(5)明确诊断后尽快制订治疗方案,早日控制病情,避免肾病综合征的并发症出现。

(6)如使用激素和免疫抑制剂治疗应与患者沟通使用的利弊,并使用胃黏膜保护剂、活化维生素 D_3 等避免药物不良反应。

病程记录者签名:方春

记录时间:2017 年 8 月 10 日 8:54

主任医生签名:丁秋

修改日期:2017 年 8 月 11 日

有创诊疗操作记录

一、术前讨论

该患者目前诊断肾病综合征,需进一步明确病理类型指导下一步诊治,目前无明显肾脏穿刺禁忌证,故拟今日行肾脏穿刺活检。

二、操作步骤

患者今日于 B 超定位下行肾脏穿刺活检术。术前患者神志清,心率 74 次/min,律齐,血压 116/72 mmHg。患者取俯卧位,常规 B 超定位后消毒铺巾,2%利多卡因逐层麻醉,将穿刺针装入穿刺枪后打开保险按钮,在 B 超定位引导下,按探头指示方向进针,将穿刺针经皮送入到肾脏包膜表面后,嘱患者屏住呼吸,按下穿刺枪的快速进针按钮,并快速取出穿刺针,取出切割槽内的两条肾组织长约 1.5 cm。拔针后局部压迫止血 5 min,消毒后铺无菌纱布加压固定,捆绑腹带,术后安全返回病房。

三、结果

手术顺利,目前患者一般情况可,无腰酸、腰痛不适,穿刺部位干洁,无渗出。

体格检查:神志清,气平,精神可,皮肤黏膜未见瘀斑、瘀点及黄染;血压 120/68 mmHg,心率 75 次/min,律齐;双肺呼吸音清,未闻及干湿啰音;腹软,无压痛。

四、术后注意事项

用注射用尖吻蝮蛇血凝酶(苏灵)和酚磺乙胺注射液(止血敏)止血。嘱患者绝对卧床 24 小时,密切观察患者血压、脉搏,每次排尿均留标本送检。穿刺点 3 天内勿接触液体。

操作医生签名:吴夏

记录时间:2017 年 8 月 16 日 10:30

记录医生签名:方春

出 院 小 结

上海交通大学医学院附属第九人民医院出院小结

住院号:100006　　　**姓名:**冯翔　　　**病区:**肾脏科病区　　　**床号:**1　　　**科室:**肾脏科

病区:肾脏病区	住院号:100006	床号:1
姓名:冯翔	性别:男	年龄:48 岁
入院时间:2017 年 8 月 8 日 15:28	出院时间:2017 年 8 月 28 日 14:00	
门诊诊断	肾病综合征。	
入院诊断	肾病综合征(膜性肾病);原发性高血压Ⅲ级(极高危组);高脂血症;高尿酸血症。	
出院诊断	肾病综合征(膜性肾病);原发性高血压Ⅲ级(极高危组);高脂血症;高尿酸血症。	
入院情况	泡沫尿伴双下肢水肿 20 天;神志清,气平,精神可;血压 182/110 mmHg;心率 74 次/min,律齐,未闻及明显杂音;双肺呼吸音粗,双肺未闻及明显干湿啰音;腹软,无压痛,无反跳痛,肝脾肋下未触及;双下肢凹陷性水肿。	
诊疗经过	患者入院后完善相关检查,排除禁忌证后于 2017 年 8 月 16 日行肾脏穿刺手术,术顺,术后伤口处无渗出,病理学检查明确诊断为"膜性肾病"后给予糖皮质激素(泼尼松)联合免疫抑制剂(环磷酰胺)治疗。目前,病情稳定可以出院治疗门诊随访。	
主要化验结果	**1. 2017 年 8 月 9 日检查结果** (1) 血常规检查:白细胞计数 4.7×10^9/L,红细胞计数 4.86×10^{12}/L,血红蛋白 146 g/L,血小板计数 182×10^9/L,中性分叶核细胞 54.7%。 (2) 化学发光法检测心肌损伤:血肌钙蛋白-Ⅰ 0 ng/ml,血肌红蛋白 20.8 ng/ml,BNP 41.0 pg/ml。 (3) 炎症:降钙素原,0.01 ng/ml。 (4) 凝血功能指标:PT 10.3 s,APTT 27.1 s,纤维蛋白原 4.69 g/L(↑),TT 17.1 s,INR 0.89,D-二聚体 0.50 mg/L。 (5) 肾功能电解质指标:血清尿素氮 4.0 mmol/L,血清尿酸 484 μmol/L(↑),血清肌酐 81 μmol/L,血清钾 4.10 mmol/L,血清钠 145 mmol/L,血清氯 109 mmol/L(↑),总二氧化碳 25.6 mmol/L。 (6) 生化指标:糖化血红蛋白 6.1%,血清血糖 5.4 mmol/L,血清白蛋白 25 g/L(↓),血清球蛋白 19 g/L(↓),血清白/球蛋白比 1.4,L-γ-谷氨酰基转移酶 49 IU/L,血清丙氨酸氨基转移酶 14 IU/L,天冬氨酸氨基转移酶 15 IU/L,血清碱性磷酸酶 64 IU/L,血清总胆红素 6 μmol/L,血清直接胆红	

主要化验 结果	素 1 μmol/L，前白蛋白 0.29 g/L，血清蛋白电泳白蛋白占 50.2%（↓），血清蛋白电泳 α₁ 球蛋白占 6.4%（↑），血清蛋白电泳 α₂ 球蛋白占 20.7%（↑），血清乳酸脱氢酶 245 IU/L（↑），血清肌酸激酶 92 IU/L，肌酸激酶-同工酶 24 IU/L，血清总胆固醇 7.34 mmol/L（↑），血清甘油三酯 1.84 mmol/L，高密度脂蛋白胆固醇 1.17 mmol/L，低密度脂蛋白胆固醇 6.38 mmol/L（↑），小而密低密度脂蛋白胆固醇 2.17 mmol/L（↑），载脂蛋白 A-I 1.18 g/L（↓），载脂蛋白 B 1.82 g/L（↑），载脂蛋白 AI/B 0.7（↓），载脂蛋白 E 7.72 mg/dl（↑），血清游离脂肪酸 0.22 mmol/L，胱抑素 C 0.92 mg/L。 　　（7）粪常规检查：粪白细胞和粪红细胞未见到，粪隐血试验（抗体法）阳性。 　　（8）尿常规检查：尿血红蛋白阳性（+）（↑），尿 pH 值 7.0，尿蛋白阳性（+++）（↑），红细胞 16/μl，白细胞 15/μl。 　　（9）尿微量蛋白 4 240.00 mg/L（↑），尿 β₂ 微球蛋白 0.989 mg/L（↑），N-乙酰氨基葡萄糖苷酶 30.35 IU/L（↑），尿转铁蛋白 353.00 mg/L（↑）。 　　（10）免疫球蛋白 IgG 4.14 g/L（↓），免疫球蛋白 IgA 1.25 g/L，免疫球蛋白 IgM 0.70 g/L，IgAκ、IgAλ、IgGκ、IgGλ、IgMκ 及 IgMλ 均阴性，轻链 κ 型、λ 型 M 蛋白均阴性，H 链重链型 M 蛋白阴性。 　　（10）肝炎病毒检查：HBsAg 0.001，HBsAb 5.000，HBcAb 1.670，HBeAg 0.273，HBeAb 2.400，抗-HCV 0.030，抗 HAV-IgM 阴性，抗 HEV-IgM 阴性，抗 HEV-IgG 阴性。 　　（11）甲状腺功能检查：TGAb 12.41 IU/ml，TSH 4.66 μIU/ml，游离 T₃ 2.88 pg/ml，TPOAb 0.40 IU/ml，总 T₄ 8.34 μg/dl，总 T₃ 0.72 ng/ml（↓），游离 T₄ 0.93 ng/dl。 　　（12）免疫功能指标：免疫球蛋白 IgG 4.14 g/L（↓），免疫球蛋白 IgA 1.25 g/L，免疫球蛋白 IgM 0.70 g/L，补体 C3 1.06 g/L，补体 C4 0.35 g/L，免疫球蛋白 IgE 106.00 IU/ml（↑），类风湿因子 1.15 IU/ml，C 反应蛋白 3.02 mg/L，抗 O 试验（ASO）28.50 IU/ml，抗核小体抗体、抗组蛋白抗体、抗 Smith 抗体、抗 U1-snRNP、抗核糖体 P 蛋白、抗增殖细胞抗体、抗 SSA（60）、抗 SSA（52）、抗 SSB、抗着丝点抗体、抗 SCL-70、抗 JO-1、抗 PM-Scl 抗体、抗线粒体抗体 M2 型、抗 Mi-2 抗体、抗 Ku 抗体均阴性，抗 ds-DNA 抗体 IgG 19.12，免疫复合物（CIC）0.056，Od 值正常。 　　（13）肿瘤指标：糖类抗原（CA 19-9）14.51 IU/ml，糖类抗原（CA-125）39.41 IU/ml（↑），甲胎蛋白 4.08 IU/ml，癌胚抗原 8.75 ng/ml（↑），前列腺特异性抗原（PSA）0.748 ng/ml，游离 PSA（fPSA）0.313 ng/ml，fPSA/tPSA 比值 0.42。 　　（14）TRUST 阴性，HIV 抗体（HIV1+2）、抗原（HIV1p24）阴性，抗核抗体（ANA）阴性，尿本周氏蛋白阴性， 　　**2. 2017 年 8 月 11 日检查结果** 　　（1）免疫指标：游离 κ 型、λ 型、完整型 M 蛋白均阴性。 　　（2）24 小时尿液检测：尿液总量 2 200 ml（↑），尿蛋白 8.05 g（↑）。

主要化验结果	**3. 2017 年 8 月 17 日检查结果** （1）尿常规检查：尿蛋白阳性（＋＋）（↑），尿血红蛋白弱阳性（↑），白细胞 $4/\mu l$，红细胞 $16/\mu l$。 （2）粪隐血试验（抗体法）：阳性。
特殊检查结果	（1）双下肢血管 B 超检查：双侧下肢动脉血流峰值在正常范围；双侧下肢股、腘静脉血流信号通畅。 （2）腹部 B 超检查：未见明显异常。 （3）心脏彩超检查：左室顺应性降低，主动脉瓣、二尖瓣、三尖瓣轻度反流。 （4）胸部 CT 检查：双肺上叶局限性肺气肿。 （5）肾脏病理学检查：全片共见 8～9 个肾小球，其中 IgA 阴性，IgG 阳性（＋＋），IgM 阴性，C3 阳性（＋＋），CIq 阴性，Kappa 阳性（＋＋），Lambda 阳性（＋＋），细颗粒样以毛细血管壁沉积为主。诊断为：膜性肾病，Ⅰ～Ⅱ期，PLA2R（＋）。 （6）肠镜检查：肛门无异常；直肠无异常；乙结肠：降乙交界处见一直径 1 cm 的亚蒂腺瘤样息肉（活检 1 块），距肛门 25 cm 处见一直径 0.6 cm 腺瘤样息肉；降结肠无异常；横结肠无异常；升结肠无异常；盲肠见一直径约 1.5 cm 亚蒂不规则形态腺瘤样息肉（活检 1 块），局部喷洒去甲肾上腺素溶液止血；回盲瓣无异常；阑尾口无异常；末端回肠无异常。结肠镜诊断无异常，肠镜诊断结肠多发腺瘤样息肉。 （7）病理学检查："盲肠"管状腺瘤伴上皮中度不典型增生；"乙状结肠"管状腺瘤伴上皮中度不典型增生。 （8）肾脏病理学检查：全片共见 8～9 个肾小球，其中 IgA 阴性，IgG 阳性（＋＋），IgM 阴性，C3 阳性（＋＋），CIq 阴性，Kappa 阳性（＋＋），Lambda 阳性（＋＋），细颗粒样以毛细血管壁沉积为主。诊断为：膜性肾病，Ⅰ～Ⅱ期，PLA2R（＋）。
合并症	无。
出院时情况	神志清，气平，精神可；血压 134/74 mmHg，心率 76 次/min，律齐，未闻及明显杂音；双肺呼吸音粗，双肺未闻及明显干湿啰音；腹软，无压痛，无反跳痛；肝脾肋下未触及；双下肢轻度水肿。
出院后建议	**1. 出院带药** （1）复方缬沙坦：1 片×1 次/天，口服（7 片/盒×4 盒）。 （2）碳酸钙 D_3 片：600 mg/片×1 次/天，口服（30 片/盒×1 盒）。 （3）醋酸泼尼松片：5 mg/片×1 次/天，口服（100 片/盒×2 盒）。 （4）苯磺酸氨氯地平片：5 mg/片×1 次/天，口服（7 片/盒×2 盒）。 **2. 出院建议** （1）建议低盐低脂低优蛋白饮食，注意休息，避免过度劳累。

续　表

出院后建议	(2) 肾脏内科门诊随访;拟 2017 年 9 月 25 日再次入院治疗。 (3) 消化内科门诊随访,择期行肠镜下息肉切除术。 (4) 呼吸内科门诊随访。
预约 是否预约	2 周后门诊复诊。
治疗结果	好转。

主治医师:吴夏　　　**住院医师**:方春　　　**小结日期**:2017 年 8 月 28 日 9:00

思维解析

[1] 与心源性、肺源性水肿鉴别,心源性和肺源性水肿一般都伴有胸闷气促,而肾源性水肿早期一般无胸闷气促,晚期出现胸腔积液时也会出现胸闷气促。

[2] 与紫癜性肾炎鉴别,紫癜性肾炎一般都有肉眼血尿,而肾病的血尿以镜下血尿为主。

[3] 与链球菌感染后肾炎鉴别,链球菌感染后肾炎在感染阶段有畏寒发热,原发性肾病一般不发热,但由于免疫功能低下导致继发感染也可能有发热。

[4] 与肝源性水肿鉴别,肝源性水肿都是肝功能衰竭失代偿的表现,一般还有肝区胀痛、全身黄染等其他肝衰竭的表现。

[5] 与风湿性疾病鉴别,狼疮性肾炎也可以出现水肿,但都伴有畏光、红疹和关节酸痛等表现,原发性肾病没有这些表现。

[6] 与营养不良性水肿鉴别,营养不良也会出现低白蛋白血症和全身水肿,但一般都伴有恶病质表现,如食欲缺乏、乏力。

[7] 排除药物相关性水肿,钙离子拮抗剂会引起血管性水肿。

[8] 通过肝功能、血脂、24 小时蛋白定量检查帮助明确肾病综合征的诊断,同时排除营养不良性和肝源性水肿;心电图、胸部 X 线片、心脏彩超等检查了解心肺情况、排除心肺源性水肿;凝血功能排除紫癜;炎症免疫全套检查排除风湿性疾病;免疫固定电泳检查排除多发性骨髓瘤。

[9] 一般无明显肝肾损害前提下首选钙通道阻滞剂和血管紧张素抑制剂联合降压;在未明确病因前可以选择利尿剂和补充白蛋白对症治疗。

[10] 应该分析乏力产生原因：住院饮食、睡眠不佳；白蛋白流失加重；利尿剂导致电解质紊乱；心理疲劳。

[11] 排除急性炎症反应。

[12] 严重低白蛋白血症。

[13] 球蛋白也有尿中流失。

[14] 排除肝源性水肿。

[15] 肾小球滤过功能尚可。

[16] 24 小时尿蛋白定量＞1 g 就是肾脏穿刺指证。

[17] 帮助肾脏穿刺定位，同时排除髓质海绵肾、孤立肾、肾动脉狭窄、肾萎缩等肾脏穿刺反指证。

[18] 血压控制在 150/90 mmHg 以下肾脏穿刺为宜。

[19] 考虑前 1 天乏力为非病理生理因素引起，与心理和睡眠因素相关。

[20] 大小分子蛋白均漏出，非选择性蛋白尿。

（吴胜斌）

2 型糖尿病

入 院 记 录

一、上海交通大学医学院附属第九人民医院入院记录

住院号：100007　　姓名：陈娇　　病区：内分泌科病区　　床号：1　　科室：内分泌

姓名：陈娇	婚姻：已婚	出生地：上海	电话：13701000000
性别：女	职业：病退（工人）	单位：上海食品厂	
年龄：46 岁	居住地址：上海市青浦区青浦镇××村×××号		
民族：汉	联系人姓名地址：章莲，上海市青浦区青浦镇××村×××号		
出生日期：1971 年 8 月 3 日		记录时间：2017 年 6 月 1 日 23：11	
入院时间：2017 年 6 月 1 日 19：26		供史者：患者本人（可靠）	

二、病史和体征

【主诉】

口干多饮 3 年，左颌面部肿痛 4 天[1]。

【现病史】

患者 3 年前无明显诱因下出现口干多饮，无多尿多食消瘦，无视物模糊，无泡沫尿，无手足麻木，当时至外院查血糖浓度升高（空腹血糖 8.3 mmol/L），确诊为"2 型糖尿病"，予以饮食控制、体育锻炼及口服药物控制血糖浓度，现使用吡格列酮每晚 15 mg，格列美脲片 2 mg×2 次/天口服治疗，平素空腹血糖控制在 6～7 mmol/L，餐后血糖 8～9 mmol/L[2]。本次入院前 4 天起，患者无明显诱因下出现左侧颌面部肿胀疼痛，无寒战发热，无呼吸困难，无头痛、胸痛、腹痛，无恶心呕吐，呼

气无烂苹果气味,无意识丧失[3],遂来我院门诊就诊。查随机血糖 20.2 mmol/L;血常规指标:白细胞计数 $8.2×10^9$/L,中性粒细胞 85.9%,C 反应蛋白 170.55 mg/L,降钙素原 0.26 ng/ml,血钾 3.17 mmol/L;CT 片示左侧颌下间隙感染,口腔科予以切开引流,予头孢替安、奥硝唑等抗感染,以及口服氯化钾纠正电解质等治疗,病情无好转。为进一步治疗,拟"2 型糖尿病、颌面部感染"收住入院。

本次发病来,患者精神可,食欲尚可,睡眠尚安,大小便如常,近期体重无明显变化。

【既往史】

健康状况:一般。

疾病及传染病史:既往有类风湿关节炎病史十余年,有关节畸形、运动障碍,曾长期服用泼尼松 150 mg×1 次/天、氨甲蝶呤、雷公藤治疗,平素病情稳定,5 年前停用激素等药物治疗;有高血压病史 4 年,血压最高170/100 mmHg,平时服用缬沙坦 80 mg×1 次/天治疗,自诉血压控制在135/85 mmHg;有骨质疏松病史 2 年,无明显骨痛,无骨折史,现服用碳酸钙 D_3 片、骨化三醇等治疗。否认冠心病、脑卒中等病史[4]。否认肝炎、结核等传染病史。手术及外伤史:本次入院前行左侧颌下间隙切开引流术;输血史:否认;药物及食物过敏史:否认;预防接种史:随社会接种。

【系统回顾】

呼吸系统　慢性咳嗽:无;咳痰:无;胸痛:无;呼吸困难:无;咯血:无;其他异常:无。

循环系统　心悸:无;胸闷:无;胸痛:无;端坐呼吸:无;水肿:无;其他异常:详见现病史。

消化系统　反酸:无;呕吐:无;呕血:无;黑便:无;腹痛:无;腹泻:无;其他异常:无。

泌尿生殖系统　尿频:无;尿急:无;尿痛:无;排尿困难:无;血尿:无;其他异常:无。

血液系统　头晕耳鸣:无;乏力:无;皮肤苍白:无;出血倾向:无;其他异常:无。

内分泌系统　多饮:有;多尿:无;多食:无;畏寒:无;多汗:无;消瘦:无;其他异常:详见现病史。

神经精神系统　头痛:无;感觉异常:无;意识障碍:无;其他异常:无。

　　运动系统　关节畸形：有；骨折外伤：无；运动障碍：无；其他异常：详见既往史。

【个人史】

出生地：上海；长久居留地：上海市青浦区青浦镇××村×××号。

疫区居住史、疫情接触史：否认；化学性物质、放射性物质、有毒物质接触史：否认；吸毒史：否认；饮酒史：否认；吸烟史：否认；冶游史：否认。

【婚育史】

婚姻状况：已婚，结婚年龄 21 岁；配偶：体健。

生育状况：育有一子，体健。

【月经史】

13 岁初潮，周期 25～28 天，行经期 5 天，无痛经。末次月经：2017 年 5 月 20 日。

【家族史】

父：健在；母：健在；子女及其他亲属：体健。

家族类似疾病：其母、其兄有 2 型糖尿病病史[5]。

家族遗传病史：否认。

三、体格检查

【一般情况】

常规检查　体温：36.5 ℃；脉搏：74 次/min；呼吸：18 次/min；血压：114/76 mmHg（右上臂）。

外形　发育：正常；营养：良好[6]；面容：正常；表情：正常。

体位　自主步态：正常；神志：清醒；配合检查：配合。

皮肤黏膜　色泽：正常；皮疹：无；皮下出血：无；弹性：正常；破溃：有；左侧颌面部脓肿切开引流中；毛发分布：均匀。

淋巴结　全身浅表淋巴结：无肿大；其他异常：无。

【头部】

头颅　外形：正常；畸形：无；头发：均匀。

眼　眼睑：正常；结膜：正常；眼球：正常；角膜：正常；瞳孔：等大、等圆，左侧 3 mm，右侧 3 mm；对光反射：左侧正常，右侧正常；巩膜：无黄染；其他异常：无。

耳 耳廓：正常；乳突压痛：无；听力障碍：无；外耳道分泌物：无；其他异常：无。

鼻 外形：正常；鼻窦旁压痛：无；其他异常：无。

口 唇色：正常；黏膜：正常；伸舌：居中；牙龈：无肿胀；齿列：缺损；扁桃体：无肿大；咽：正常；声音：正常。

【颈部】

抵抗感：无；颈动脉搏动：正常；颈静脉：正常；气管：居中；肝静脉回流征：阴性；甲状腺：正常；其他异常：无。

【胸部】

［外形］

胸廓：正常；乳房：对称。

［肺］

视诊 呼吸运动：对称；肋间隙：正常；其他异常：无。

触诊 语颤：对称、正常；胸部摩擦感：无；皮下捻发感：无；其他异常：无。

听诊 呼吸：规整；呼吸音：正常；啰音：无；捻发音：无；语音传导：对称、正常；胸膜摩擦感：无。

叩诊 双侧对称、正常。

［心］

视诊 心前区隆起：无；心尖冲动：可见，位于左侧第Ⅴ肋间隙锁骨中线内侧 0.5 cm，搏动弥散：无。

触诊 震颤：无；心包摩擦感：无。

叩诊 心脏相对浊音界（见表8-1）。

听诊 心率：74 次/min；心律：齐；杂音：无；震颤：无；额外心音：无；心包摩擦音：无；周围血管征：无。

表 8 - 1 心脏相对浊音界

心脏右界(cm)	肋　　间	心脏左界(cm)
2	Ⅱ	2
2	Ⅲ	3
3	Ⅳ	5
—	Ⅴ	7.5

注：左锁骨中线距前正中线距离 7.5 cm。

【腹部】

视诊　外形：正常；腹式呼吸：存在；脐：正常；分泌物：无；腹壁静脉：未见曲张；其他异常：无。

触诊　腹肌紧张度：腹软；压痛：无；反跳痛：无；包块：无；肝：未触及；胆：未触及；墨菲征：阴性；脾：未触及；肾：未触及；输尿管压痛点：无。

叩诊　肝浊音界：存在，肝上界位于右锁骨中线（肋间）Ⅴ；移动性浊音：无；肾区叩击痛：无。

听诊　肠鸣音：正常；气过水声：无；血管杂音：未闻及。

【肛门及外生殖器】

未查。

【脊柱】

脊柱：正常；棘突压痛：无；压痛：无；活动度：正常。

【四肢】

双手指间关节天鹅颈样畸形，关节活动受限，无红肿、疼痛、水肿。

【神经系统】

腹壁反射：正常；肌张力：正常。

巴宾斯基征：左侧未引出，右侧未引出。

克尼格征：左侧未引出，右侧未引出。

肱二头肌反射：左侧正常，右侧正常。

跟腱反射：左侧正常，右侧正常。

膝跳反射：左侧正常，右侧正常。

四、专科检查

体重指数 22.5 kg/m²；无气促，呼吸无烂苹果味。左颌面部红肿，面积约 4 cm×3 cm，触痛阳性（+），切开引流中，纱布覆盖中，渗出较多，淡黄色，无明显恶臭，无坏疽。双侧手指天鹅颈样畸形，双侧足背动脉搏动正常，双下肢针刺觉、震动觉、温度觉正常[7]。

五、辅助检查

2017 年 5 月 31 日血糖浓度 20.2 mmol/L；血常规指标：白细胞计数 8.2×10⁹/L，中性比 85.9％，C 反应蛋白 170.55 mg/L，降钙素原 0.26 ng/ml，血钾浓

度 3.17 mmol/L；CT 片示"左侧颌下间隙感染"。

入院血糖仪(One-touch)检测：血糖浓度升高,血酮浓度 5.6 mmol/L[8]。

六、诊断

【初步诊断】		【48 小时主治医师诊断】
2 型糖尿病,糖尿病性酮症；左颌下间隙感染；低钾血症；类风湿关节炎；原发性高血压 2 级（极高危组）；骨质疏松		2 型糖尿病,糖尿病性酮症；左颌下间隙感染；低钾血症；类风湿关节炎；原发性高血压 2 级（极高危组）；骨质疏松
书写者：顾春 修改主治医师：朱夏	完成日期：2017 年 6 月 1 日 修改日期：2017 年 6 月 2 日	主治医师签名：朱夏 日期：2017 年 6 月 2 日

首次病程记录

一、病例特点

（1）患者为女性,46 岁,因"口干多饮 3 年,左颌面部肿痛 4 天"于 2017 年 6 月 1 日 19:26 收入我院。

（2）现病史：患者 3 年前无明显诱因下出现口干多饮,无多尿、多食、消瘦,无视物模糊,无泡沫尿,无手足麻木,当时至外院查血糖浓度升高（空腹血糖 8.3 mmol/L）,确诊为"2 型糖尿病",予以饮食控制、体育锻炼及口服药物控制血糖,现使用吡格列酮每晚 15 mg、格列美脲片 2 mg×2 次/天口服治疗,平素空腹血糖控制在 6～7 mmol/L,餐后血糖 8～9 mmol/L。本次入院前 4 天起,患者无明显诱因下出现左侧颌面部肿胀疼痛,无畏寒寒战,无头痛发热,无恶心呕吐,无意识丧失,无呼吸困难,呼气无烂苹果气味,遂来我院门诊就诊。查随机血糖 20.2 mmol/L,血白细胞计数 8.2×10⁹/L,中性粒细胞 85.9%,C 反应蛋白 170.55 mg/L,降钙素原 0.26 ng/ml,血钾 3.17 mmol/L,CT 片示"左侧颌下间隙感染",口腔科予以切开引流,予头孢替安、奥硝唑抗感染、口服氯化钾纠正电解质等治疗,病情无好转。为进一步治疗,拟"2 型糖尿病、颌面部感染"收住入院。追问病史,患者既往有类风湿关节炎病史 10 余年,有关节畸形、运动障碍,曾长期服用泼尼松 150 mg×1 次/天等治疗,平素病情稳定,5 年前停用激素等药物治疗;有高血压病史 4 年,血压最高 170/100 mmHg,平时服用缬沙坦80 mg×1 次/天治疗,自诉血压控制于 135/85 mmHg;有骨质疏松病史 2 年,无明显骨痛,无骨折史,现服用碳酸钙 D_3 片、骨化三醇等治疗;否认冠心病、脑卒中等病史。

(3) 体格检查:神志清,精神可,气平,呼吸无酮味,血压 114/76 mmHg;左颌面部肿胀,切开引流中,纱布覆盖中,触痛明显,渗出较多,无明显恶臭;双肺呼吸音清,未闻及干湿啰音;心率 74 次/min,律齐,未闻及病理性杂音;腹软,全腹无压痛,无反跳痛,肝脾肋下未及;病理反射未引出;体重指数 22.5 kg/m^2;双侧手指天鹅颈样畸形,双侧足背动脉搏动扪及,双下肢针刺觉、震动绝、温度觉正常。

(4) 辅助检查:血糖 20.2 mmol/L;血常规指标:白细胞计数 $8.2×10^9$/L,中性比 85.9%,C 反应蛋白 170.55 mg/L,降钙素原 0.26 ng/ml,血钾3.17 mmol/L;入院血糖浓度升高,血酮 5.6 mmol/L。

二、诊断及诊断依据

(1) 诊断:2 型糖尿病,糖尿病性酮症;左颌下间隙感染;低钾血症;类风湿性关节炎;原发性高血压Ⅱ级(极高危组);骨质疏松。

(2) 诊断依据:患者为中年女性,发现血糖浓度升高 3 年,无明显"三多一少"症状,当时至外院查血糖浓度升高(空腹血糖 8.3 mmol/L),确诊为 2 型糖尿病,平素口服药物治疗。入院前 4 天出现左侧颌面部肿痛,查体示左颌面部肿胀伴触痛明显,当时行检查示血糖 20.2 mmol/L;血常规检查:白细胞计数 $8.2×10^9$/L,中性比 85.9%,C 反应蛋白 170.55 mg/L,降钙素原 0.26 ng/ml,血钾3.17 mmol/L;CT 片示"左侧颌下间隙感染",口腔外科考虑"颌面间隙感染",予切开引流、抗感染等治疗。本次入院血糖浓度升高,血酮 5.6 mmol/L。故诊断为 2 型糖尿病,糖尿病性酮症;左颌下间隙感染;低钾血症。患者有高血压病史,最高 170/100 mmHg,平素复方缬沙坦治疗,自诉血压控制可;既往有类风湿关节炎,有关节畸形、运动障碍,曾长期服用泼尼松等治疗,有骨质疏松病史 2 年。故诊断为:类风湿关节炎;原发性高血压Ⅱ级(极高危组);骨质疏松。

三、鉴别诊断[9]

(1) 1 型糖尿病:患者为女性,46 岁,糖尿病病史较短,发病时有口干、多饮症状,本次入院时存在酮症,故应考虑1型糖尿病可能。但1型糖尿病发病年龄轻,多于幼年时急性起病,以多饮、多食多尿为主要症状表现,体重下降迅速,患者自身血浆胰岛素、C肽明显降低,辅助检查示GAD、IAA、ICA抗体阳性,亦可导致酮症发生。患者发病年龄较大,既往显示口服降糖药物长期有效,本次酮症与口腔间隙感染诱发有关,故目前诊断依据不足,待查免疫指标、胰岛素等检查予以排除。

（2）继发性糖尿病:肢端肥大症、库欣综合征、嗜铬细胞瘤、使用糖皮质激素等可分别因生长激素、皮质醇、儿茶酚胺分泌过多,对抗胰岛素而引起继发性糖尿病。患者既往因类风湿关节炎长期服用大量糖皮质激素可引起继发性血糖浓度升高,故应考虑此诊断。但患者5年前已停用相关药物,3年前起出现血糖浓度升高,时间间隔较大,同时,结合患者有糖尿病家族史,暂考虑为2糖尿病可能大。

四、诊疗计划

（1）完善相关检查,如血气分析、血糖、糖化血红蛋白、“三大”常规(血、尿、粪常规)、肝肾功能、电解质、腹部B超等检查,密切监测血糖及血酮(1次/h),行伤口分泌物培养＋药敏检查明确病原菌[10]。

（2）充分补液及胰岛素、适当补钾,纠正水、电解质紊乱(0.9％生理盐水、10％氯化钾)[11]。

（3）控制血糖:生物合成人胰岛素注射液0.1 IU/(kg·h)起。

（4）控制感染:换药引流,阿莫西林克拉维酸钾、奥硝唑。

（5）降压:复方缬沙坦。

（6）改善骨质疏松:骨化三醇、碳酸钙D_3片、鲑鱼降钙素。

（7）饮食控制:糖尿病低盐饮食。

病程记录者签名:顾春

记录时间:2017年6月1日21:00

主治医师首次查房记录

一、补充的病史和体征

（1）补充病史:患者既往有牙周炎病史2年,偶有左侧牙痛发作,未至口腔科进一步就诊[12]。

（2）补充体征：左侧颌面部红肿，触之质硬，无明显波动感，触痛明显，引流液色黄，带血丝，无明显恶臭[13]。

（3）辅助检查：血酮 0.2 mmol/L。今晨空腹血糖 9.7 mmol/L，非空腹血糖 15.6 mmol/L、17.8 mmol/L、19.2 mmol/L、16.3 mmol/L。2017 年 6 月 1 日检测结果显示：pH 值 7.42，二氧化碳分压（PCO_2）33.3 mmHg（↓），氧分压（PO_2）148.0 mmHg（↑），标准碳酸氢根［$cHCO_3^-$（st）］23.7 mmol/L，实际碱剩余（ABE）1.5 mmol/L，标准碱剩余（SBE）1.5 mmol/L[14]。2017 年 6 月 2 日检测结果显示：血清总胆固醇 6.25 mmol/L（↑），血清甘油三酯 2.82 mmol/L（↑），低密度脂蛋白胆固醇 4.36 mmol/L（↑），小而密低密度脂蛋白胆固醇 1.36 mmol/L（↑），血清钾 3.14 mmol/L（↓）；白细胞计数 6.6×10^9/L，血红蛋白 102 g/L（↓），血小板计数 189×10^9/L，中性分叶核细胞 91.0%（↑），C 反应蛋白 117.00 mg/L（↑）；尿酮体弱阳性，尿葡萄糖阳性（＋＋＋）（↑）。

二、诊断及诊断依据

（1）诊断：2 型糖尿病，糖尿病性酮症；左颌面部感染；低钾血症；原发性高血压 2 级（极高危组）；类风湿关节炎；继发性骨质疏松；高脂血症。

（2）诊断依据。① 2 型糖尿病、糖尿病性酮症、左颌面部感染、低钾血症：患者为中年女性，既往有"2 型糖尿病"史 3 年，平素予以饮食控制、体育锻炼及口服药物治疗有效，既往有牙周炎病史 2 年，偶有左侧牙痛发作，未正规诊治。本次入院前 4 天无明显诱因下出现左侧颌面部肿痛，查体示左颌面部肿胀伴触痛明显，当时行检查示血糖 20.2 mmol/L；血常规指标：白细胞计数 8.2×10^9/L，中性比 85.9%，C 反应蛋白 170.55 mg/L，降钙素原 0.26 ng/ml，血钾 3.17 mmol/L；CT 片示左侧颌下间隙感染，口腔外科考虑颌面间隙感染，予切开引流、抗感染等治疗。本次入院血糖浓度升高，血酮浓度 5.6 mmol/L，急诊时血糖浓度 31.7 mmol/L（↑），复查血常规指标示白细胞计数 6.6×10^9/L，嗜中性分叶核细胞 91.0%（↑），C 反应蛋白 117.00 mg/L（↑），尿酮体弱阳性（↑），故予诊断本病。② 原发性高血压 2 级（极高危组）：患者既往有高血压病史 4 年，平时服用复方缬沙坦 8 mg×1 次/天治疗，血压控制尚可，最高血压 170/100 mmHg，故分级为 2 级，结合患者有糖尿病、高脂血症等危险因素，故诊断为极高危组。③ 类风湿关节炎：患者既往有类风湿关节炎病史

10 余年,曾长期服用泼尼松等治疗,5 年前停用激素,先遗留有关节畸形、运动障碍,查体示双侧手指天鹅颈样畸形,故予诊断本病。④ 继发性骨质疏松:患者为中年女性,未绝经,有骨质疏松病史 2 年,现服用碳酸钙 D_3 片、骨化三醇等治疗,结合患者发病前有长期使用激素类药物史,故考虑继发性骨质疏松可能大。⑤ 高脂血症:患者既往有高血压、糖尿病等疾病史,本次入院查血清总胆固醇 6.25 mmol/L(↑),血清甘油三酯 2.82 mmol/L(↑),低密度脂蛋白胆固醇 4.36 mmol/L(↑),小而密低密度脂蛋白胆固醇 1.36 mmol/L(↑),故予诊断。

三、鉴别诊断

(1) 类固醇性糖尿病:患者为中年女性,既往有类风湿关节炎而长期使用类固醇激素的病史,结合患者糖尿病家族史,故应考虑类固醇导致继发性糖尿病可能。但类固醇性糖尿病起病较快,平均发生于类固醇激素使用 6 周后,"三多一少"症状常不明显,但尿糖和血糖水平多不成正比。血糖检测多表现为空腹血糖正常或轻度升高,而下午至睡前血糖浓度多明显升高。多数患者在停用激素后血糖可逐步恢复正常,该患者糖尿病发病时间及血糖特点与该病不符,暂无依据支持该诊断。

(2) 成人隐匿性自身免疫糖尿病(LADA):该病多于成年起病,其胰岛功能减退速度可较慢,患者可于一定时期使用口服药物治疗有效,尤其使用噻唑烷二酮(TZD)类药物可延缓胰岛 β 细胞衰退;同时,该病到达胰岛细胞功能衰竭阶段可出现酮症,故该患者应予排除 LADA 可能。但患者发病年龄较晚,有糖尿病家族史,本次酮症为口腔颌面间隙感染诱发,故暂依据不足,可查 C 肽释放试验、IAA、ICA、GAD(尤其是 GAD)等自身抗体排除 LADA 可能。

四、诊疗计划

(1) 完善相关检查:全天血糖谱(7:00)、血酮、血电解质、尿常规、糖尿病自身抗体、C 肽释放试验等。

(2) 补液补钾,纠正水电解质紊乱:饮食补充,0.9%生理盐水、10%氯化钾。

(3) 控制血糖:血酮浓度<0.3 mmol/L,无明显酸中毒,且能进食,故停用静脉胰岛素,改为胰岛素泵(门冬胰岛素)上午 6:00 至下午 9:00 1.3 IU/h、下午 9:00 至次日上午 6:00:1.1 IU/h,三餐前 10、10、8 IU 泵入。

（4）控制感染：换药引流，阿莫西林克拉维酸钾、奥硝唑。

（5）降压：复方缬沙坦。

（6）改善骨质：骨化三醇、碳酸钙 D_3 片、鲑鱼降钙素。

（7）降低低密度脂蛋白胆固醇（LDL－c）：阿托伐他汀钙片。

（8）饮食控制：糖尿病低盐低脂饮食。

> **病程记录者签名：**顾春
> **记录时间：**2017 年 6 月 2 日 9:47
> **主治医师签名：**朱夏
> **修改日期：**2017 年 6 月 3 日

主任医师首次查房记录

一、补充的病史和体征

无病史和体征补充。

二、诊断及诊断依据

（1）诊断：2 型糖尿病，糖尿病性酮症；左颌面部感染；低钾血症；原发性高血压 2 级（极高危组）；类风湿关节炎；继发性骨质疏松；高脂血症。

（2）诊断依据。① 病史：患者为女性，46 岁，既往有"2 型糖尿病"史 3 年、牙周炎病史 2 年，偶有左侧牙痛发作。本次入院前 4 天出现左侧颌面部肿胀疼痛，查体左侧颌面部红肿，质中，部分液化，有触痛；引流液色黄，带血丝，量少，无明显恶臭。② 辅助检查：入院前查血糖 20.2 mmol/L；血常规指标：白细胞计数 8.2×10^9/L，中性比 85.9%，C 反应蛋白 170.55 mg/L，降钙素原 0.26 ng/ml，血钾 3.17 mmol/L；CT 片示"左侧颌下间隙感染"，口腔外科考虑"颌面间隙感染"，予切开引流、抗感染等治疗。入院后检查示血糖浓度升高；血酮 5.6 mmol/L，急诊时血糖 31.7 mmol/L（↑）；血常规指标：白细胞计数 6.6×10^9/L，中性分叶核细胞 91.0%（↑），C 反应蛋白 117.00 mg/L（↑），尿酮体弱阳性（↑），血清总胆固醇 6.25 mmol/L（↑），血清甘油三酯 2.82 mmol/L（↑），低密度脂蛋白胆固醇 4.36 mmol/L（↑），小而密低密度脂蛋白胆固醇 1.36 mmol/L（↑）。③ 其余诊断根据病史做出。

三、讨论分析

颌面部间隙感染是指发生在颌面部组织间隙内的细菌性感染,是口咽、颜面部或牙颌周围软组织化脓性炎症的总称。由于糖尿病患者的唾液内葡萄糖浓度较高、高血糖对白细胞计数黏附、趋化和吞噬功能的抑制以及患者机体免疫力受到抑制,故易导致口腔菌群滋生并发生感染。糖尿病患者尤其是血糖控制不佳的糖尿病患者牙周疾病的患病率为正常人群的2~5倍,并由此可引发口腔颌面间隙感染。我国糖尿病患者颌面部间隙感染最常见的病因是牙源性感染,但无论颌面部单一间隙,还是多间隙感染,颌下间隙大多会受累。感染的细菌以链球菌最为常见,其次为金黄色葡萄球菌,厌氧菌检出率也较高。同时,牙周炎也可引起全身慢性炎症状态,增加胰岛素抵抗,从而不利于血糖的控制。一般而言,颌面部牙源性感染多局限于局部感染,但部分患者也可波及眶下、颞下、颞间隙及咽旁间隙、颈部间隙等,甚至合并纵隔炎症、海绵窦血栓性静脉炎、脑脓肿等严重并发症。约有26.9%的患者出现可能危及生命的并发症,总病死率约为2.8%。

治疗方面,尽早行外科引流至关重要。局部肿胀、压痛明显且有波动感或穿刺抽出脓者,表明已在感染间隙内形成脓肿,应及时予以切开,并进行彻底清创,从而可使脓液迅速排出,减少毒素吸收,减轻局部肿胀、疼痛及张力,防止感染向邻近间隙蔓延,避免发生更为严重的并发症。在应用抗生素治疗之前,应尽早对血液或穿刺所获脓液进行微生物培养与药物敏感试验。同时,根据临床表现与感染部位初步推断可能的致颌面部间隙感染的致病菌,立即选择相应抗生素开始经验治疗。一般颌面部间隙感染宜首选大剂量青霉素与甲硝唑,阿奇霉素或红霉素对治疗眶下间隙感染大多有效。有效控制感染有利于改善血糖水平,而加强糖尿病的治疗也会有助于控制颌面部间隙感染的病情进一步恶化,严格控制血糖为治疗的重要措施之一。胰岛素治疗为控制血糖的首选方案。对于有酮症酸中毒的患者,应予以静脉输注胰岛素$[0.1\,IU/(kg \cdot h)]$以更好地控制血糖,同时充分补液,维持水、电解质平衡。血糖浓度高、可正常进食的患者,可采用每日多次胰岛素皮下注射或连续皮下输注胰岛素(胰岛素泵)治疗。

四、诊疗计划

(1) 完善相关检查:全天血糖谱(7:00)、胸部CT检查等。

（2）饮食控制：糖尿病低盐、低脂饮食。

（3）控制血糖：胰岛素泵（门冬胰岛素）上午 6:00 至下午 21:00 1.4 IU/h、下午 21:00 至次日上午 6:00 1.2 IU/h、三餐前分别 10、10、10 IU 泵入。

（4）控制感染：换药引流，阿莫西林克拉维酸钾、奥硝唑。

（5）降压：复方缬沙坦。

（6）改善骨质：骨化三醇、碳酸钙 D_3 片、鲑鱼降钙素。

（7）降低 LDL - c：阿托伐他汀钙片。

五、注意事项及转归

（1）复查胸部 CT，排除颌面部感染扩散可能。

（2）注意监测血糖，根据血糖调节胰岛素剂量，防止低血糖。

（3）根据细菌培养结果，及时调整抗生素方案。

病程记录者签名：顾春

记录时间：2017 年 6 月 3 日 9:20

主任医师签名：陆秋

修改日期：2017 年 6 月 4 日

出 院 小 结

上海交通大学医学院附属第九人民医院出院小结

住院号：100007　　**姓名**：陈娇　　**病区**：内分泌科病区　　**床号**：1　　**科室**：内分泌科

病区：内分泌病区	住院号：100007		床号：1
姓名：陈娇	性别：女性		年龄：46 岁
入院时间：2017 年 6 月 1 日 19:26		出院时间：2017 年 6 月 9 日 14:00	
门诊诊断	2 型糖尿病。		
入院诊断	2 型糖尿病，糖尿病性酮症；左颌下间隙感染；低钾血症；类风湿关节炎；原发性高血压 2 级（极高危组）；骨质疏松。		
出院诊断	2 型糖尿病，糖尿病性酮症；左颌面部感染；低钾血症；原发性高血压 Ⅱ 级（极高危组）；类风湿关节炎；继发性骨质疏松；高脂血症。		

续 表

入院情况	患者为女性,46 岁,因"口干多饮 3 年,左颌面部肿痛 4 天"收入我院。体格检查:神志清,精神可,气平,呼吸无酮味,血压 114/76 mmHg;左颌面部肿胀,切开引流中,纱布覆盖中,触痛明显,渗出较多,无明显恶臭;双肺呼吸音清,未闻及干湿啰音;心率 74 次/min,律齐,未闻及病理性杂音;腹软,全腹无压痛,无反跳痛,肝脾肋下未及;病理反射未引出。BMI 22.5 kg/m²;双侧手指天鹅颈样畸形,双侧足背动脉搏动扪及,双下肢针刺觉、震动绝、温度觉正常。
诊疗经过	患者入院后,予以完善相关检查:血气分析、血糖、糖化血红蛋白、"三大"常规(血、尿、粪常规)、肝肾功能、电解质、全天血糖谱(7:00)、尿常规,糖尿病自身抗体、C 肽释放试验等,先后予以充分补液及胰岛素、适当补钾,纠正水、电解质、血糖紊乱(0.9%生理盐水、10%氯化钾、生物合成人胰岛素注射液);控制饮食(糖尿病低盐低脂饮食);控制血糖(胰岛素泵、门冬胰岛素+地特胰岛素);控制感染(换药引流,阿莫西林克拉维酸钾、奥硝唑);降压(复方缬沙坦);补钙、改善骨质疏松(骨化三醇、碳酸钙 D₃ 片、鲑鱼降钙素);降脂(阿托伐他汀钙片)等治疗后,患者酮体消失、血糖较入院时明显改善、左侧颌下间隙感染有所控制,经上级医师同意,予以出院。
主要化验结果	(1) 辅助检查 2017 年 6 月 1 日,pH 值 7.42,PCO_2 33.3 mmHg(↓),PO_2 148.0 mmHg(↑),$cHCO_3^-$(st)23.7 mmol/L,ABE 1.5 mmol/L,SBE 1.5 mmol/L;急诊时血糖 31.7 mmol/L(↑)。 2017 年 6 月 2 日,TT 18.0 s,PT 10.4 s,INR 0.89,APTT 23.3 s,纤维蛋白原 3.69 g/L,D-二聚体 0.57 mg/L(↑);红细胞沉降率 30 mm/h(↑),血红蛋白 102 g/L(↓),中性分叶核细胞 91.0%(↑),血小板计数 189×10⁹/L,白细胞计数 6.6×10⁹/L。 2017 年 6 月 3 日,粪红细胞和粪白细胞未见到,粪隐血试验(抗体法)弱阳性。 (2) 生化指标 2017 年 6 月 2 日,尿微量白蛋白 4.90 mg/L,尿 mALB/Cr(UACR) 36.3 μg/mg(↑),随机尿肌酐 1 195 μmol/L(↑),尿 β₂微球蛋白 3.860 mg/L(↑),N-乙酰氨基葡萄糖苷酶 5.46 IU/L,尿转铁蛋白<1.9 mg/L,果糖胺 437 μmol/L(↑),载脂蛋白 E 8.06 mg/dl(↑),脂蛋白 LP(a) 0.03 g/L,血清血糖 20.8 mmol/L(↑),血清总蛋白 53 g/L(↓),血清白蛋白 28 g/L(↓),血清球蛋白 25 g/L,血清白/球蛋白比 1.2,L-γ-谷氨酰基转移酶 34 IU/L,血清丙氨酸氨基转移酶 9 IU/L(↓),天冬氨酸氨基转移酶 9 IU/L,血清碱性磷酸酶 81 IU/L,血清总胆红素 9 μmol/L,血清直接胆红素 4 μmol/L,血清尿素氮 6.4 mmol/L,血清尿酸 483 μmol/L(↑),血清肌酐 82 μmol/L,血清总胆固醇 6.25 mmol/L(↑),血清甘油三酯 2.82 mmol/L(↑),高密度脂蛋白胆固醇 1.10 mmol/L,低密度脂蛋白胆固醇 4.36 mmol/L(↑),载脂蛋白 A-Ⅰ 1.04 g/L(↓),载脂蛋白 B 1.46 g/L(↑),载脂蛋白 AI/B 0.8(↓),血清钾 3.14 mmol/L(↓),血清钠 140 mmol/L,

续 表

主要化验结果	血清氯 100 mmol/L,总二氧化碳29.8 mmol/L,血清钙 2.04 mmol/L(↓),血清磷 0.41 mmol/L(↓),血清镁0.75 mmol/L,血清蛋白电泳 β₁ 球蛋白占6.7%,血清蛋白电泳 β₂ 球蛋白占 6.3%,血清蛋白电泳白蛋白占 50.6%(↓),血清蛋白电泳 α₁ 球蛋白占 8.0%(↑),血清蛋白电泳 α₂ 球蛋白占 16.5%(↑),血清蛋白电泳 γ 球蛋白占 11.9%,前白蛋白0.14 g/L(↓),胆汁酸1.7 μmol/L,血清游离脂肪酸 0.87 mmol/L(↑),小而密低密度脂蛋白胆固醇 1.36 mmol/L(↑)。 2017 年 6 月 5 日,24 小时尿液总量 2 100 ml(↑),24 小时尿蛋白测定0.27 g(↑)。 (3) 免疫功能指标 2017 年 6 月 2 日,C 肽(空腹)3.09 ng/ml,抗着丝点抗体、抗核小体抗体、抗核糖体 P 蛋白、抗组蛋白抗体、抗 SSA(60)、抗 SSA(52)均阴性,类风湿因子15.7 IU/ml,抗 O 试验(ASO)12.40 IU/ml,C 反应蛋白 117.00 mg/L(↑),免疫复合物(CIC),OD 值为 0.056,抗 Smith 抗体阴性,抗 U1 - snRNP 阴性,抗 SSB 阴性,抗 SCL - 70 阴性,抗 JO - 1 阴性,抗增殖细胞抗体阴性,抗 PM - Scl 抗体阴性,抗 Mi - 2 抗体阴性,抗 Ku 抗体阴性,抗线粒体抗体 M2 型阴性,抗 ds - DNA 抗体 IgG 测定 0.50,甲胎蛋白 3.09 IU/ml,癌胚抗原5.50 ng/ml(↑),糖类抗原(CA 19 - 9)107.10 U/ml(↑),糖类抗原(CA - 125)12.31 U/ml,糖类抗原(CA - 153)5.87 U/ml。甲状旁腺素 16.59 pg/ml,TSH 0.89 μIU/ml,游离 T₃ 1.60 pg/ml(↓),游离 T₄ 0.59 ng/dl,总 T₃ 0.14 ng/ml(↓),总 T₄ 4.50 μg/dl(↓),TGAb 10.00 IU/ml,TPOAb 0.50 IU/ml,TRAb 0.30 IU/L。 (4) 分泌物细菌培养 细菌培养 3 d 未生长。
特殊检查结果	肺部 CT 检查:未见明显异常。 腹部 B 超检查:肝胆胰脾双肾未见明显异常。 心电图检查:正常。
合并症	无。
出院时情况	患者无发热,左侧颌面部肿痛好转,血糖基本达标。体格检查:神志清,精神可,血压 120/70 mmHg;左颌面部红肿好转,渗出减少,纱布覆盖中;双肺呼吸音清,未闻及干湿啰音;心率 70 次/min,律齐,未及病理性杂音;腹软,全腹无压痛,无反跳痛,肝脾肋下未及。
出院后建议及随访	1. 出院带药 阿莫西林胶囊 0.25g/粒,0.25 g×3 次/天,口服(8:00;12:00;18:00);瑞舒伐他汀钙片 10 mg/片,10 mg×1 次/天,口服(20:00);复方缬沙坦片80 mg/片,80 mg×1 次/天,口服(8:00);伏格列波糖 0.2 mg/片,0.2 mg×3 次/天,餐前口服(7:00;11:00;17:00);门冬胰岛素 300 IU/支,6 IU - 6 IU - 8 IU,3 次/天,餐前皮下注射(7:00;11:00;17:00);地特胰岛素 300 IU/支,12 IU×1 次/天,睡前皮下注射(20:00)。

续 表

出院后建议及随访	2. 注意事项 (1) 饮食控制,监测血糖,预防低血糖发作;内分泌科门诊随诊,如有不适,及时就诊[15]。 (2) 患者颌面部感染出院后继续口服抗生素、门诊换药治疗[16]。 (3) 患者存在骨质疏松,注意防跌跤。
预约 是否预约	是。
治疗结果	好转。

主治医师:朱夏　　　**住院医师:**顾春　　　**小结日期:**2017 年 6 月 9 日 8:00

思维解析

[1] 主诉为患者本次就诊最主要症状的概括,不能超过 20 个字,并应与第一诊断相符合。主诉中不能出现"糖尿病"等诊断性词汇,如患者使用口语化的词汇,如"嘴巴干""腮帮子疼"等,应改为相应的规范用语"口干""颌面部疼痛"。

[2] 虽然"三多一少"(即多饮、多食、多尿及体重下降)为糖尿病的典型症状,但部分糖尿病患者在起病时可无任何上述症状,糖尿病确诊有赖于静脉血糖测定及糖耐量试验的结果。糖尿病的病程长短、血糖控制水平有助于判断患者糖尿病并发症情况。

[3] 重要的阳性及阴性伴随症状有助于分析患者病情。例如,有无寒战发热可初步判断感染为局限在颌面局部,还是有全身扩散可能,有无呼吸困难、头痛、胸痛可提示感染有无蔓延到胸腔等邻近部位,有无腹痛、恶心、呕吐,呼气无烂苹果气味,以及深大呼吸即库斯莫尔(Kussmaul)呼吸等可提示患者是否出现糖尿病酮症酸中毒。

[4] 重要的既往病史可以提供患者本次入院主要疾病可能的病因、影响因素、合并症、并发症等信息。如该患者有类风湿关节炎并长期使用激素类药物治疗,其病程要早于糖尿病,故诊断时要考虑"类固醇性糖尿病"可能,同时长期使用激素也是患者发生骨质疏松的重要原因之一。糖尿病患者常常伴发高血压、血脂异常等其他代谢异常,而这些危险因素均可导致心脑血管疾病等并发症的发生。列出有无"冠心病"等重要并发症,有助于初步判

断患者病情的严重程度。

[5] 2 型糖尿病的发病与遗传及环境因素有关,1 型糖尿病的发病与免疫因素有关,家族史有助于糖尿病的分型诊断。

[6] 1 型糖尿病由于胰岛素绝对缺乏而大量分解脂肪,患者多表现为消瘦。

[7] 糖尿病酮症酸中毒时,可出现呼吸深大、呼吸酮味(烂苹果味)等体征。合并感染时,需对创面大小、颜色、触痛及渗出液色泽及气味等进行描述。例如,发生坏疽时创面颜色呈黑色,痛觉消失;合并厌氧菌感染时,渗出液可伴有臭鸡蛋气味。对糖尿病应记录患者的体重指数(BMI)水平,可判断患者肥胖程度。BMI=体重(kg)/身高^2(m^2),体重过轻:BMI<18.5 kg/m^2,正常:BMI 为 18.5~23.9 kg/m^2,超重:BMI 为 24~27.9 kg/m^2,肥胖:BMI>28 kg/m^2。糖尿病患者可合并血管病变,可触诊并记录患者双侧足背动脉、腘动脉等搏动情况,初步判断动脉搏动为正常、减弱或者未触及。对于糖尿病神经病变,患者体征为重要诊断依据,应检测患者双足的针刺痛觉、压力觉(使用 10 g 尼龙丝)、震动觉(使用 128 Hz 音叉)、温度觉、踝反射等 5 项指标。

[8] 检查结果血糖仪(One-touch)检测:毛细血管血糖>33.3 mmol/L 提示血糖浓度升高;正常血酮浓度<0.3 mmol/L,血酮浓度>3 mmol/L 提示酮症酸中毒可能。

[9] 鉴别诊断应围绕第一诊断进行。本病例患者第一诊断为 2 型糖尿病,故应围绕糖尿病的病因展开鉴别。病因不同,患者的并发症发生情况及治疗方式也有所不同。

[10] 对于酮体阳性的高血糖糖尿病患者,应行血气分析明确血液酸碱平衡状态,如为代谢性酸中毒,可诊断为糖尿病酮症酸中毒。对于确诊为酮症酸中毒的患者,应明确有无诱发因素,如感染、手术、外伤、暴饮暴食及不适当停用药物等,治疗时应予以纠正。而 1 型糖尿病可无明显诱因。

[11] 酮症酸中毒的首要治疗措施是充分补液。由于患者大多存在液体和电解质的丢失,甚至导致有效循环血容量不足,补液不仅能纠正失水、恢复血容量及肾灌注,也有助于降低血糖和清除酮体。补液应先快后慢,最初每小时静脉滴注生理盐水 15~20 ml/kg,以后根据脱水程度、血压、心率、尿量及血电解质水平选择输液类型及速度。当患者血钾>3.5 mmol/L 时应尽快启动胰岛素治疗,一般采用短效胰岛素小剂量持续静脉滴注方法,以

0.1 IU/(kg×h)起始,每1～2小时监测血糖浓度,血糖下降速度以每小时 4.2～5.6 mmol/L为宜。如第1个小时内血糖下降不明显,且脱水已基本 纠正,可予以胰岛素剂量加倍。当患者血糖降至13.9 mmol/L后,可予以 换用5%葡萄糖补液,胰岛素剂量减至0.05～0.10 IU/(kg·h)。在开始胰 岛素及补液治疗后,如患者尿量正常(≥40 ml/h)且血钾低于5.2 mmol/L, 即可静脉补钾。

[12] 与无糖尿病人群相比,糖尿病患者极易患牙周疾病,并由此可引发口腔颌 面间隙感染。一项回顾性研究表明,颌面部间隙感染最常见的病因是牙源 性感染(56.1%)。询问糖尿病患者牙周疾病史,有助于对其颌下间隙感染 来源的判断。

[13] 颌下间隙感染伴严重者肿胀可向下蔓延至颈部;下颌下、舌下、颏下等间隙 感染可导致口底蜂窝织炎,可见口底红肿、疼痛、舌部运动受限、语音不清、 吞咽困难,肿胀亦可向舌根部迅速蔓延,从而压迫咽部或颈部引起不同程 度的呼吸困难,导致卢德维希综合征(Ludwig syndrome),或称为卢德维希 咽峡炎(Ludwig angina),甚至出现中毒性休克、急性纵隔感染等并发症从 而危及生命。查体应注意观察。

[14] 通常经过补液、胰岛素等治疗后,随着代谢紊乱的纠正,患者的酸中毒可自 行缓解,故一般不需补碱。但如血pH值<6.9,因其可能引起低血压、心律 失常等不良反应,则需适当补碱,直至pH值>7.0。

[15] 糖尿病患者的治疗以饮食控制＋适当锻炼为基础,出院前应通过患者教育 使患者熟悉并掌握。糖尿病部分治疗药物的使用时间与进餐有关(例如, 门冬胰岛素和伏格列波糖片须在餐前使用),且每餐剂量存在差异,应告知 患者。

[16] 糖尿病患者具有易发感染、感染不易控制的特点。本次住院时间内,并未 完全消除患者的颌下间隙感染,出院后应嘱咐患者至门诊继续清创、抗感 染等治疗。

(朱惠)

手术科室示范病历

病例 9

梗阻型轻症急性胆源性胰腺炎

入 院 记 录

一、上海交通大学医学院附属第九人民医院入院记录

住院号：100008　　　姓名：郑洪　　病区：普外科一病区　　床号：1　　科室：普外科

姓名：郑洪	婚姻：已婚	出生地：上海	电话：13801000000
性别：男	职业：教师	单位：中山南路小学	
年龄：42	居住地址：上海市黄浦区瑞金二路×弄×号×室		
民族：汉	联系人姓名地址：黄志强,上海市黄浦区瑞金二路×弄×号×室		
出生日期：1975 年 8 月 16 日	记录时间：2017 年 10 月 24 日 23:45		
入院时间：2017 年 10 月 24 日 23:00	供史者：患者本人		

二、病史和体征

【主诉】　上腹痛伴恶心呕吐 10 小时[1-2]。

【现病史】

患者于入院 10 小时前进食大量油腻食物后[3]骤发上腹部疼痛,逐渐加重,呈持续性刀割样剧痛,疼痛放射至腰背部,呈束带状,前倾位时疼痛略有减轻,仰卧位或活动时加重[4],伴腹胀[5]、恶心呕吐,呕吐物为食物和胆汁,呕吐后腹痛无缓解[6],有发热 38.0 ℃,面目可疑黄染[7],无寒战畏寒[8],无晕厥。遂至我院急诊科就诊,查血淀粉酶 956 IU/L,尿淀粉酶 478 IU/L,为求进一步诊治,拟"急性胆源性胰腺炎"收治入院。追问病史,患者既往有慢性胆囊炎、胆囊结石史 3 年,均保守治疗缓解[9]。

患者本次发病以来神志清,精神萎,睡眠差,胃食欲缺乏,二便正常,体重无明显下降。

【既往史】

一般健康状况:既往体健。

疾病及传染病史:既往慢性胆囊炎、胆囊结石史 3 年,否认高血压、冠心病、糖尿病、慢性支气管炎病史,否认传染病史;手术及外伤史:否认;输血史:否认;药物及食物过敏史:否认;预防接种史:随社会计划进行。

【系统回顾】

呼吸系统　慢性咳嗽:无;咳痰:无;胸痛:无;呼吸困难:无;咯血:无;其他异常:无。

循环系统　心悸:无;胸闷:无;胸痛:无;端坐呼吸:无;水肿:无;其他异常:无。

消化系统　反酸:无;呕吐:无;呕血:无;黑便:无;腹痛:有;右上腹疼痛发作伴右肩背部放射痛史 3 年;腹泻:无;其他异常:无。

泌尿生殖系统　尿频:无;尿急:无;尿痛:无;排尿困难:无;血尿:无;其他异常:无。

血液系统　头晕耳鸣:无;乏力:无;皮肤苍白:无;出血倾向:无;其他异常:无。

内分泌系统　多饮:无;多尿:无;多食:无;畏寒:无;多汗:无;消瘦:无;其他异常:无。

神经精神系统　头痛:无;感觉异常:无;意识障碍:无;其他异常:无。

运动系统　关节畸形:无;骨折外伤:无;运动障碍:无;其他异常:无。

【个人史】

出生地:上海;长久居留地:上海。

疫区居住史、疫情接触史:否认;化学性物质、放射性物质、有毒物质接触史:否认;吸毒史:否认;饮酒史:否认;吸烟史:否认;冶游史:否认。

【婚育史】

婚姻状况:已婚,结婚年龄 27 岁;配偶:体健。

生育状况:育有一子,体健。

【家族史】

父:体健;母:体健;子女及其他亲属:体健。

家族类似疾病：否认；家族遗传病史：否认。

三、体格检查

【一般检查】

常规检查　体温：38.0 ℃，脉搏：90 次/min，呼吸：20 次/min，血压：125/80 mmHg（右上臂）。

外形　发育：正常；营养：良好；面容：急性表情，痛苦。

体位　自主步态：轮椅推入；神志：清醒；配合检查：配合。

皮肤黏膜　色泽：可疑黄染；皮疹：无；皮下出血：无；弹性：正常；破溃：无；毛发分布：均匀。

淋巴结　全身浅表淋巴结：未触及肿大。

【头部】

头颅　外形：正常；畸形：无；头发：均匀。

眼　眼睑：正常；结膜：正常；眼球：正常；角膜：正常；瞳孔：等大、等圆，左侧 3 mm，右侧 3 mm；对光反射：左侧正常，右侧正常；巩膜：无黄染；其他异常：无。

耳　耳廓：正常；乳突压痛：无；听力障碍：无；外耳道分泌物：无；其他异常：无。

鼻　外形：正常；鼻窦旁压痛：无；其他异常：无。

口　唇色：正常；黏膜：正常；伸舌：居中；牙龈：无肿胀；齿列：整齐；扁桃体：无肿大；咽：正常；声音：正常。

【颈部】

抵抗感：无；颈动脉搏动：正常；颈静脉：正常；气管：居中；肝静脉回流征：阴性；甲状腺：正常。

【胸部】

外形：正常；乳房：双侧对称。

［肺］

视诊　呼吸运动：双侧对称；肋间隙：正常。

触诊　语颤：双侧对称，正常；胸部摩擦感：阴性；皮下捻发感：阴性。

听诊　呼吸：规整；呼吸音：正常；啰音：无；捻发音：无；语音传导：双侧对称，正常；胸膜摩擦感：无。

叩诊　双侧对称，正常。

[心]

视诊 心前区隆起：无；心尖冲动：可见，位于左侧第 Ⅴ 肋间隙锁骨中线内侧 0.5 cm；搏动弥散：无。

触诊 震颤：无；心包摩擦感：无。

叩诊 心脏相对浊音界（见表 9 - 1）。

听诊 心率：90 次/min；心律：齐；杂音：无；震颤：无；额外心音：无；心包摩擦音：无；周围血管征：无。

表 9 - 1 心脏相对浊音界

心脏右界(cm)	肋　　间	心脏左界(cm)
2	Ⅱ	2
2	Ⅲ	3
2	Ⅳ	5
—	Ⅴ	7.5

注：左锁骨中线距前正中线距离 7.5 cm。

【腹部】

详见专科检查。

视诊 外形：略隆；腹式呼吸：减弱；脐：正常；分泌物：无；腹壁静脉：未见曲张；其他异常：无。

触诊 腹肌紧张度：腹软；压痛：反跳痛：无；包块：无；肝：未触及；胆：未触及；墨菲征：阴性；脾：未触及；肾：未触及；输尿管压痛点：无。

叩诊 肝浊音界：存在，肝上界位于右锁骨中线（肋间）Ⅴ；移动性浊音：无；肾区叩击痛：无。

听诊 肠鸣音正常、气过水声：无；血管杂音：未闻及。

【肛门及外生殖器】

未查。

【脊柱】

外形：正常；棘突压痛：无；压痛：无；活动度：正常。

【四肢】

关节：正常，无红肿、疼痛、水肿，活动正常。

【神经系统】

腹壁反射：正常；肌张力：正常。

巴宾斯基征：左侧未引出，右侧未引出。

克尼格征：左侧未引出，右侧未引出。

肱二头肌反射：左侧正常，右侧正常。

跟腱反射：左侧正常，右侧正常。

膝跳反射：左侧正常，右侧正常。

四、专科检查

患者神志清，全身皮肤巩膜可疑黄染[10]，腹略隆[11]，格雷·特纳征（Grey-Turner 征）阴性，卡伦征（Cullen 征）阴性[12]，全腹软，上腹部压痛，无反跳痛，无肌卫[13]，未触及明显包块，肝脾触诊不满意，墨菲征（Murphy 征）阴性[14]，肝区叩痛阴性，肾区叩痛阴性，移动性浊音阴性[15]，肠鸣音稍弱，肠鸣音 0～2 次/min[16]，双下肢不肿。

五、辅助检查

2017 年 10 月 24 日 22:00，血淀粉酶 956 IU/L（正常值 25～115 IU/L），尿淀粉酶 478 IU/L（正常值 0～487 IU/L）；血常规检查：白细胞计数 1.18×10^9/L，中性粒细胞占 83.1%，血红蛋白 121 g/L，血小板计数 280×10^9/L。

六、诊断

【初步诊断】		【48 小时主治医师诊断】
急性胆源性胰腺炎；慢性胆囊炎、胆囊结石		梗阻型轻症急性胆源性胰腺炎；慢性胆囊炎、胆石症
书写者：徐春 修改主治医师：王夏	完成日期：2017 年 10 月 24 日 24:00 修改日期：2017 年 10 月 25 日 8:00	主治医师签名：王夏 日期：2017 年 10 月 25 日 8:00

首次病程记录

一、病例特点

（1）患者为男性，42 岁，因"上腹疼痛伴恶心呕吐 10 小时"于 2017 年 10 月

24 日 23:00 收入院。

（2）现病史：患者于入院 10 小时前进食大量油腻食物后骤发上腹部疼痛，逐渐加重，呈持续性刀割样剧痛，疼痛放射至腰背部，呈束带状，前倾位时疼痛略有减轻，仰卧位或活动时加重，伴腹胀、恶心呕吐，呕吐物为食物和胆汁，呕吐后腹痛无缓解，发热至 38.0 ℃，面目可疑黄染，无寒战畏寒，无晕厥。遂至我院急诊科就诊，查血淀粉酶 956 IU/L，尿淀粉酶 478 IU/L，为求进一步诊治，拟"急性胆源性胰腺炎"收治入院。追问病史，患者既往慢性胆囊炎、胆囊结石史 3 年，否认高血压、冠心病、糖尿病及慢性支气管炎病史。患者本次发病以来神志清，精神萎，睡眠差，食欲缺乏，二便正常，体重无明显下降。

（3）专科检查：患者神志清，全身皮肤巩膜可疑黄染，腹略隆，Grey-Turner征阴性，Cullen 征阴性，全腹软，上腹部压痛，伴可疑反跳痛，无肌卫，未触及明显包块，肝脾触诊不满意，墨菲征阴性，肝区叩痛阴性，肾区叩痛阴性，移动性浊音阴性，肠鸣音稍弱，双下肢不肿。

（4）辅助检查：2017 年 10 月 24 日，血淀粉酶 956 IU/L，尿淀粉酶 478 IU/L；血常规指标：白细胞计数 1.18×10^9/L，中性粒细胞占 83.1%，血红蛋白 121 g/L，血小板计数 280×10^9/L。

二、诊断及诊断依据

（1）诊断：急性胆源性胰腺炎[17]；慢性胆囊炎，胆囊结石。

（2）诊断依据。① 病史：患者为男性，42 岁，因"上腹部刀割样疼痛 10 小时伴腰背部放射，伴腹胀、恶心呕吐，发热至 38.0 ℃，面目可疑黄染"于 2017 年 10 月 24 日收入院。② 体格检查：患者神志清，全身皮肤巩膜可疑黄染，腹略隆，Grey-Turner 征阴性，Cullen 征阴性，全腹软，上腹部压痛，无反跳痛及肌卫，未触及明显包块，肝脾触诊不满意，墨菲征阴性，肝区叩痛阴性，肾区叩痛阴性，移动性浊音阴性，肠鸣音稍弱（0～2 次/min），双下肢不肿。③ 辅助检查[18]：血淀粉酶 956 IU/L；尿淀粉酶 478 IU/L；血常规指标：白细胞计数 1.18×10^9/L，中性粒细胞占 83.1%，血红蛋白水平 121 g/L，血小板计数 280×10^9/L。

三、鉴别诊断

（1）消化性溃疡急性穿孔[19]：患者一般有长期溃疡病史，上腹部突发持续性剧痛，可迅速扩散到全腹，伴发热、恶心呕吐，腹膜刺激症状明显，板状腹，X 线片可见膈下游离气体,白细胞计数和中性粒细胞占比均升高。该患者与之不符。

(2) 急性梗阻性化脓性胆管炎[20]：多有胆道疾病史,有 Charcot 三联征表现,腹痛、高热寒战、黄疸,可有休克和神志改变,超声、CT、MRCP 检查可见胆管扩张、胆总管阻塞。该患者与之不符。

(3) 主动脉夹层[21]：患者起病突然,大部分患者可伴有高血压,双上肢血压不同,有胸背部剧烈疼痛,呈刀割样、撕裂样,部分患者有腹痛、腰痛表现,但患者无明显腹部体征,可有心包填塞、晕厥及休克等表现,超声、CTA、MRI 等检查有助诊断。该患者与之不符。

四、诊疗计划

(1) 完善相关检查[22]（血脂肪酶、C 反应蛋白、血糖、电解质、肝肾功能、血气分析、腹部肝胆胰脾肾 B 超及腹部增强 CT 检查等）。

(2) 禁食、胃肠减压。

(3) 补液支持,维持水电解质和酸碱平衡[23]。

(4) 镇痛解痉[24]。

(5) 抗感染[25]、抑酶[26]。

(6) 吸氧,注意生命体征监护。

病程记录者签名：徐春

记录时间：2017 年 10 月 24 日 23:45

主治医师首次查房记录

一、补充的病史和体征

患者既往慢性胆囊炎、胆囊结石病史 3 年,有右上腹疼痛急性发作病史,无面目黄染,既往超声诊断"慢性胆囊炎、胆囊结石",经抗炎补液治疗均可缓解。

二、诊断及诊断依据

(1) 诊断：急性胆源性胰腺炎;慢性胆囊炎、胆囊结石。

(2) 诊断依据。① 病史：患者为男性,42 岁,进食大量油腻食物后骤发上腹部刀割样疼痛 10 小时,伴腰背部放射,伴腹胀、恶心呕吐,发热至 38.0 ℃,面目可疑黄染,无寒战、晕厥。既往慢性胆囊炎、胆囊结石史 3 年。② 体格检查:神志清,精神萎,全身皮肤、巩膜可疑黄染,腹略隆,Grey-Turner 征阴性,Cullen 征阴性,全腹软,上腹部压痛,反跳痛阴性,肌卫阴性,未及明显包块,肝脾触诊不满意,墨菲征阴性,肝区叩痛阴性,肾区叩痛阴性移动性浊音阴性,振水音阴性,肠鸣音稍弱,1~2 次/min,双下肢无肿胀。③ 辅助检查:血淀粉酶 956 IU/L;尿淀粉酶:478 IU/L;血常规指标:白细胞计数 $1.18×10^9/L$,中性粒细胞占比 83.1%,血红蛋白水平 121 g/L,血小板计数 $280×10^9/L$。

三、鉴别诊断

(1) 消化性溃疡急性穿孔:骤然发病,腹痛剧烈,可迅速扩散至全服,常伴有恶心呕吐,可合并休克。多有溃疡病史,且近期溃疡病症状加重。有腹膜刺激征、板状腹,影像学检查可见膈下游离气体。该患者与之不符。

(2) 胰腺癌:腹痛一般为剑突下隐痛,向腰背部放射,有渐进性梗阻性黄疸、陶土便,可有发热、肝脏和胆囊肿大,可有全身消瘦、贫血等恶病质表现。CT、MRI、ERCP 有助明确诊断。该患者与之不符。

(3) 急性胃肠炎:常见于夏秋季,多有不洁饮食史,有腹痛、腹胀、腹泻以及恶心呕吐,可有腹部轻压痛,无反跳痛和肌卫,粪常规异常。该患者与之不符。

四、诊疗计划

(1) 完善相关检查(血脂肪酶、C反应蛋白、血糖、电解质、肝肾功能、血气分析、腹部肝胆胰脾肾腹水超声、腹部增强 CT 等)。

(2) 禁食、胃肠减压。

(3) 镇痛解痉。

(4) 蛋白酶抑制剂和质子泵抑制剂治疗。

(5) 抗感染,补液支持,维持水电解质和酸碱平衡。

(6) 吸氧,注意生命体征监护。

(7) 如腹部增强 CT 等明确存在胆道梗阻,行 ERCP[27]。

病程记录者签名:徐春

记录时间:2017 年 10 月 25 日 0:30

主治医师签名:王夏

修改日期:2017 年 10 月 25 日 2:00

主任医师首次查房记录

一、补充的病史和体征

患者 CT 检查示胆总管结石、胆总管扩张。

二、诊断及诊断依据

(1) 诊断：梗阻型轻症急性胆源性胰腺炎[28]；慢性胆囊炎、胆石症。

(2) 诊断依据。① 病史：患者为男性,42 岁,入院 10 小时前进食大量油腻食物后骤发上腹部疼痛,逐渐加重,呈持续性刀割样剧痛,疼痛放射至腰背部,呈束带状,前倾位时疼痛略有减轻,仰卧位或活动时加重,伴腹胀、恶心呕吐,呕吐物为食物和胆汁,呕吐后腹痛无缓解,发热至 38.0 ℃,面目可疑黄染,无寒战畏寒,无晕厥。② 体格检查：神志清,精神萎,急性病容,侧卧卷曲体位,全身皮肤巩膜可疑黄染,腹略隆,Grey-Turner 征阴性,Cullen 征阴性,全腹软,上腹部压痛,无反跳痛及肌卫,未及包块,肝脾触诊不满意,墨菲征阴性,肝区、肾区无叩痛,移动性浊音阴性,肠鸣音稍弱,1~2 次/min,双下肢无肿胀。③ 辅助检查：血淀粉酶 956 IU/L,尿淀粉酶 478 IU/L；白细胞计数 1.18×10^9/L,中性粒细胞占 83.1%,血红蛋白水平 121 g/L,血小板计数 280×10^9/L；肾功能：血肌酐 90 μmol/L, PaO_2 96%。入院后检查：血脂肪酶 380 IU/L,腹部增强 CT 检查示弥漫性增大,密度尚均匀,胰周脂肪间隙模糊,胰周少量渗出；胆总管下段结石。

三、讨论分析

(1) 诊断：患者进食大量油腻食物后骤发上腹部疼痛,伴腰背部放射,疼痛剧烈,侧卧卷曲体位,上腹部压痛,血淀粉酶身高,CT 片胰腺炎表现,符合急性胰腺炎诊断；患者改良 Marshall 评分为 1,考虑轻症型；既往慢性胆囊炎、胆囊结石病史,皮肤巩膜可疑染,CT 检查示胆总管结石,符合梗阻型诊断；根据临床表现、体征和 CT 检查结果,考虑病理类型为水肿型。

(2) 治疗：患者 CT 影像学检查见胆总管结石、胆总管扩张,需内镜下解除梗阻,行 ERCP+EST 取石。

四、诊疗计划

（1）完善相关检查（C 反应蛋白、血糖、电解质、肝肾功能、血气分析、腹部肝胆胰脾肾腹水 B 超、腹部增强 CT 等检查），复查血尿淀粉酶。

（2）禁食、胃肠减压。

（3）镇痛治疗。

（4）抗感染，蛋白酶抑制剂和质子泵抑制剂应用，补液支持，维持水电解质和酸碱平衡。

（5）中医中药治疗[29]。

（6）ERCP 内镜下取石。

（7）注意患者腹痛和生命体征变化。

五、注意事项及转归

注意患者病程中脏器功能和局部、全身并发症变化情况，注意相关指标复测；梗阻型轻症急性胆源性胰腺炎，不伴有器官功能衰竭及局部或全身并发症，解除梗阻后，通常在 1～2 周内恢复，病死率极低。

病程记录者签名：徐春

记录时间：2017 年 10 月 25 日 0:30

主任医师签名：顾秋

修改日期：2017 年 10 月 25 日 10:00

术 前 记 录

一、上海交通大学医学院附属第九人民医院术前讨论

住院号：100008　　姓名：郑洪　　病区：普外一病区　　床号：1　　科室：普外科

姓　　名	郑洪	性别	男	年龄	42 岁
床　　号	1				
手术级别	Ⅲ级[30]				
讨论时间	2017 年 10 月 25 日 15:00				

续　表

术前诊断	梗阻型轻症急性胆源性胰腺炎；慢性胆囊炎，胆石症
手术指征	梗阻型轻症急性胆源性胰腺炎；慢性胆囊炎，胆石症
拟施手术方案	ERCP＋EST 取石术
麻醉方式	局部麻醉

术前准备情况

（1）术前谈话。

（2）生命体征：心率 90 次/min，血压 125/80 mmHg，脉搏 90 次/min，体温 38 ℃。

（3）处理情况：禁食，胃肠减压，解痉抑酶，抗感染治疗。

讨论主持人及参加人员（注明参加人员姓名、职称，必须包含参加手术者）、责任护士

顾秋主任医师主持，龚令主任医师、刘文主任医师、杨军主治医师、曹霞主治医师、王夏主治医师、徐春住院医师、周元住院医师、何清住院医师、杨梅责任护士等参加[31]。

具体讨论意见（各级医师发言）及主持人小结

（1）徐春住院医师：汇报病史和检查结果。① 病史：患者为男性，42 岁，上腹疼痛伴恶心呕吐 10 小时入院。② 体格检查：神志清，精神萎，急性病容，侧卧卷曲体位，全身皮肤巩膜可疑黄染，腹略隆，Grey - Turner 征阴性，Cullen 征阴性，全腹软，上腹部压痛，无反跳痛及肌卫，未及包块，肝脾触诊不满意，墨菲征阴性，肝区、肾区无叩痛，移动性浊音阴性，肠鸣音稍弱（1～2 次/min），双下肢无肿胀。③ 辅助检查：血淀粉酶 956 IU/L，尿淀粉酶 478 IU/L，血脂肪酶 380 IU/L；腹部增强 CT 检查示弥漫性增大，密度尚均匀；胰周脂肪间隙模糊，胰周少量渗出；胆总管下段结石。

（2）王夏主治医师意见：患者进食大量油腻食物后骤发上腹部刀割样疼痛 10 小时，伴腰背部放射，伴腹胀、恶心呕吐、发热。查体：上腹部压痛。血淀粉酶升高，CT 检查示胆总管结石，胰腺水肿。梗阻型轻症急性胆源性胰腺炎诊断明确，有手术指征。经解痉、抑酶、抗感染、补液支持等治疗，腹痛有好转，病情稳定，拟明日行 ERCP＋EST 取石术去除梗阻，无明显手术禁忌证。

（3）顾秋主任医师意见：结合患者病史、体征和辅助检查，梗阻型轻症急性胆源性胰腺炎诊断明确，有手术指征。经解痉、镇痛、抑酶和抗感染等治疗后病情好转，拟明日行 ERCP＋EST 取石术去除梗阻。如内镜操作失败考虑行开放手术解除梗阻（胆囊切除＋胆总管探查＋取石术＋T 管引流）。

（4）小结：患者目前诊断明确，有行 ERCP＋EST 取石术的指征，无明显手术禁忌证，完善术前准备，同意手术。

可能出现的意外及防范措施

（1）操作失败或置管困难：术前与患者与家属充分沟通获取配合与理解，行开腹手术。

（2）术中出血：精细操作，严密止血。

（3）消化道穿孔：熟悉解剖，仔细操作，避免暴力损伤。

（4）心、肺、脑等器官意外：密切监护，及时处理。

（5）留置鼻胆管滑脱：加强鼻胆管护理。

记录者签名：徐春 日期：2017 年 10 月 25 日	手术者签名：顾秋 日期：2017 年 10 月 25 日

注：除外急诊手术的所有住院手术需术前讨论。

二、上海交通大学医学院附属第九人民医院术前小结

住院号：100008　　姓名：郑洪　　病区：普外一病区　　床号：1　　科室：普外科

姓　　名	郑洪	性别	男	年龄	42 岁
床　　号	1				
手术级别	Ⅲ级				

简要病情

（1）患者郑洪，男性，42 岁。

（2）主诉：上腹疼痛伴恶心呕吐 10 小时。

（3）专科体格检查：患者神志清，全身皮肤巩膜可疑黄染，腹略隆，Grey-Turner 征阴性，Cullen 征阴性，全腹软，上腹部压痛，无反跳痛及肌卫，未触及明显包块，肝脾触诊不满意，墨菲征阴性，肝区叩痛阴性，肾区叩痛阴性，移动性浊音阴性，肠鸣音稍弱，双下肢不肿。

（4）辅助检查（主要诊断的影像学、病理报告或实验室结果）：2017 月 10 日 24 日，血淀粉酶 956 IU/L，尿淀粉酶 478 IU/L；血常规指标：白细胞计数 1.18×10^9/L，中性粒细胞占 83.1%，血红蛋白 121 g/L，血小板计数 280×10^9/L。2017 月 10 月 25 日，腹部增强 CT 检查示弥漫性增大，密度尚均匀，胰周脂肪间隙模糊，胰周少量渗出；胆总管下段结石。2017 月 10 月 25 日，血脂肪酶 380 IU/L。

术前诊断	梗阻型轻症急性胆源性胰腺炎；慢性胆囊炎，胆石症
手术指征	梗阻型轻症急性胆源性胰腺炎；慢性胆囊炎，胆石症
拟施手术名称方式	ERCP＋EST 取石术[32]
麻醉方式：	局部麻醉

术前特殊准备（包括预防性应用抗生素）

（1）手术部位准备：术前禁食 8 小时。

（2）备血：无。

（3）抗生素：已治疗性使用。

注意事项

（1）术中。① 操作失败或置管困难：术前与患者与家属充分沟通获取配合与理解，行开腹手术；② 术中出血：精细操作，严密止血；③ 消化道穿孔：熟悉解剖，仔细操作，避免暴力损伤；④ 心、肺、脑等器官意外，做好术中监护。

（2）术后：① 做好宣教，关注患者的心理需求，指导患者禁食，卧床休息；② 如放置鼻胆管，注意鼻胆管引流情况，注意鼻胆管护理；③ 心、肺、脑等器官意外，做好术后监护。

续　表

手术者术前查看患者相关情况	
患者入院后积极完善检查，诊断明确，术前检查无明显手术禁忌证，已向患者及家属告知术中及术后可能发生的意外情况及并发症，患者及家属表示理解，同意手术方案，并签字[33]，拟 2017 年 10 月 25 日行手术治疗，术前准备已妥。	
记录者签名：徐春 记录日期：2017 年 10 月 25 日	手术者签名：顾秋 日　期：2017 年 10 月 25 日

注：手术病历均需术前小结。

手　术　记　录

上海交通大学医学院附属第九人民医院手术记录[34]

住院号：100008　　　姓名：郑洪　　　病区：普外科一病区　　　床号：1　　　科室：普外科

手术时间：2017 年 10 月 25 日 17：00；记录时间：2017 年 10 月 25 日 19：00[35]
手术前诊断：梗阻型轻症急性胆源性胰腺炎；慢性胆囊炎，胆石症
手术后诊断：梗阻型轻症急性胆源性胰腺炎；慢性胆囊炎，胆石症
手术：ERCP＋EST 取石术
手术医师：顾秋；助手 1：王夏；助手 2：徐春；护士：陈飞
麻醉方式：局部麻醉
缝合伤口用线：无
导管及引流鼻胆管引流：1 根
病理检查物：无
手术（经过步骤）
(1) 术中食管、胃腔通过顺利，于十二指肠内侧找见主乳头，乳头呈乳头型，开口呈绒毛状，插入造影导管后胆管显影。所用造影剂为 60％泛影葡胺。胆总管直径约 2.0 cm，其内可见 1 枚充盈缺损，呈圆形，约 2.0 cm×2.0 cm，所示充盈缺损影可移动，近端胆管无明显扩张。 　　(2) 插入拉式弓形刀，通以 90 W 切割、凝固电流，行 EST，切开乳头口直径约 1.0 cm，创面无渗血。以碎石网篮碎石后，用取石篮及取石气囊取出碎结石数枚，直径 0.2～0.8 cm。取石后造影，充盈缺损影消失。经导丝置入鼻胆管引流，见胆汁流出。 　　(3) 手术顺利，术后患者安全返回病房，监测患者血尿淀粉酶、血常规、血压等变化情况。 　　　　　　　　　　　　　　　　　　　　　　　　记录者签名：顾秋[36]

术后首次病程记录

患者于 2017 年 10 月 25 日 17:00 在局部麻醉下行 ERCP＋EST 取石术。

（1）手术简要经过：患者今日局部麻醉下行 ERCP＋EST 碎石取石术。成功插管至胆总管，胆总管直径约 2.0 cm，内可见 1 枚充盈缺损，呈圆形，约 2.0 cm×2.0 cm，近端胆管无明显扩张。切开乳头，碎石网篮碎石后，取出多枚碎结石，留置鼻胆管引流 1 根，见胆汁流出。

（2）术中诊断：梗阻型轻症急性胆源性胰腺炎；慢性胆囊炎、胆石症。

（3）术后处理措施：继续抗炎补液、解痉抑酶治疗，复查血尿淀粉酶[37]。

（4）术后应当特别注意观察事项：注意生命体征及腹部体征情况，注意鼻胆管护理[38]。

（5）目前状况：患者神志清醒，体温 37 ℃，血压 120/80 mmHg，呼吸 20 次/min，心率 85 次/min。

记录医师签名：王夏

记录时间：2017 年 10 月 25 日 19:30

出 院 小 结

上海交通大学医学院附属第九人民医院出院小结

住院号：100008　　**姓名**：郑洪　　**病区**：普外科一病区　　**床号**：1　　**科室**：普外科

病区：普外科一病区	住院号：100008	床号：1
姓名：郑洪	性别：男	年龄：42 岁
入院时间：2017 年 10 月 24 日 23:00	出院时间：2017 年 11 月 1 日 15:00	
门诊诊断	急性胆源性胰腺炎；慢性胆囊炎，胆囊结石	
入院诊断	急性胆源性胰腺炎；慢性胆囊炎，胆囊结石	
出院诊断	梗阻型轻症急性胆源性胰腺炎；慢性胆囊炎，胆石症	
入院情况	患者为男性，42 岁，入院 10 小时前进食大量油腻食物后骤发上腹部疼痛，逐渐加重，呈持续性刀割样剧痛，疼痛放射至腰背部，呈束带状，前倾位时疼	

续　表

入院情况	痛略有减轻,仰卧位或活动时加重,伴腹胀、恶心呕吐,呕吐物为食物和胆汁,呕吐后腹痛无缓解,发热至 38.0 ℃,面目可疑黄染,无寒战畏寒,无晕厥。 　　体格检查:神志清,精神萎,急性病容,侧卧卷曲体位,全身皮肤巩膜可疑黄染,腹略隆,Grey-Turner 征阴性,Cullen 征阴性,全腹软,上腹部压痛,无反跳痛及肌卫,未及包块,肝脾触诊不满意,墨菲征阴性,肝区、肾区无叩痛,移动性浊音阴性,肠鸣音稍弱,1~2 次/min,双下肢无肿胀。
诊疗经过	患者入院后完善相关检查(血脂肪酶、腹部增强 CT 等检查),禁食、胃肠减压、镇痛、抗感染,抑酶,补液支持等治疗。于 2017 年 10 月 25 日局部麻醉下行 ERCP+EST 取石术,胆总管直径约 2.0 cm,内可见 1 枚充盈缺损,约2.0 cm×2.0 cm,予以碎石取石,并留置鼻胆管引流 1 根。术后继续抗炎补液,解痉抑酶治疗。现患者腹痛缓解,已拔除鼻胆管,逐渐开放饮食。
主要化验结果	2017 年 10 月 24 日,血淀粉酶 956 IU/L,尿淀粉酶 478 IU/L;血常规指标:白细胞计数 $1.18×10^9$/L,中性粒细胞占 83.1%,血红蛋白 121 g/L,血小板计数 $280×10^9$/L;肾功能:血肌酐 90 μmol/L;PaO_2 96%。 　　2017 年 10 月 25 日,血钙、磷、镁浓度正常,血糖浓度正常。肝功能指标:总胆红素 45 μmol/L,直接胆红素 35 μmol/L;血脂肪酶 380 IU/L。 　　2017 年 10 月 31 日,血尿淀粉酶、血常规指标均正常。肝功能指标:总胆红素 20 μmol/L,直接胆红素 11 μmol/L。
特殊检查结果	2017 年 10 月 25 日,腹部增强 CT 检查示:胰腺弥漫性增大,密度尚均匀,胰周脂肪间隙模糊,胰周少量渗出;胆总管下段充盈缺损。
合并症	无。
出院时情况	患者无发热,无腹痛腹胀,进食半流质,有排气排便。体格检查:神志清,皮肤巩膜无明显黄染,全腹平软,无压痛,无反跳痛及肌卫,肠鸣音正常,移动性浊音阴性,双下肢无水肿。
出院后建议及随访	(1) 注意休息和清淡饮食。 (2) 本科门诊随访,如有不适及时就诊。 (3) 择期行腹腔镜下胆囊切除术。
预约是否预约	1 周后门诊随访。
治疗结果	治愈。

主治医师:王夏　　　　**住院医师:**徐春　　　　**小结日期:**2017 年 11 月 1 日 12:00

思维解析

[1] 主诉是患者感受最主要的痛苦或最明显的症状和(或)体征,也就是本次就诊最主要的原因。腹痛是急性胰腺炎的主要症状,多为急性起病,位于上腹部。

[2] 急性胰腺炎临床症状因病变程度不同,差异很大,主要临床表现有腹痛、恶心呕吐、腹胀、发热、黄疸和局部并发症、全身并发症引起的症状,要注意这些相关临床症状的病史询问。

[3] 尽可能了解与本次发病有关的病因(如外伤、中毒及感染等)和诱因(如气候变化、环境改变、情绪及起居饮食失调等),有助于明确诊断与拟定治疗措施。我国急性胰腺炎致病风险因素以胆道疾病和过量饮酒为主,需注意询问患者相关发病诱因,如为油腻饮食、饮酒、暴饮暴食后腹痛需考虑本病可能性。

[4] 腹痛是临床常见的症状,注意问诊腹痛出现的部位、性质、持续时间和程度,缓解或加剧的因素,了解这些特点对判断疾病所在的系统或器官以及病变的部位、范围和性质很有帮助。

[5] 急性胰腺炎患者腹胀常与腹痛同时存在,腹腔神经丛受刺激和继发感染炎症刺激所致。

[6] 注意腹痛伴发症状恶心呕吐、腹泻等的询问。这些伴随症状常常是鉴别诊断的依据,或提示出现了并发症。

[7] 黄疸者多见于胆源性胰腺炎。

[8] 发热多见于胆源性胰腺炎或因继发全身性炎症反应综合征(SIRS)、坏死胰腺组织细菌或真菌感染。高热寒战提示可能存在胆道梗阻。

[9] 对考虑胰腺炎患者,应在现病史中记录既往胆道疾病发作情况。

[10] 因胆总管结石或胰头水肿压迫胆总管,血清总胆红素浓度超过 34 μmol/L 时,可能出现皮肤巩膜黄染。黄疸引起皮肤黏膜黄染的特点是:① 黄疸首先出现于巩膜、硬腭后部及软腭黏膜上,黄疸加重时才会出现皮肤黄染;② 巩膜黄染是连续的,近角巩膜缘处黄染轻、黄色淡,远角巩膜缘处黄染重、黄色深。这两个特点有别于胡萝卜素增高和药物引起的皮肤和(或)巩膜黄染。观察皮肤、巩膜最好在自然光下进行,必要

时从多角度观察。

[11] 腹部视诊时医师应站立于患者右侧,按自上而下的顺序观察腹部。有时为了观察细小隆起或胃肠蠕动波等,医师需降低视线至腹平面,从侧面呈切线方向进行观察。

[12] 少数严重患者的胰腺出血可沿腹膜后间隙渗到侧腹壁的皮下,致腰部、季肋部和下腹部皮肤呈青紫色,称为 Grey-Turner 征;致脐周皮肤青紫,称Cullen 征。

[13] 腹部浅部触诊使腹壁压陷约 1 cm,用于发现腹部表浅的压痛、腹壁的紧张度、肿块等。深部触诊使腹壁压陷 2 cm 以上,检查深压痛、反跳痛和腹内肿物等。腹部体征较轻,与腹痛程度不相符,常是轻症急性胰腺炎的表现,可有肠鸣音减少,无反跳痛和肌紧张。急性出血坏死性胰腺炎患者有较明显的腹部体征,可呈全腹压痛,伴反跳痛及肌卫。

[14] 检查时医师以左手掌平放于患者右胸下部,拇指指腹勾压于右肋下胆囊点处。嘱患者深吸气,在吸气过程中如因剧烈疼痛而致吸气中止称墨菲征阳性,提示胆囊炎症。

[15] 重症急性胰腺炎,可有血性腹水,可出现移动性浊音。正常情况下,腹中线脐水平叩诊为鼓音,沿脐水平向左侧叩诊,出现浊音时,板指固定不动,嘱患者右侧卧,再度叩诊,如呈鼓音,表明浊音移动阳性。同样方法向右侧叩诊。一般当腹腔内游离腹水在 1 000 ml 以上时,可查出移动性浊音。

[16] 腹部叩诊可能会导致患者肠鸣音变化,因此腹部体格检查按照视、听、触、叩顺序进行。为统一格式,记录时一般仍按照视、触、叩、听的顺序。腹部听诊时将听诊器置于腹壁上,全面听诊各区。重症急性胰腺炎伴有肠麻痹患者肠鸣音可减少或消失。通常在右下腹部听诊肠鸣音。正常肠鸣音 4～5 次/min;数分钟听到 1 次称为肠鸣音减弱;持续3～5 min 未闻及肠鸣音,用手指轻叩腹部仍未闻及肠鸣音,称为肠鸣音消失。

[17] 急性胰腺炎的诊断至少需要符合下列 3 项标准中的 2 项。① 腹痛:急性发作的持续性、严重的上腹部疼痛,常放射至背部;② 血脂肪酶活性(或淀粉酶)至少比正常值上限高 3 倍;③ CT 或 MRI 中具有急性胰腺炎特征性改变结果。急性胰腺炎诊断流程如图 9-1 所示。

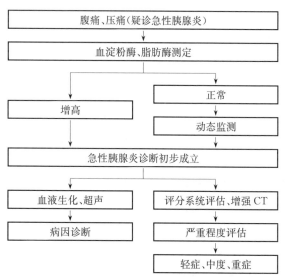

图 9-1　急性胰腺炎诊断流程

[18] 急性胰腺炎的实验室辅助检查：血尿淀粉酶是胰酶测定最常用的诊断方法。升高 3 倍以上有诊断意义，淀粉酶值越高诊断正确率也越高，与病情严重程度无相关性；正常参考值：血淀粉酶 25～115 U/L，尿淀粉酶 0～485 IU/L。

(1) 血清脂肪酶组织来源少、特异性高，升高 3 倍以上有诊断意义；正常参考值：比色法为 79 IU/L，滴度法为 1 500 IU/L。

(2) C 反应蛋白：胰腺坏死时 C 反应蛋白升高明显，该指标有助于评估和检测急性胰腺炎的严重性；正常参考值为 0～10 mg/L。

(3) 血常规指标：急性胰腺炎时多有白细胞计数增多。

(4) 血脂：血甘油三酯升高，可能是急性胰腺炎的病因，也可能是急性胰腺炎引起高甘油三酯血症。

(5) 血钙：低血钙(<2 mmol/L)，常见于重度急性胰腺炎。

(6) 血糖：持久的空腹血糖升高(>10 mmol/L)，常反映胰腺坏死，提示预后不良。

(7) 肝功能：天冬氨酸氨基转移酶、乳酸脱氢酶、胆红素等可有异常升高；正常参考值：ALT 10～40 IU/L，AST 10～40 IU/L，LDH 95～200 IU/L，TB 5～21 μmol/L，CB 0～5 μmol/L。

(8) 肾功能指标：评估肾功能情况。

(9) 血气分析：辅助判断急性胰腺炎的严重程度。

(10) 诊断性腹腔穿刺：若抽出血性液体，穿刺液所含淀粉酶和脂肪酶升高反映胰腺坏死。

[19] 消化道溃疡穿孔患者腹痛症状可与急性胰腺炎相似，位于上腹部，较剧烈、刀割样、持续性，需鉴别。

[20] 急性梗阻型化脓性胆管炎也可有胆道疾病病史，病程凶险，需鉴别。

[21] 主动脉夹层患者腹痛症状可与急性胰腺炎相似，位于上腹部，刀割样，伴腰部放射痛，腹部体征可不明显，需鉴别。

[22] 影像学检查。① 超声检查：判断胰腺形态，评估胆道疾病情况。② CT 检查：增强 CT 检查对急性胰腺炎的诊断、严重程度评估和局部并发症情况有重要价值。③ MRI 检查：患者转氨酶活性升高、胆总管结石、超声检查胆道不清可行 MRI 检查。

[23] 支持治疗是急性胰腺炎重要的治疗措施，包括镇痛、等张液体复苏、纠正水电解质紊乱。

[24]《外科学》(第 8 版)(人民卫生出版社)急性胰腺炎的治疗中提到，诊断明确的情况下给予解痉止痛。根据 2013 年中华医学会消化病学分会胰腺疾病学组发布的《中国胰腺炎诊治指南》，不推荐应用吗啡或胆碱能受体拮抗剂，如阿托品、氢溴酸东莨菪碱(654-2)等，因前者会收缩奥狄括约肌，后者则会诱发或加重肠麻痹。

[25] 有感染证据时可经验性或针对性应用抗生素；对于胆源性重症急性胰腺炎或伴有感染的中度和轻症急性胰腺炎应常规使用抗生素。

[26] 胰酶抑制剂应用。H_2 受体拮抗剂或质子泵抑制剂可通过抑制胃酸分泌而间接抑制胰腺分泌，还可以预防应激性溃疡的发生。蛋白酶抑制剂可以改善胰腺微循环，减少急性胰腺炎并发症。生长抑素及其类似物可以直接抑制胰腺外分泌，对于预防内镜逆行胰胆道造影(ERCP)术后胰腺炎有积极作用。

[27] 急性胰腺炎早期不建议外科手术治疗，后期若合并胰腺脓肿和(或)感染，应考虑手术治疗。对胆源性胰腺炎合并胆道梗阻病变，应行急诊或早期手术治疗。手术方法首选经十二指肠镜括约肌切开取石及鼻胆管引流。如无行此内镜条件的，可行开腹胆囊切除、胆总管探查、T 管引流术。无胆道梗阻的胆源性急性胰腺炎应先行非手术治疗，待病情缓解后，于出院前施行胆囊切除术，以免出院后复发。

[28] 急性胰腺炎严重程度分级：① 轻症急性胰腺炎：无器官衰竭，无局部或全身的并发症。② 中度急性胰腺炎：一过性器官功能衰竭在 48 小时内恢复和(或)局部或全身的并发症，但没有持续的器官衰竭。③ 重症急性胰腺炎：持续器官衰竭时间＞48 小时。APACHE Ⅱ 评分≥8 分，改良 Marshall 评分≥2 分，提示重症急性胰腺炎。

[29] 临床实践证明治疗中医中药有效。单味中药有生大黄、芒硝等；复方制剂有清胰汤、柴芍承气汤等。

[30] ERCP＋EST 取石术属于三四级手术，需要术前讨论。

[31] 手术讨论人员一般包括手术医师、床位主管医师。

[32] ERCP＋EST 取石术：经十二指肠镜逆行胆胰管造影(ERCP)、内镜下乳头括约肌切开术(EST)、内镜下取石术。

[33] ERCP 如需置入支架需术前明确告知患方。如手术可能置入植入物，医方需将植入物的生产厂家、型号、价格及使用方式、目的、手术风险、使用年限、使用风险、注意事项等详细告知患方，并保存在病历中，充分尊重患者知情同意权。对于植入物管理进行全程跟踪监控。目前，各大医疗机构普遍采用条形码管理，将植入类医疗器械的条形码一同计入病案，长期保管，能及时追踪到医疗器械的型号、规格、厂家及销售商等。

[34] 手术记录应当另页书写，内容包括一般项目(患者姓名、性别、科别、病房、床位号、住院病历号或病案号)、手术日期、术前诊断、术中诊断、手术名称、手术者及助手姓名、麻醉方法、手术经过、术中出现的情况及处理等。

[35] 手术记录应当在术后 24 小时内完成，必须记录具体书写时间。

[36] 手术记录必须由主刀医师或第一助手记录，并有主刀医师术后 24 小时内签名确认。

[37] 术后首次病程录需要记录术后处理措施。ERCP 诊疗操作本身可能引起胰腺炎发作，术后血清淀粉酶检测有助于预测术后胰腺炎的发生。

[38] 术后首次病程录记录术后需要特别注意观察和防范的事项。ERCP 术后留置鼻胆管引流的患者，术后应注意鼻胆管护理。需要向患者强调鼻胆管固定的重要性，避免鼻胆管脱出；观察鼻胆管引流量、颜色和性状；保持鼻胆管通畅及有效引流。

（徐晓波）

病 例 10

直 肠 癌

入 院 记 录

一、上海交通大学医学院附属第九人民医院入院记录

住院号：100009　　姓名：王建国　　病区：普外科一病区　　床号：16　　科室：普外科

姓名：李一	婚姻：已婚	出生地：上海	电话：18918000000
性别：男	职业：教师	单位：上海市卢湾中学	
年龄：52 岁	居住地址：上海市徐汇区天钥桥路×弄×号×室		
民族：汉族	联系人姓名地址：王聪,上海市徐汇区天钥桥路×弄×号×室		
出生日期：1965 年 8 月 25 日	记录时间：2017 年 9 月 16 日 12:30		
入院时间：2017 年 9 月 16 日 9:30	供史者：患者本人(可靠)		

二、病史和体征

【主诉】

便血 3 个月,伴排便习惯改变。

【现病史】

患者于入院前 3 个月无明显诱因下出现便血[1],鲜红色或暗红色,血液有时与大便相混,有黏液,无脓血便[2],大便偶不成形,伴有排便习惯改变[3],排便次数增多,每日 3～4 次,有里急后重[4]、排便不尽感,无腹痛腹胀,无恶心呕吐,无发热腹泻,使用"痔疮栓"后症状无明显好转,遂至我院就诊。肠镜检查示"直肠占位",病理提示"直肠腺癌",为进一步诊治,门诊拟"直肠癌"收治入院。

此次发病以来,患者精神可,食欲及睡眠可,小便如常,体重约下降 2 kg。

【既往史】

一般健康状况：既往体健。

疾病及传染病史：否认；冠心病、高血压、糖尿病、慢性支气管炎等慢性疾病史：否认；传染病史：否认；手术及外伤史：否认；输血史：否认；药物及食物过敏史：否认；预防接种史：随社会计划进行。

【系统回顾】

呼吸系统　慢性咳嗽：无；咳痰：无；胸痛：无；呼吸困难：无；咯血：无；其他异常：无。

循环系统　心悸：无；胸闷：无；胸痛：无；端坐呼吸：无；水肿：无；其他异常：无。

消化系统　反酸：无；呕吐：无；呕血：无；黑便[5]：无；腹痛：无；腹泻：无；其他异常：无。

泌尿生殖系统　尿频：无；尿急：无；尿痛：无；排尿困难：无；血尿：无；其他异常：无。

血液系统　头晕耳鸣：无；乏力：无；皮肤苍白[6]：无；出血倾向：无；其他异常：无。

内分泌系统　多饮：无；多尿：无；多食：无；畏寒：无；多汗：无；消瘦：无；其他异常：无。

神经精神系统　头痛：无；感觉异常：无；意识障碍：无；其他异常：无。

运动系统　关节畸形：无；骨折外伤：无；运动障碍：无；其他异常：无。

【个人史】

出生地：上海；长久居留地：上海。

疫区居住史、疫情接触史：否认；化学性物质、放射性物质、有毒物质接触史：否认；吸毒史：否认；饮酒史：否认；吸烟史：否认；冶游史：否认。

【婚育史】

婚姻状况：已婚，结婚年龄 28 岁；配偶：体健。

【家族史】

父：体健；母：已故，结肠癌[7]；子女及其他亲属：一女，体健。

家族类似疾病：母曾患结肠癌。

家族遗传病史：否认。

三、体格检查

【一般检查】

常规检查 体温：36.8 ℃,脉搏：78 次/min,呼吸：16 次/min,血压：118/80 mmHg(右上臂)。

外形 发育：正常;营养：良好;面容：正常;表情：正常。

体位 自主步态：正常;神志：清醒;配合检查：配合。

皮肤黏膜 色泽：正常;其他皮疹：无;皮下出血：无;弹性：正常;破溃：无;毛发分布：均匀。

淋巴结[8] 全身浅表淋巴结：未触及肿大。

【头部】

头颅 外形：正常;畸形：无;头发：均匀。

眼 眼睑：正常;结膜：正常;眼球：正常。

角膜：正常;瞳孔：等大、等圆,左侧 3 mm,右侧 3 mm;对光反射：左侧正常,右侧正常;巩膜：无黄染;其他异常：无。

耳 耳廓：正常;乳突压痛：无;听力障碍：无;外耳道分泌物：无;其他异常：无。

鼻 外形：正常;鼻窦旁压痛：无;其他异常：无。

口 唇色：正常;黏膜：正常;伸舌：居中;牙龈：无肿胀;齿列：整齐;扁桃体：无肿大;咽：正常;声音：正常。

［颈部］

抵抗感：无;颈动脉搏动：正常;颈静脉：正常;气管：居中;肝静脉回流征：阴性;甲状腺：正常。

［胸部］

外形：正常;乳房：双侧对称。

［肺］

视诊 呼吸运动：双侧对称;肋间隙：正常;其他异常：无。

触诊 语颤：双侧对称,正常;胸部摩擦感：阴性;皮下捻发感：阴性。

听诊 呼吸：规整;呼吸音：正常;啰音：无;捻发音：无;语音传导：双侧对称;正常胸膜摩擦感：无。

叩诊 双侧对称,正常。

[心]

视诊　心前区隆起：无；心尖冲动：可见，位于左侧第Ⅴ肋间隙锁骨中线内侧 0.5 cm；搏动弥散：无。

触诊　震颤：无；心包摩擦感：无。

叩诊　心脏相对浊音界（见表 10-1）。

听诊　心率：78 次/min；心律：齐；杂音：无；震颤：无；额外心音：无；心包摩擦音：无；周围血管征：无。

表 10-1　心脏相对浊音界

心脏右界（cm）	肋　　间	心脏左界（cm）
2	Ⅱ	2
2	Ⅲ	3
2	Ⅳ	5
—	Ⅴ	7.5

注：左锁骨中线距前正中线距离 7.5 cm。

【腹部】

视诊　外形：平坦；腹式呼吸：存在；脐：正常；分泌物：无；腹壁静脉：未见曲张；其他异常：无。

触诊　腹肌紧张度：腹软；压痛：无；反跳痛：无；包块：无；肝：未触及；胆：未触及；墨菲征：阴性；脾：未触及；肾：未触及；输尿管压痛点：无。

叩诊　肝浊音界：存在，肝上界位于右锁骨中线（肋间）Ⅴ；移动性浊音：无；肾区叩击痛：无。

听诊　肠鸣音：正常；气过水声：无；血管杂音：未闻及。

【肛门及外生殖器】

详见专科检查。

【脊柱】

外形：正常；棘突压痛：无；压痛：无；活动度：正常。

【四肢】

关节：正常，无红肿、疼痛、水肿，活动正常。

【神经系统】

腹壁反射：正常；肌张力：正常。

巴宾斯基征：左侧未引出，右侧未引出。

克尼格征：左侧未引出，右侧未引出。

肱二头肌反射：左侧正常，右侧正常。

跟腱反射：左侧正常，右侧正常。

膝跳反射：左侧正常，右侧正常。

四、专科检查

患者腹平，未见胃肠型及蠕动波[9]，全腹软，无压痛，肝脾肋下未及，包块未及，肠鸣音不亢。肛指检查距肛口 8 cm 处可触及肿块下缘，占据肠腔2/3圈，菜花样、质硬，无触痛，指套见暗红色血便。

五、辅助检查

2017 年 9 月 8 日，肠镜检查示肠占位。

2017 年 9 月 15 日，病理学检查示"直肠"腺癌、中分化。

六、诊断

【初步诊断】		【48 小时主治医师诊断】
直肠癌		直肠癌
书写者：何春 修改主治医师：王夏	完成日期：2017 年 9 月 16 日 修改日期：2017 年 9 月 17 日	主治医师签名：王夏 日期：2017 年 9 月 17 日

首次病程记录

一、病例特点

（1）患者为男性，52 岁，因"便血 3 个月伴排便习惯改变"于 2017 年 9 月 16 日 9:30 收入我院。

（2）现病史：患者于入院前 3 个月无明显诱因下出现便血，鲜红色或暗红色，血液有时与大便相混，有黏液，无脓血便，大便偶不成形，伴有排便习惯改变，排便次数增多，每日 3～4 次，有里急后重、排便不尽感，无腹痛腹胀，无恶心呕吐,无发热腹泻,使用"痔疮栓"后症状无明显好转,遂至我院就诊,肠镜检查示直肠占位,病理学检查提示直肠腺癌,为进一步诊治,门诊拟直肠癌收拾入院。

(3)专科检查:腹平,未见胃肠型及蠕动波,全腹软,无压痛,肝脾肋下未及,包块未及,肠鸣音不亢。肛指检查距肛口8 cm处可触及肿块下缘,占据肠腔2/3圈、菜花样、质硬,无触痛,指套见暗红色血便。

(4)辅助检查:2017年9月8日,肠镜检查示直肠占位。2017年9月15日,病理学检查示直肠腺癌、中分化。

二、诊断及诊断依据

(1)诊断:直肠癌。

(2)诊断依据:① 患者为男性,52岁,便血3个月伴排便习惯改变。② 专科检查:腹平,未见胃肠型及蠕动波,全腹软,无压痛,肝脾肋下未及,包块未及,肠鸣音不亢;肛指检查距肛口8 cm处可触及肿块下缘,占据肠腔2/3圈、菜花样、质硬,无触痛,指套见暗红色血便。③ 辅助检查:肠镜检查示直肠占位,1周后病理学检查结果示直肠腺癌、中分化。

三、鉴别诊断

诊断明确,无须进行鉴别诊断。

四、诊疗计划

(1)完善各项相关检查,如血常规、尿常规、粪常规和肝肾功能检查等。
(2)限期[10]行直肠癌根治术。

病程记录者签名: 何春

记录时间: 2017年9月16日10:00

主治医师首次查房记录

一、补充的病史和体征

患者既往偶有鲜血便,使用痔疮栓后缓解。

二、诊断及诊断依据

(1) 诊断：直肠癌。

(2) 诊断依据：① 患者为男性，52 岁，便血 3 个月伴排便习惯改变。② 专科检查：腹平，未见胃肠型及蠕动波，全腹软，无压痛，肝脾肋下未及，包块未及，肠鸣音不亢。肛指检查距肛口 8 cm 处可触及肿块下缘，占据肠腔半圈，菜花样、质硬，无触痛，指套见暗红色血便。③ 辅助检查：肠镜检查示直肠占位，1 周后病理学检查结果示直肠腺癌、中分化。

三、鉴别诊断

(1) 内痔：以肛门齿线以上发生静脉曲张团块，表面覆以黏膜，常以便血、痔核脱出、便秘等为主要表现，肛门镜下可以看到痔块。

(2) 溃疡性结肠炎：主要表现为血性腹泻，伴腹痛、体重减轻，肠镜检查可予明确。

四、诊疗计划

(1) 进一步完善各项相关检查，如血常规、尿常规、粪常规＋粪隐血，以及肝肾功能、胸部 X 线片、腹部 CT 等。

(2) 排除手术禁忌证，限期行腹腔镜直肠癌根治术(DIXON)。

病程记录者签名：何春

记录时间：2017 年 9 月 17 日 8:30

主治医师签名：王夏

修改日期：2017 年 9 月 18 日

主任医师首次查房记录

一、补充的病史和体征

追问病史，患者饮食中动物脂肪和蛋白质摄入过高，其母亲有结肠癌病史。

二、诊断及诊断依据

（1）诊断：直肠癌。

（2）诊断依据。① 病史：患者为男性，52 岁，便血 3 个月伴排便次数多，伴里急后重、排便不尽感。② 专科检查：腹平，全腹软，无压痛，肝脾肋下未及，包块未及，肠鸣音不亢。肛指检查距肛口 8 cm 处可触及肿块下缘，占据肠腔半圈，菜花样、质硬，不可推动，无触痛，指套见暗红色血便。③ 辅助检查：肠镜检查示直肠占位，1 周后病理学检查示直肠腺癌、中分化。

三、讨论分析

直肠癌的病因目前仍不十分清楚，其发病与社会环境、饮食习惯、遗传因素等有关。直肠息肉也是直肠癌的高危因素。目前，基本公认的是动物脂肪和蛋白质摄入过高、食物纤维摄入不足是直肠癌发生的高危因素。患者有高脂肪、高蛋白饮食习惯，其母亲患结肠癌，可能是患者患病的原因。患者目前直肠癌诊断明确，结合腹部 CT、MRI 检查等评估，患者可行根治性手术，限期全身麻醉下行腹腔镜下直肠癌根治术（DIXON）。术后治疗方案根据术后分期进一步决定。

四、诊疗计划

（1）完善各项相关检查及术前准备。

（2）限期全身麻醉下行腹腔镜直肠癌根治术（DIXON）。

五、注意事项及转归

术中注意解剖，勿损伤周围血管神经等，注意保护输尿管。

病程记录者签名：何春

记录时间：2017 年 9 月 18 日 10:05

主任医师签名：顾秋

修改日期：2017 年 9 月 19 日

术 前 记 录

一、上海交通大学医学院附属第九人民医院术前讨论

住院号：100009　　姓名：王建国　　病区：普外科一病区　　床号：16　　科室：普外科

姓　　名	王建国	性别	男	年龄	52 岁
床　　号	16				
手术级别	Ⅳ级				
讨论时间	2017 年 9 月 18 日 15：30				
术前诊断	直肠癌				
手术指征	直肠癌				
拟施手术方案	腹腔镜下直肠癌根治术（DIXON）				
麻醉方式	全身麻醉				
术前准备情况 （1）术前谈话。 （2）生命体征：心率 82 次/min；血压 118/80 mmHg；脉搏 78 次/min；体温 36.8 ℃。 （3）处理情况：完善术前检查，预防性使用抗生素，肠道准备。 （4）备血：红细胞 2 IU，血浆 200 ml。					
讨论主持人及参加人员（注明参加人员姓名、职称，必须包含参加手术者）、责任护士 徐晓波主任医师主持；李冬、顾秋主任医师，王夏副主任医师，何春、周一主治医师，李晓、刘天一等住院医师，王梅责任护士参加。					
具体讨论意见（各级医师发言）及主持人小结 （1）住院医师汇报病史：① 患者为男性，52 岁，便血 3 个月伴排便习惯改变。② 专科检查：腹平，未见胃肠型；及蠕动波，全腹软，无压痛，肝脾肋下未及，包块未及，肠鸣音不亢进。肛指检查距肛口 8 cm 处可触及肿块下缘，占据肠腔 2/3 圈，菜花样、质硬，无触痛，指套见暗红色血便。③ 辅助检查：2017 年 9 月 8 日，肠镜检查示直肠占位。2017 年 9 月 15 日，病理学检查示直肠腺癌、中分化。 （2）何柳主治医师：患者目前直肠癌诊断明确，已完善各项术前检查及术前准备，未见明显手术禁忌证。 （3）李冬主任医师：诊断明确，无手术禁忌证，同意手术。					
可能出现的意外及防范措施 术中易损伤周围血管神经等，术中注意解剖。					
记录者签名：何春 日期：2017 年 9 月 18 日			手术者签名：顾秋 日期：2017 年 9 月 18 日		

注：除外急诊手术的所有手术需行术前讨论。

二、上海交通大学医学院附属第九人民医院术前小结

住院号：100009　　　姓名：王建国　　　病区：普外科一病区　　　床号：16　　　科室：普外科

姓　名	王建国	性别	男	年龄	52 岁
床　号	16				
手术级别	Ⅳ级				

简要病情

(1) 患者为男性,52 岁。

(2) 主诉：便血 3 个月伴排便习惯改变。

(3) 专科检查：腹平,未见胃肠型及蠕动波,全腹软,无压痛,肝脾肋下未及,包块未及,肠鸣音不亢。肛指检查距肛口 8 cm 处可触及肿块下缘,占据肠腔 2/3 圈、菜花样、质硬,无触痛,指套见暗红色血便。

(4) 辅助检查(主要诊断的影像学、病理报告或实验室结果)：2017 年 9 月 8 日,肠镜检查示直肠占位。2017 年 9 月 15 日病理学检查示直肠腺癌、中分化。

术前诊断	直肠癌
手术指征	直肠癌
拟施手术名称方式	腹腔镜下直肠癌根除术(DIXON)
麻醉方式	全身麻醉

术前特殊准备(包括预防性应用抗生素)

(1) 手术部位准备：备皮。

(2) 备血：红细胞 2 IU,血浆 200 ml。

(3) 抗生素：头孢呋辛钠 2 g,术前半小时静脉滴注。

注意事项

(1) 术中：仔细解剖,避免损伤周围血管神经、注意保护输尿管。

(2) 术后：注意患者生命体征变化及引流、腹部情况。

手术者术前查看患者相关情况

患者入院后积极完善检查,对症治疗,术前检查无明显手术禁忌证,向患者及家属告知术中及术后可能发生的意外情况及并发症,患者及家属表示理解,同意手术方案,并签字,拟 2017 年 9 月 20 日行手术治疗,术前准备已妥。

记录者签名：何春	手术者签名：顾秋
记录日期：2017 年 9 月 18 日	日期：2017 年 9 月 18 日

注：手术病历均需术前小结。

手　术　记　录

上海交通大学医学院附属第九人民医院手术记录

住院号：100009　　姓名：王建国　　病区：普外科一病区　　床号：16　　科室：普外科

手术时间：2017 年 9 月 20 日 9:00；记录时间：2017 年 9 月 20 日 17:30
手术前诊断：直肠癌
手术后诊断：直肠癌
手术方式：腹腔镜下直肠癌根治术（DIXON）
手术医师：顾秋；助手：王夏、何春、刘天一；护士：2 人
麻醉方式：全身麻醉
缝合伤口用线：1-0 可吸收线，1 号丝线
导管及引流：引流管 2 根
病理检查物：直肠癌根治标本
手术（经过步骤）

1. 术中所见

距肛缘约 8 cm 处一个 5 cm×4 cm×2 cm 隆起溃疡型肿块，质中偏硬，边界清，占据肠腔约 2/3 周。探查肝脏未及转移灶，腹膜无转移结节，未见明显腹水。

2. 步骤

（1）麻醉成功后，取截石位，常规消毒铺巾。脐孔下作切口置入套管，建立气腹压力约 10 mmHg，腹壁常规两侧孔戳创置入器械。探查所见如上述。

（2）游离乙状结肠：提起乙状结肠，切开其左侧膜膜，将乙状结肠系膜和左髂血管前的脂肪淋巴组织从后腹膜游离，显露腹膜后脏器。显露左侧输尿管，观察其走向并保护之。以同样方法分离乙状结肠系膜的右侧，并注意输尿管的位置及走向。

（3）游离直肠后侧：分离乙状结肠系膜后，将乙状结肠提起，在左结肠动脉分支以下用长钛夹结扎切断肠系膜下动脉及其伴行静脉，切开乙状结肠系膜，以粗纱带结扎提起肠管。于直肠固有筋膜和骶前筋膜之间，分离直肠后壁和侧壁的系膜向下达肿块下 5 cm 后切断直肠系膜直至直肠壁。

（4）分离直肠前方：将直肠两侧后腹膜切口向下延伸，膀胱后方切开直肠前的腹膜反折而会合。于肿块下 3 cm 处用 ENDO-GIA 关闭切断直肠。

（5）关闭气腹，于下腹部正中作一个 4 cm 切口，切开皮肤、皮下、白线、腹膜，经切口取出病变肠段，并切断近端结肠，置入吻合器套头。注意保护切口。

（6）冲洗远端直肠后，降结肠直肠吻合器端端吻合；冲洗腹腔及盆腔后，于盆腔置引流管 2 根，经两侧下腹腔穿刺术刺处引出；仔细止血后关闭戳创孔。

（7）手术顺利，术后患者安全返回病房。

记录者签名：顾秋

术后首次病程记录

患者于 2017 年 9 月 20 日 9：00 在全身麻醉下行腹腔镜下直肠癌根治术（DIXON）。

（1）手术简要经过：术中探查肝脏未及转移灶，腹膜无转移结节，未见明显腹水。距肛缘约 5 cm 处一个 5 cm×4 cm×2 cm 隆起溃疡型肿块，质中偏硬，边界清，占据肠腔约 2/3 周。

（2）术中诊断：直肠癌。

（3）术后处理措施：术后抗感染补液支持治疗。

（4）术后应当特别注意观察事项：注意生命体征变化、腹部体征及引流情况。

（5）目前状况：神志清，体温 36.8 ℃，血压 112/72 mmHg，呼吸16 次/min，心率 92 次/min。

记录医师签名：何春

记录时间：2017 年 9 月 20 日 12：30

出 院 小 结

上海交通大学医学院附属第九人民医院出院小结

住院号：100009　**姓名**：王建国　**病区**：普外科一病区　**床号**：16　**科室**：普外科

病区：普外科一病区		住院号：100009	床号：16
姓名：王建国		性别：男	年龄：52 岁
入院时间：2017 年 9 月 16 日 9：30		出院时间：2017 年 9 月 26 日 11：00	
门诊诊断	直肠癌		
入院诊断	直肠癌		
出院诊断	直肠癌（T3N0M0）[11]		
入院情况	患者因"便血 3 个月伴排便习惯改变"入院。专科体格检查：腹平，未见胃肠型及蠕动波，全腹软，无压痛，肝脾肋下未及，包块未及，肠鸣音不亢。肛指检查距肛口 8 cm 处可触及肿块下缘，约占据肠腔 2/3 圈，菜花样、质硬，无触痛，指套见暗红色血便。		

续　表

诊疗经过	患者入院后完善各项相关检查及术前准备,于 2017 年 9 月 20 日全身麻醉下行腹腔镜下直肠癌根治术(DIXON),术中见距肛缘约 8 cm 处一个 5 cm×4 cm×2 cm 隆起溃疡型肿块,质中偏硬,占据肠腔约 2/3 周,手术顺利,术后予以抗感染补液营养支持治疗,术后恢复可,予以出院。
主要化验结果	2017 年 9 月 17 日,白细胞计数 9.7×10^9/L(↑),血红蛋白 127 g/L(↓),红细胞计数 4.32×10^{12}/L,血小板计数 258×10^9/L;血清碱性磷酸酶 75 IU/L,血清总胆红素 6 μmol/L,血清直接胆红素 3 μmol/L,血清白/球蛋白比 1.2,L-γ-谷氨酰基转移酶 21 IU/L,血清丙氨酸氨基转移酶 10 IU/L,天冬氨酸氨基转移酶 13 IU/L,血清白蛋白 36 g/L,血清球蛋白 31 g/L,血清总蛋白 67 g/L;血清氯 103 mmol/L,血清钠 140 mmol/L,血清钾 4.98 mmol/L,总二氧化碳 31.6 mmol/L(↑)。
特殊检查结果	(1) 病理检查:管状腺癌,中分化、隆起型,大小 5.2 cm×4.8 cm×1.3 cm,浸润浆膜外脂肪组织。 　　(2) 脉管侵犯阴性、神经侵犯阴性,周围见管状腺瘤,标本上、下切缘阴性,未累及膀胱壁。 　　(3) 淋巴结:肿瘤旁 9 枚、肠系膜 4 枚、肠系膜根部 7 枚均阴性。 　　(4) 免疫组化结果:A2:CK7 阴性,CK20 局部阳性(＋),Villin 阴性,CDX2 阳性(＋),SATB2 阴性,EGFR 局灶阳性(＋),CD31 脉管阳性(＋),D2-40 脉管阳性(＋),S100 神经阳性(＋),Ki67 约 40%阳性(＋)。
合并症	无。
出院时情况	患者一般情况可,进食半流质饮食,无腹痛腹胀等不适主诉。体格检查:神志清,气平,心肺听诊无殊,腹平、软,伤口干洁,未拆线。
出院后建议及随访	门诊随访,伤口换药拆线。
预约是否预约	否。
治疗结果	治愈。

主治医师:王夏　　　　**住院医师:**何春　　　　小结日期:2017 年 9 月 26 日 12:00

-------------------- 思 维 解 析 --------------------

[1] 便血:便血是指由肛门排出血液或者粪便带血,外观可为鲜红、暗红或者柏油状,血可与粪便混合,或附于粪便表面,或便后滴鲜血。便血的颜色及其与粪便的关系取决于出血的部位、出血量及血液在肠道停留的时间。所以

询问便血的颜色、与粪便的关系和伴随症状对便血的鉴别诊断有极其重要的价值。

［2］脓血便。

［3］排便习惯改变：一般是指每天的大便次数、大便性状等发生改变。临床常见的大便习惯改变有便秘、腹泻、便秘与腹泻交替、里急后重等。

［4］里急后重：为痢疾常见症状之一，里急即形容大便在腹内急迫，窘迫急痛，欲解下为爽；后重形容大便至肛门，有重滞欲下不下之感，肛直肠及髓尾部坠胀。

［5］黑便：又称为柏油便，大便呈黑色或棕黑色，为上消化道出血最常见的症状之一。如果出血量较少，且出血速度较慢，血液在肠内停留时间较长，排出的粪便即为黑色；若出血量较多，在肠内停留时间较短，则排出的血液呈暗红色；出血量特别大，而且很快排出时也可呈鲜红色。

［6］皮肤苍白：苍白是贫血时皮肤、黏膜的主要表现。直肠癌患者一般以便血为主要表现，容易出现贫血。

［7］家族史：直肠癌的病因目前仍不十分清楚，其发病与社会环境、饮食习惯及遗传因素等有关。

［8］淋巴结：直肠肿瘤位于腹膜反折下、近或侵及齿状线肛管，淋巴回流向三个方向：向上沿直肠上动脉周围淋巴管回流，向侧方经闭孔淋巴结、髂内和髂总淋巴结向上回流，向下经肛管、会阴至浅腹股沟淋巴结。体表淋巴结检查注意有无腹股沟淋巴结肿大。

［9］胃肠型、蠕动波：胃肠型和蠕动波检查是指通过检查胃肠型产生的蠕动波来判断相对应病症的辅助诊断。胃肠型是指胃肠道发生梗阻时梗阻近端扩张呈现出的轮廓。若同时伴该部位蠕动增强，可看到蠕动波。蠕动波是指肠蠕动过程中呈现的波浪式运动。

［10］限期：按病情的急缓手术可分为择期手术、限期手术和急症手术。① 择期手术：施行手术的迟早不致影响手术效果。如十二指肠溃疡经内科治疗无效，而需行胃大部切除的病例。② 限期手术：施行手术时间虽然尚可选择，但不宜过久延迟的手术。例如，胃癌、乳腺癌等各种癌的根治术，或十二指肠溃疡并发幽门梗阻准备行胃大部切除术等。③ 急症手术：需在最短的时间内迅速施行的手术。如，肝或脾破裂出血、绞窄性肠梗阻、硬膜外血肿及开放性骨折等，准备手术的时间应尽量缩短。

[11] TNM 分期系统中：T("T"是肿瘤一词英文"Tumor"的首字母)指肿瘤原发灶的情况，随着肿瘤体积的增加和邻近组织受累范围的增加，依次用 T1～T4 来表示。N("N"是淋巴结一词英文"Node"的首字母)指区域淋巴结(regional lymph node)受累情况。淋巴结未受累时，用 N0 表示。随着淋巴结受累程度和范围的增加，依次用 N1～N3 表示。M("M"是转移一词英文"metastasis"的首字母)指远处转移(通常是血道转移)，没有远处转移者用 M0 表示，有远处转移者用 M1 表示。在此基础上，用 TNM 三个指标的组合(grouping)划出特定的分期(stage)。

（何柳）

腰椎间盘突出症

入 院 记 录

一、上海交通大学医学院附属第九人民医院入院记录

住院号：100010　　　姓名：楚辉　　　病区：骨科二病区　　　床号：1　　　科室：骨科

姓名：楚辉	婚姻：已婚	出生地：上海	电话：13720000000
性别：男	职业：IT	单位：华亚电讯	
年龄：36 岁	居住地址：上海市浦东新区东方路×弄×号×室		
民族：汉族	联系人姓名地址：张萌，上海市浦东新区东方路×弄×号×室		
出生日期：1981 年 2 月 2 日	记录时间：2017 年 10 月 19 日 15:30		
入院时间：2017 年 10 月 19 日 10:00	供史者：患者本人(可靠)		

二、病史和体征

【主诉】

腰部疼痛伴右下肢酸痛 4 年，加重 1 年[1]。

【现病史】

患者 4 年前搬重物后腰部疼痛伴右下肢酸痛[2]，不能久坐及站立，活动后疼痛加重，卧床休息后疼痛减轻，无会阴区感觉障碍，无排便困难[3]。无间歇性跛行，无发热、盗汗等伴随症状。后经推拿、按摩等保守治疗症状缓解，但仍有反复发作。近 1 年来，患者自觉腰痛及右下肢疼痛症状加重，经卧床休息、药物对症等保守治疗无明显好转，影响日常生活及工作。为进一步治疗，遂至我院就诊，行腰椎 MR 检查(我院 2017 年 7 月 29 日)示：L4/L5、L5/S1 椎间盘向右后突

出,硬膜囊前缘受压改变,相应平面椎管及侧隐窝变窄。本次门诊以"腰椎间盘突出症"收治入院。

患者发病以来一般情况尚可,精神可,食欲可,大小便无异常,体重无明显改变。

【既往史】

一般健康状况:一般。

疾病及传染病史:否认;手术及外伤史:4 年前腰部扭伤史;输血史:否认;药物及食物过敏史:否认;食物、药物过敏史否认;预防接种史:不详。

【系统回顾】

呼吸系统　慢性咳嗽:无;咳痰:无;胸痛:无;呼吸困难:无;咯血:无;其他异常:无。

循环系统　心悸:无;胸闷:无;胸痛:无;端坐呼吸:无;水肿:无;其他异常:无。

消化系统　反酸:无;呕吐:无;呕血:无;黑便:无;腹痛:无;腹泻:无;其他异常:无。

泌尿生殖系统　尿频:无;尿急:无;尿痛:无;排尿困难:无;血尿:无;其他异常:无。

血液系统　头晕耳鸣:无;乏力:无;皮肤苍白:无;出血倾向:无;其他异常:无。

内分泌系统　多饮:无;多尿:无;多食:无;畏寒:无;多汗:无;消瘦:无;其他异常:无。

神经精神系统　头痛:无;感觉异常:无;意识障碍:无;其他异常:无。

运动系统　关节畸形:无;骨折外伤:4 年前有腰部扭伤;运动障碍:无;其他异常:无。

【个人史】

出生地:上海;长久居留地:上海市浦东新区东方路×弄×号×室。

疫区居住史、疫情接触史:否认;化学性物质、放射性物质、有毒物质接触史:否认;吸毒:否认;饮酒史:否认;吸烟史:吸烟 10 年,平均 10 支/d,未戒烟[4];冶游史:否认。

【婚育史】

婚姻状况:已婚,配偶体健。

生育状况：育有一子,体健。

【家族史】

父：健在;母：健在;子女及其他亲属：体健。

家族类似疾病：无。

家族遗传病史：否认。

家族肿瘤史：否认。

三、体格检查

【一般检查】

常规体检　体温：36.8 ℃,脉搏：82 次/min,呼吸：22 次/min,血压：112/98 mmHg(右上臂)。

外形　发育：正常;营养：良好;面容：正常;表情：正常。

体位　自主步态：正常;神志：清醒;配合检查：配合。

皮肤黏膜　色泽：正常;皮疹：无;皮下出血：无;弹性：正常;破溃：无;毛发分布：均匀;淋巴结：全身浅表淋巴结,未触及肿大。

【头部】

头颅　外形：正常;畸形：无;头发：均匀。

眼　眼睑：正常;结膜：正常;眼球：正常;角膜：正常;瞳孔：等大、等圆,左侧3 mm,右侧3 mm;对光反射：左侧正常,右侧正常;巩膜：无黄染;其他异常：无。

耳　耳廓：正常;乳突压痛：无;听力障碍：无;外耳道分泌物：无;其他异常：无。

鼻　外形：正常;鼻窦旁压痛：无;其他异常：无。

口　唇色：正常;黏膜：正常;伸舌：居中;牙龈：无肿胀;齿列：整齐;扁桃体：无肿大;咽：正常;声音：正常。

【颈部】

抵抗感：无;颈动脉搏动：正常;颈静脉：正常;气管：居中;肝静脉回流征：阴性;甲状腺：正常。

【胸部】

［外形］

外形：正常;乳房：双侧对称。

［肺］

视诊　呼吸运动：双侧对称;肋间隙：正常。

触诊 语颤：双侧对称,正常;胸部摩擦感：阴性;皮下捻发感：阴性。

听诊 呼吸：规整;呼吸音：正常;啰音：无;捻发音：无;语音传导：双侧对称,正常;胸膜摩擦感：无。

叩诊 双侧对称,正常。

[心]

视诊 心前区隆起：无;心尖冲动：可见,位于左侧第V肋间隙锁骨中线内侧0.5 cm,搏动弥散：无。

触诊 震颤：无;心包摩擦感：无。

叩诊 心脏相对浊音界(见表11-1)。

听诊 心率：82次/min 心律：齐;杂音：无;震颤：无;额外心音：无;心包摩擦音：无;周围血管征：无。

表 11-1 心脏相对浊音界

心脏右界(cm)	肋　　间	心脏左界(cm)
2	Ⅱ	2
2	Ⅲ	3
2	Ⅳ	5
—	Ⅴ	7.5

注：左锁骨中线距前正中线距离7.5 cm。

【腹部】

视诊 外形：正常;腹式呼吸：存在;脐：正常;分泌物：无;腹壁静脉：未见曲张;其他异常：无。

触诊 腹肌紧张度：腹软;压痛：无;反跳痛：无;包块：无;肝：未触及;胆：未触及;墨菲征：阴性;脾：未触及;肾：未触及;输尿管压痛点：无。

叩诊 肝浊音界：存在,肝上界位于右锁骨中线(肋间)Ⅴ;移动性浊音：无;肾区叩击痛：无;

听诊 肠鸣音：正常;气过水声：无;血管杂音：未闻及。

【肛门及外生殖器】

未查。

【脊柱】

外形：正常;棘突压痛：L4/L5棘突间压痛,椎旁肌紧张、压痛阳性(＋);活动度：正常。

【四肢】

关节：正常，无红肿、疼痛、水肿，活动正常。

【神经系统】

腹壁反射：正常；肌张力：正常。

巴宾斯基征：左侧未引出，右侧未引出。

克尼格征：左侧未引出，右侧未引出。

肱二头肌反射：左侧正常，右侧正常。

跟腱反射：左侧正常，右侧正常。

膝跳反射：左侧正常，右侧正常。

四、专科检查

患者神志清，步入病房，步态正常。脊柱生理弧度存在，无明显畸形。L4/L5棘突间隙及椎旁肌压痛阳性（＋），腰部活动受限。双侧上肢及躯干皮肤浅、深感觉正常。左侧下肢皮肤浅、深感觉正常，右足1、2趾间背侧浅感觉减退，深感觉正常。会阴区浅、深感觉正常。双侧肱二头肌、肱三头肌肌力5级，双侧腕屈伸肌肌力5级，双侧手内在肌肌力5级。双下肢股四头肌肌力5级，双侧胫前后肌群肌力5级，右侧踇背伸肌肌力4级、跖屈肌肌力5级，左侧踇背伸肌、跖屈肌肌力5级。肛门括约肌收缩正常。双侧直腿抬高试验阴性，双侧髋关节"4"字试验阴性。双侧肱二头肌、三头肌腱反射阳性（＋＋），双侧膝反射阳性（＋＋），双侧踝反射阳性（＋）。双手Hoffman征、双侧巴氏征阴性[5]。

五、辅助检查

2017年7月29日，腰椎MR检查示：L4/L5、L5/S1椎间盘向后、右后突出，硬膜囊前缘受压改变，相应平面椎管及侧隐窝变窄[6]。

六、诊断

【初步诊断】		【48小时主治医师诊断】
L4/L5、L5/S1腰椎间盘突出症		L4/L5、L5/S1腰椎间盘突出症
书写者：翟春	完成日期：2017年10月19日	主治医师签名：孙夏
修改主治医师：孙夏	修改日期：2017年10月20日	日期：2017年10月20日

首次病程记录

一、病例特点

（1）患者为男性，36 岁，因"腰部扭伤后疼痛伴右下肢酸痛 4 年，加重 1 年"于 2017 年 10 月 19 日 10:00 收入我院。

（2）现病史：患者 4 年前搬重物后腰部疼痛伴右下肢酸痛，不能久坐及站立，活动后疼痛加重，卧床休息后疼痛减轻，无会阴区感觉障碍，无排便困难，无间歇性跛行，无发热、盗汗等伴随症状。后经推拿、按摩等保守治疗症状缓解，但仍有反复发作。近 1 年来，患者自觉腰痛及右下肢疼痛症状加重，经卧床休息、药物对症等保守治疗无明显好转，影响日常生活及工作。为进一步治疗，遂至我院就诊，行腰椎MR 检查（我院 2017 年 7 月 29 日）示：L4/L5、L5/S1 椎间盘向右后突出，硬膜囊前缘受压改变，相应平面椎管及侧隐窝变窄。门诊以"腰椎间盘突出症"收治入院。

（3）专科检查：患者神志清，步入病房，步态正常。脊柱生理弧度存在，无明显畸形。L4/L5 棘突间隙及椎旁肌压痛阳性（＋），腰部活动受限。双侧上肢及躯干皮肤浅、深感觉正常。左侧下肢皮肤浅、深感觉正常，右足 1、2 趾间背侧浅感觉减退，深感觉正常。会阴区浅、深感觉正常。双侧肱二头肌、肱三头肌肌力5 级，双侧腕屈伸肌肌力 5 级，双侧手内在肌肌力 5 级。双下肢股四头肌肌力5 级，双侧胫前后肌群肌力 5 级，右侧踇背伸肌肌力 4 级、跖屈肌肌力 5 级，左侧踇背伸肌、跖屈肌肌力 5 级。肛门括约肌收缩正常。双侧直腿抬高试验阴性，双侧髋关节"4"字试验阴性。双侧肱二头肌、三头肌肌腱反射阳性（＋＋），双侧膝反射阳性（＋＋），双侧踝反射阳性（＋）。双手 Hoffman 征、双侧巴氏征阴性。

（4）辅助检查：2017 年 7 月 29 日腰椎 MR 检查示，L4/L5、L5/S1 椎间盘向右后突出，硬膜囊前缘受压改变，相应平面椎管及侧隐窝变窄。

二、诊断及诊断依据

（1）诊断：腰椎间盘突出症（L4/L5、L5/S1，右侧）。

（2）诊断依据。① 病史：患者为男性，36 岁，因"腰部扭伤后疼痛伴右下肢酸痛 4 年，加重 1 年"于 2017 年 10 月 19 日 10 点收入我院。患者 4 年前搬重物后腰部疼痛伴右下肢酸痛，不能久坐及站立，活动后疼痛加重，卧床休息后疼痛减轻,无会阴区感觉障碍,无排便困难。无间歇性跛行,无发热、盗汗等伴随症状。后经推拿、按摩等保守治疗症状缓解,但仍有反复发作。近1年来,患者自觉腰痛及右下肢疼痛症状加重,经卧床休息、药物对症等保守治疗无明显好转,影响日常生活及工作。为进一步治疗,遂至我院就诊,行腰椎MR检查(2017年7月29日)示:L4/L5、L5/S1椎间盘向右后突出,硬膜囊前缘受压改变,相应平面椎管及侧隐窝变窄。本次门诊以"腰椎间盘突出症"收治入院。② 专科检查:患者神志清,步入病房,步态正常。脊柱生理弧度存在,无明显畸形。L4/L5棘突间隙及椎旁肌压痛阳性(+),腰部活动受限。双侧上肢及躯干皮肤浅、深感觉正常。左侧下肢皮肤浅、深感觉正常,右足1、2趾间背侧浅感觉减退,深感觉正常。会阴区浅、深感觉正常。双侧肱二头肌、肱三头肌肌力5级,双侧腕屈伸肌肌力5级,双侧手内在肌肌力5级。双下肢股四头肌肌力5级,双侧胫前后肌群肌力5级,右侧踇背伸肌肌力4级、跖屈肌肌力5级,左侧踇背伸肌、跖屈肌肌力5级。肛门括约肌收缩正常。双侧直腿抬高试验阴性,双侧髋关节"4"字试验阴性。双侧肱二头肌、三头肌腱反射阳性(++),双侧膝反射阳性(++),双侧踝反射阳性(+)。双手Hoffman征、双侧巴氏征阴性。③ 辅助检查:腰椎MR(我院2017年7月29日)检查示:L4/L5、L5/S1椎间盘向右后突出,硬膜囊前缘受压改变,相应平面椎管及侧隐窝变窄。

三、鉴别诊断[7]

(1)腰肌劳损:中老年多发,与长期维持一种劳动姿势有关,无明显诱因的慢性疼痛为主要症状,腰痛为酸胀痛,休息后可缓解。疼痛处有固定压痛点,在压痛点进行叩击,疼痛反而减轻。直腿抬高试验阴性,下肢无神经受累症状。

(2)梨状肌综合征:坐骨神经从梨状肌下缘或穿梨状肌下行,如梨状肌因外伤、先天性异常或炎症而增生、肥大、粘连,均可在收缩过程中刺激或压迫坐骨神经而出现症状。主要为臀部及下肢疼痛,症状的出现和加重与活动有关,休息可明显缓解。查体可见臀肌萎缩,臀部深压痛及直腿抬高试验阳性,但神经定位体征多不明确。髋关节外展、外旋抗阻力时,可诱发症状。

(3)腰椎管狭窄症:临床表现为腰痛,很少有下肢放射痛,间歇性跛行为特有症状。患者通常表现为症状体征多,阳性体征较少。直腿抬高试验阴性。结合CT、MRI等影像学检查可资鉴别。

四、诊疗计划

（1）完善血常规、尿常规、肝肾功能、出凝血时间、胸部 X 线片、心电图等相关检查。

（2）完善脊柱全长片、腰椎过伸过屈动力位片、腰椎 CT 等影像学检查，进一步明确责任节段[8]。

（3）限期手术：行腰椎后路径椎间孔入路椎间盘切除＋椎间 cage 植骨融合＋椎弓根钉内固定术。

病程记录者签名：翟春

记录时间：2017 年 10 月 19 日 11：30

主治医师首次查房记录

一、补充的病史和体征

患者入院后告知其卧床休息，并予以口服 NSAIDs 药物及甲钴胺片营养神经，对症治疗后腰部疼痛有所缓解，右下肢症状未见明显缓解。入院以来患者夜眠尚可，二便正常。

实验室检查未见明显异常，胸部 X 线片检查双肺未见明显异常，心电图检查未见异常。

二、诊断及诊断依据

（1）诊断：L4/L5、L5/S1 腰椎间盘突出症。

（2）诊断依据。① 病史：患者为男性，36 岁，因"腰部扭伤后疼痛伴右下肢酸痛 4 年，加重 1 年"于 2017 年 10 月 19 日 10：00 收入我院。患者 4 年前搬重物后腰部疼痛伴右下肢酸痛，不能久坐及站立，活动后疼痛加重，卧床休息后疼痛减轻，无会阴区感觉障碍，无排便困难，无间歇性跛行，无发热、盗汗等伴随症状。后经推拿、按摩等保守治疗症状缓解，但仍有反复发作。近 1 年来，患者自觉腰痛及右下肢疼痛症状加重，经卧床休息、药物对症等保守治疗无明显好转，影响日常生活及工作。为进一步治疗，遂至我院就诊，行腰椎 MR 检查（我院 2017 年 7 月 29 日）示：L4/L5、L5/S1 椎间盘向右后突出，硬膜囊前缘受压改变，相应平面椎管及侧隐窝变窄。门诊以"腰椎间盘突出症"收治入院。患者发病以来一般情况尚可,精神可,食欲可,大小便无异常。② 专科检查:患者神志清,步入病房,步态正常。脊柱生理弧度存在,无明显畸形。L4/L5 棘突间隙及椎旁肌压痛阳性(＋),腰部活动受限。双侧上肢及躯干皮肤浅、深感觉正常。左侧下肢皮肤浅、深感觉正常,右足 1、2 趾间背侧浅感觉减退,深感觉正常。会阴区浅、深感觉正常。双侧肱二头肌、肱三头肌肌力 5 级,双侧腕屈伸肌肌力 5 级,双侧手内在肌肌力 5 级。双下肢股四头肌肌力 5 级,双侧胫前后肌群肌力 5 级,右侧踇背伸肌肌力 4 级、跖屈肌肌力 5 级,左侧踇背伸肌、跖屈肌肌力 5 级。肛门括约肌收缩正常。双侧直腿抬高试验阴性,双侧髋关节"4"字试验阴性。双侧肱二头肌、肱三头肌腱反射阳性(＋＋),双侧膝反射阳性(＋＋),双侧踝反射阳性(＋)。双手 Hoffman 征、双侧巴氏征阴性。③ 辅助检查:腰椎 MR(我院 2017 年 7 月 29 日)检查示:L4/L5、L5/S1 椎间盘向右后突出,硬膜囊前缘受压改变,相应平面椎管及侧隐窝变窄。

三、鉴别诊断

(1) 臀上皮神经卡压综合征:臀上皮神经来源于 L1～L3 脊神经后支的外侧支,下行越过髂嵴进入臀部时,经过腰背筋膜在髂嵴上缘附着处形成的骨纤维管,穿出到皮下,分布于臀部及股后外侧皮肤。臀上皮神经在经过深筋膜孔处受到刺激或卡压可产生一系列症状。临床表现为腰痛及臀部疼痛,可扩散到大腿及腘窝,但极少涉及小腿;在髂后上棘外上方髂嵴缘下有明显压痛点,有时可扪及条索节结或小脂肪瘤;可伴有臀肌痉挛。局部封闭可立即消除疼痛。腰部无体征,直腿抬高及加强试验阴性。

(2) 梨状肌综合征:坐骨神经从梨状肌下元或穿梨状肌下行,如梨状肌因外伤、先天性异常或炎症而增生、肥大、粘连,均可在收缩过程中刺激或压迫坐骨神经而出现症状。主要为臀部及下肢疼痛,症状的出现和加重与活动有关,休息可明显缓解。查体可见臀肌萎缩,臀部深压痛及直腿抬高试验阳性,但神经定位体征多不明确。髋关节外展、外旋抗阻力时,可诱发症状。

(3) 第 3 腰椎横突综合征:第 3 腰椎横突前方有腰丛神经的股外侧皮神经干通过,分布到大腿外侧及膝部,该处病变也可产生股外侧皮神经痛的症状。第 3 腰椎横突综合征起病可缓可急,可有外伤史。临床表现除上述症状外,检查可发现第 3 腰椎横突尖端压痛明显,局部肌肉痉挛或肌紧张。

(4) 骶髂关节劳损:骶髂关节由骶骨侧面与双侧髂骨构成,虽然是滑膜关节,但关节面高低交错,有强大的韧带固定,只有少量前后与旋转活动。骶髂关节扭伤是下腰痛最常见的原因之一。临床表现为持续性局部疼痛,不敢负重,活动时加重,翻身困难。检查呈"4"字试验阳性。治疗可行关节内封闭或臀围固定。

四、诊疗计划

（1）继续完善腰椎动力位片判定是否存在节段失稳情况,完善腰椎 CT 检查明确突出椎间盘组织是否有钙化,并测量椎弓根直径及长度。

（2）明确责任节段后,限期手术切除病变椎间解除神经根压迫,术式可选择微创孔镜下髓核摘除术或者椎间 cage 植骨融合＋椎弓根钉内固定术。

病程记录者签名：翟春

记录时间：2017 年 10 月 20 日 9:30

主治医师签名：孙夏

修改日期：2017 年 10 月 21 日

主任医师首次查房记录

一、补充的病史和体征[9]

（1）患者入院后经卧床休息及口服 NSAIDs 药物及甲钴胺片营养神经,对症治疗后腰部疼痛有所缓解,右下肢症状未见明显缓解。夜眠尚可,二便正常。

（2）实验室检查未见明显异常,胸部 X 线片检查示双肺未见明显异常,心电图检查未见异常。

（3）脊柱全长片未见患者有移行椎,脊柱冠状位及矢状位整体平衡良好。

（4）腰椎过伸过屈动力位片示腰椎序列正常,无明显矢状位错位及角位移过度增大,腰椎无明显节段失稳表现。

（5）腰椎 CT 示 L4/L5、L5/S1 椎间盘突出伴有钙化,L4/L5 椎间盘右后突出,部分钙化,硬膜囊受压,相应水平椎管及右侧侧隐窝狭窄。L5/S1 椎间盘突出后缘广泛钙化。

二、诊断及诊断依据

（1）诊断：L4/L5、L5/S1 腰椎间盘突出症。

（2）诊断依据。① 患者为男性，36 岁，因"腰部扭伤后疼痛伴右下肢酸痛4 年，加重 1 年"于 2017 年 10 月 19 日 10：00 收入我院。患者 4 年前搬重物后腰部疼痛伴右下肢酸痛，不能久坐及站立，活动后疼痛加重，卧床休息后疼痛减轻，无会阴区感觉障碍，无排便困难。无间歇性跛行，无发热、盗汗等伴随症状。后经推拿、按摩等保守治疗症状缓解，但仍有反复发作。近 1 年来，患者自觉腰痛及右下肢疼痛症状加重，经卧床休息、药物对症等保守治疗无明显好转，影响日常生活及工作。为进一步治疗，遂至我院就诊，行腰椎 MR 检查（我院 2017 年7 月 29 日）示：L4/L5、L5/S1 椎间盘向右后突出，硬膜囊前缘受压改变，相应平面椎管及侧隐窝变窄。门诊以"腰椎间盘突出症"收治入院。患者发病以来一般情况尚可，精神可，食欲可，大小便无异常。② 专科检查：患者神志清，步入病房，步态正常。脊柱生理弧度存在，无明显畸形。L4/L5 棘突间隙及椎旁肌压痛阳性（＋），腰部活动受限。双侧上肢及躯干皮肤浅、深感觉正常。左侧下肢皮肤浅、深感觉正常，右足 1、2 趾间背侧浅感觉减退，深感觉正常。会阴区浅、深感觉正常。双侧肱二头肌、肱三头肌肌力 5 级，双侧腕屈伸肌肌力 5 级，双侧手内在肌肌力 5 级。双下肢股四头肌肌力 5 级，双侧胫前后肌群肌力 5 级，右侧姆背伸肌肌力 4 级、跖屈肌肌力 5 级，左侧姆背伸肌、跖屈肌肌力 5 级。肛门括约肌收缩正常。双侧直腿抬高试验阴性，双侧髋关节"4"字试验阴性。双侧肱二头肌、肱三头肌腱反射阳性（＋＋），双侧膝反射阳性（＋＋），双侧踝反射阳性（＋）。双手 Hoffman 征、双侧巴氏征阴性。③ 辅助检查：腰椎 MR（我院 2017 年 7 月 29日）检查示：L4/L5、L5/S1 椎间盘向右后突出，硬膜囊前缘受压改变，相应平面椎管及侧隐窝变窄。脊柱全长片未见患者有移行椎，脊柱冠状位及矢状位整体平衡良好。腰椎过伸过屈动力位片示腰椎序列正常，无明显矢状位错位及角位移过度增大，腰椎无明显节段失稳表现。腰椎 CT 示 L4/L5、L5/S1 椎间盘突出伴有钙化，L4/L5 椎间盘右后突出，部分钙化，硬膜囊受压，相应水平椎管及右侧侧隐窝狭窄。L5/S1 椎间盘突出后缘广泛钙化。

三、讨论分析[10]

（1）腰椎间盘突出症诊断明确，腰痛伴右下肢酸痛麻木 4 年，加重 1 年，经系统保守治疗无明显缓解，影响生活及工作。手术指征明确。影像学检查提示，患者L4/L5、L5/S1 节段均有突出，腰椎 CT 示 L4/L5、L5/S1 椎间盘突出伴有钙化，L4/L5椎间盘右后突出，部分钙化，硬膜囊受压，相应水平椎管及右侧侧隐窝狭窄。L5/S1

椎间盘突出后缘广泛钙化。查体显示患者仅有右侧 L5 神经根分布区的肌力及感觉异常,初步判定患者的主要责任节段为 L4/L5,L5/S1 椎间盘后缘广泛钙化,已经趋于稳定,此节段一般不会引起明显临床症状。必要时可予以椎间盘造影予以鉴别。

(2) 患者为年轻男性,腰椎间盘突出症诊断明确,责任节段尚需进一步明确。患者超重,体重指数为 $32.8\,kg/m^2$,且工作以久坐为主,单纯髓核摘除手术可以解决目前症状,保留病变节段的部分活动度,但不能有效恢复椎间高度,邻近节段继发退变可能性大,术后复发风险相对较高;椎间盘切除＋椎间融合椎弓根钉内固定术可以彻底去除病变间盘,有效恢复椎间高度,术后不存在复发风险,可以早期下地活动,但手术创伤相对微创手术大,手术节段活动度丧失。

(3) 术前需要告知患者及其家属微创单纯髓核摘除手术及开放手术椎间融合的相关利弊,由患者及其家属选择手术方式。

四、诊疗计划

(1) 告知患者及其家属可以选择椎间盘造影进一步确定责任节段[11],或者术中先处理 L4/L5 节段,探查 L5/S1 节段。

(2) 实验室检查、胸部 X 线片、心电图等术前检查已完善,无明显异常,排除手术禁忌证。

(3) 与患者及其家属沟通告知后,可行微创椎间孔镜下髓核摘除手术或者腰椎后路减压＋椎间盘切除＋椎间 cage 植骨融合＋椎弓根钉内固定手术。

五、注意事项及转归[12]

(1) 术中显露及减压过程注意保护腰椎棘上、棘间等后方韧带结构复合体及邻近节段的腰椎关节突,切除黄韧带时需要探查松解彻底,防止硬膜撕裂和脑脊液漏。术中处理椎间隙时操作轻柔,减少神经根的牵拉和医源性损伤。

(2) 患者 L4/L5、L5/S1 腰椎间盘突出伴有钙化,初步判定责任节段为 L4/L5,术中需要探查 L5/S1 节段,切除椎间盘时需要彻底清除钙化间盘组织;单纯髓核摘除手术需要掌握髓核摘除的量。

病程记录者签名: 翟春

记录时间: 2017 年 10 月 21 日 8:30

主任医生签名: 孙夏

修改日期: 2017 年 10 月 22 日

术 前 记 录

一、上海交通大学医学院附属第九人民医院术前讨论

住院号：100010　　　姓名：楚辉　　病区：骨科二病区　　　床号：1　　　科室：骨科

姓　　名	楚辉	性别	男	年龄	36 岁
床　　号	1				
手术级别	Ⅳ级				
讨论时间	2017 年 10 月 21 日 14 时 20 分				
术前诊断	L4/L5、L5/S1 腰椎间盘突出症				
手术指征	腰痛伴右下肢酸痛麻木 4 年,加重 1 年,经系统保守治疗无明显缓解,影响生活及工作。				
拟施手术方案	腰椎后路经椎间孔入路椎间盘切除＋椎间 cage 植骨融合＋椎弓根钉内固定术				
麻醉方式	全身麻醉				

　　术前准备情况
　　(1) 术前谈话。
　　(2) 生命体征：心率 82 次/min,血压 112/98 mmHg,脉搏 82 次/min,体温 36.8 ℃。
　　(3) 处理情况：完善术前检查,测定椎弓根直径及长度。

　　讨论主持人及参加人员(注明参加人员姓名、职称,必须包含参加手术者)、责任护士
　　赵冬主任医师主持,孙夏主治医师、何春住院医师、杨英护士长参加。

　　具体讨论意见(各级医师发言)及主持人小结
　　(1) 何春住院医师汇报病史：患者楚辉,男,36 岁,因"腰部疼痛伴右下肢酸痛 4 年,加重 1 年"于 2017 年 10 月 19 日 10:00 收入我院。患者 4 年前搬重物后腰部疼痛伴右下肢酸痛,不能久坐或站立,活动后疼痛加重,卧床休息后疼痛减轻,无会阴区感觉障碍,无排便困难,无间歇性跛行,无发热、盗汗等伴随症状。后经推拿、按摩等保守治疗症状缓解,但仍有反复发作。近 1 年来患者自觉腰痛及右下肢疼痛症状加重,经卧床休息、药物对症等保守治疗无明显好转,影响日常生活及工作。为进一步治疗,遂至我院就诊,行腰椎 MR 检查(我院 2017 年 7 月 29 日)示：L4/L5、L5/S1 椎间盘右后突出,硬膜囊前缘受压改变,相应平面椎管及侧隐窝变窄。门诊以"腰椎间盘突出症"收治入院。专科检查：患者神志清,步入病房,步态正常。脊柱生理弧度存在,无明显畸形。L4/L5 棘突间隙及椎旁肌压痛阳性(＋),腰部活动受限。双侧上肢及躯干皮肤浅、深感觉正常。左侧下肢皮肤浅、

续　表

深感觉正常,右足1、2趾间背侧浅感觉减退,深感觉正常。会阴区浅、深感觉正常。双侧肱二头肌、肱三头肌肌力5级,双侧腕屈伸肌肌力5级,双侧手内在肌肌力5级。双下肢股四头肌肌力5级,双侧胫前后肌群肌力5级,右侧踇背伸肌肌力4级,跖屈肌肌力5级,左侧踇背伸肌、跖屈肌肌力5级。肛门括约肌收缩正常。双侧直腿抬高试验阴性,双侧髋关节"4"字试验阴性。双侧肱二头肌、三头肌腱反射阳性(++),双侧膝反射阳性(++),双侧踝反射阳性(+)。双手Hoffman征、双侧巴氏征阴性。辅助检查:脊柱全长片未见移行椎畸形,腰椎动力位片未提示节段失稳。我院腰椎MR检查示:L4/L5、L5/S1椎间盘向右后突出,硬膜囊前缘受压改变,相应平面椎管及侧隐窝变窄;腰椎CT检查提示患者L4/L5、L5/S1椎间盘右侧突出伴有钙化,以L5/S1后缘钙化为著。

(2) 孙夏主治医师:患者目前腰椎间盘突出症诊断明确,从影像学检查腰痛伴右下肢酸痛麻木4年,腰痛加重1年,经系统保守治疗无明显缓解,影响生活及工作,手术指征明确。从症状、体征及影像学上判定患者的责任部位应该是L4/L5节段,该节段有新鲜髓核突出,右侧L5神经根受压。L5神经根症状也可能源自L5侧隐窝狭窄或者L5/S1椎间孔狭窄。从CT片上看该患者无明显侧隐窝狭窄及L5/S1椎间孔狭窄,且L5/S1椎间盘突出后缘已经形成连续性钙化包裹,未发现新鲜突出髓核组织,该节段间隙高度塌陷,再突出的可能性不大。

(3) 赵冬主任总结:此次手术可以予以术中探查L5侧隐窝及L5/S1椎间孔,术中主要处理L4/L5节段即可。拟行腰椎后路经椎间孔入路椎间盘切除+椎间cage植骨融合+椎弓根钉内固定术。

可能出现的意外及防范措施

术中钙化椎间盘组织切除不彻底可能遗留神经症状,需要仔细操作、彻底清除L4/L5后方钙化间盘组织;术中神经根牵拉可能造成术后神经根水肿及神经症状的反跳,需要谨慎轻柔操作,术后需要应用消肿药物以缓解神经根水肿。

记录者签名:何春 **日期**:2017年10月21日	**手术者签名**:赵冬 **日期**:2017年10月21日

注:除外急诊手术的所有住院手术需行术前讨论。

二、上海交通大学医学院附属第九人民医院术前小结

住院号:100010　　姓名:楚辉　　病区:骨科二病区　　床号:1　　科室:骨科

姓　　　名	楚辉	性别	男	年龄	36岁
床　　　号	1				
手术级别	Ⅳ级				

简要病情
(1) 患者为男性,36岁。
(2) 主诉:腰部疼痛伴右下肢酸痛4年,加重1年。
(3) 专科体格检查:患者神志清,步入病房,步态正常。脊柱生理弧度存在,无明显畸

续　表

形。L4/L5 棘突间隙及椎旁肌压痛阳性(＋),腰部活动受限。双侧上肢及躯干皮肤浅、深感觉正常。左侧下肢皮肤浅、深感觉正常,右足 1、2 趾间背侧浅感觉减退,深感觉正常。会阴区浅、深感觉正常。双侧肱二头肌、肱三头肌肌力 5 级,双侧腕屈伸肌肌力 5 级,双侧手内在肌肌力 5 级。双下肢股四头肌肌力 5 级,双侧胫前后肌群肌力 5 级,右侧拇背伸肌肌力 4 级、跖屈肌肌力 5 级,左侧拇背伸肌、跖屈肌肌力 5 级。肛门括约肌收缩正常。双侧直腿抬高试验阴性,双侧髋关节"4"字试验阴性。双侧肱二肌、三头肌腱反射阳性(＋＋),双侧膝反射阳性(＋＋),双侧踝反射阳性(＋)。双手 Hoffman 征、双侧巴氏征阴性。

(4) 辅助检查(主要诊断的影像学、病理报告或实验室结果):腰椎 CT 检查(我院 2017 年 10 月 21 日)示:L4/L5、L5/S1 椎间盘向右后突出,L5/S1 突出间盘完全钙化,L4/L5 间盘突出伴有部分钙化,相应水平椎管狭窄。腰椎 MR 检查(我院 2017 年 7 月 29 日)示:L4/L5、L5/S1 椎间盘向右后突出,硬膜囊前缘受压改变,相应平面椎管及侧隐窝变窄。脊柱全长片未见患者有移行椎,脊柱冠状位及矢状位整体平衡良好。腰椎过伸过屈动力位片示腰椎序列正常,无明显矢状位错位及角位移过度增大,腰椎无明显节段失稳表现。

术前诊断	L4/L5、L5/S1 腰椎间盘突出症。
手术指征	腰痛伴右下肢酸痛麻木 4 年,腰痛加重 1 年,经系统保守治疗无明显缓解,影响生活及工作。
拟施手术名称方式	腰椎后路经椎间孔入路椎间盘切除＋椎间 cage 植骨融合＋椎弓根钉内固定术。
麻醉方式	全身麻醉。

术前特殊准备(包括预防性应用抗生素)
(1) 手术部位准备:备皮。
(2) 备血:红细胞 2 IU＋血浆 200 ml。
(3) 抗生素:盐酸头孢替妥(替他欣)2.0 g＋生理盐水 100 ml,术前 30 min 静脉滴注。

注意事项
(1) 术中:钙化间盘组织切除不彻底可能遗留神经症状,需要仔细操作、彻底清除 L4/L5 后方钙化间盘组织;术中神经根牵拉可能造成术后神经根水肿及神经症状的反跳,需要谨慎轻柔操作。
(2) 术后:需应用消肿药物以缓解神经根水肿减轻症状反跳。密切观察生命体征,观察切口引流量,预防术后感染。

手术者术前查看患者相关情况
患者入院后积极完善检查,对症治疗,术前检查无明显手术禁忌证,向患者及家属告知手术方案选择:微创椎间孔镜下髓核摘除术及椎间融合固定手术的利弊。患者及家属选择开放手术椎间盘切除＋椎间融合椎弓根钉内固定手术。告知术后可能发生的意外情况及并发症,患者及家属表示理解,同意手术方案,并签字,拟 2017 年 10 月 22 日行手术治疗,术前准备已妥。

记录者签名:孙夏 记录日期:2017 年 10 月 21 日	手术者签名:赵冬 日期:2017 年 10 月 21 日

注:手术病历均需术前小结。

手 术 记 录

上海交通大学医学院附属第九人民医院手术记录

住院号：100010　　　姓名：楚辉　　病区：骨科二病区　　　床号：1　　　科室：骨科

手术时间：2017 年 10 月 22 日 9:00　　　记录时间：2017 年 10 月 22 日 15:00	
手术前诊断：L4/L5、L5/S1 腰椎间盘突出症	
手术后诊断：L4/L5 椎间盘突出症、L5/S1 椎间盘突出伴钙化	
手术：腰椎后路经椎间孔入路 L4/L5 椎间盘切除＋椎间 cage 植骨融合＋椎弓根钉内固定术	
手术医师：赵冬；助手：孙夏、翟春；护士：陈飞	
麻醉方式：全身麻醉	
缝合伤口用线：1 号、2-0 可吸收线、3-0 免打结缝线	
导管及引流：负压引流管 1 根	
病理检查物：无	

手术（经过步骤）[2]

（1）患者全身麻醉成功后，俯卧于俯卧架上，胸、腰背部及臀部常规消毒铺巾。

（2）以腰 L4/L5 棘突间隙为中心，取腰部后正中长约 6 cm 纵向切口，切开皮肤、浅筋膜、腰背筋膜，保持棘上韧带和棘间韧带完整，紧贴 L4/L5 棘突右侧和右侧椎板行骨膜下剥离，保护小关节的关节囊完整，显露达小关节外侧，通过 C 型臂透视定位。

（3）定位 L4/L5 右侧椎弓根，依次开口、扩孔、攻丝完成钉道准备，置入合适长度和直径万向椎弓根螺钉（L4：6.5 mm×45 mm，L5：7.5 mm×45 mm）[3]。安装合适长度的连接棒，安装螺帽。

（4）去除 L4 右侧椎板及右侧下关节突，剥离切除黄韧带，分离显露硬膜以及 L5 右侧神经根，术中见有游离椎间盘髓核组织卡压右侧 L5 神经根，神经根周围粘连组织多，神经根充血、水肿明显。分离并摘除右侧 L5 神经根周围粘连的增生组织，取出髓核组织。

（5）探查见 L4/L5 椎间盘后缘广泛钙化，将 L5 右侧神经根与硬膜囊轻柔牵向内侧，以小号打压器将钙化椎间盘打碎，咬骨钳及髓核钳小心去除钙化间盘组织，以试模逐级扩大 L4/L5 椎间隙，逐块去除髓核组织和上下软骨终板，L4/L5 椎间右前方植入自体颗粒骨，斜行植入充填自体骨的椎间融合器（12 mm/32 mm）[3] 1 枚。松开 2 枚螺钉的螺帽，再次将椎弓根钉棒于中立位锁固。

（6）探查右侧 L4/L5 椎间孔及右侧 L5 神经根管，无明显狭窄，神经根活动度好。探查 L5/S1 间盘突出，后缘钙化，未见 L5/S1 新鲜髓核突出，L5/S1 椎间稳定性良好。

续　表

（7）左侧肌间隙入路显露，植入合适长度及直径的 L4/L5 椎弓根钉（L4：6.5 mm×45 mm；L5：7.5 mm×45 mm）[3]，安装连接棒及螺帽并锁紧。透视见各内植物位置佳，L4/L5 椎间高度恢复满意。

（8）清点器械敷料无误，用大量生理盐水冲洗切口，切口右侧放置负压引流管 1 根，逐层缝合切口。

（9）手术顺利，术中出血 300 ml，未输血[4]。麻醉苏醒后患者安全返回病房。

记录者签名：赵冬

术后首次病程记录

患者于 2017 年 10 月 22 日 9:00 在全身麻醉下行腰椎后路减压＋L4/L5 椎间盘切除椎间融合＋L4/L5 椎弓根螺钉内固定术。

（1）手术简要经过：患者全身麻醉成功后，常规术野消毒铺巾。以 L4/L5 棘突间隙为中心逐层切开显露达小关节外侧，通过 C 型臂透视定位 L4、L5 右侧椎弓根，置钉。去除 L4 右侧椎板及右侧下关节突，剥离切除黄韧带，分离显露硬膜以及 L5 右侧神经根，术中见有游离椎间盘髓核组织卡压右侧 L5 神经根，神经根周围粘连组织多，神经根充血、水肿明显。分离并摘除右侧 L5 神经根周围粘连的增生组织，取出髓核组织。以试模逐级扩大 L4/L5 椎间隙，逐块去除髓核组织和上下软骨终板，L4/L5 椎间右前方植入自体颗粒骨，斜行植入充填自体骨的椎间融合器 1 枚。探查右侧 L4/L5 椎间孔及右侧 L5 神经根管，左侧肌间隙入路植入 L4、L5 椎弓根钉。

（2）术中诊断：腰椎间盘突出症（L4/L5 右侧）、L5/S1 间盘突出伴钙化。

（3）术后处理措施：一级护理，心电监护，抗感染镇痛，消肿护胃，双下肢及腰背部功能锻炼。

（4）术后应当特别注意观察事项：监测生命体征，观察切口引流及神经功能改善情况。

（5）目前状况：患者神志清醒，体温 37.2 ℃，血压 136/76 mmHg，呼吸 16 次/min，心率 72 次/min。

记录医师签名：孙夏

记录时间：2017 年 10 月 22 日 14:30

出 院 小 结

上海交通大学医学院附属第九人民医院出院小结

住院号：100010　　　　**姓名：**楚辉　　**病区：**骨科二病区　　**床号：**1　　　**科室：**骨科

病区：骨二病区	住院号：100010	床号：1
姓名：楚辉	性别：男	年龄：36 岁
入院时间：2017 年 10 月 19 日 10:00	出院时间：2017 年 10 月 28 日 14:00	
门诊诊断	L4/L5、L5/S1 腰椎间盘突出症	
入院诊断	L4/L5、L5/S1 腰椎间盘突出症	
出院诊断	L4/L5 腰椎间盘突出症、L5/S1 间盘突出伴钙化	
入院情况	患者 4 年前搬重物后腰部疼痛伴右下肢酸痛，不能久坐及站立，活动后疼痛加重，卧床休息后疼痛减轻，无会阴区感觉障碍，无排便困难。无间歇性跛行，无发热、盗汗等伴随症状。后经推拿、按摩等保守治疗症状缓解，但仍有反复发作。近 1 年来患者自觉腰痛及右下肢疼痛症状加重，经卧床休息、药物对症等保守治疗无明显好转，影响日常生活及工作。为进一步治疗，遂至我院就诊，行腰椎 MR 检查（我院 2017 年 7 月 29 日）示：L4/L5、L5/S1 椎间盘向右后突出，硬膜囊前缘受压改变，相应平面椎管及侧隐窝变窄。门诊以"腰椎间盘突出症"收治入院。入院体格检查：神志清，步入病房，步态正常。脊柱生理弧度存在，无明显畸形。L4/L5 棘突间隙及椎旁肌压痛阳性（+），腰部活动受限。双侧上肢及躯干皮肤浅、深感觉正常。左侧下肢皮肤浅、深感觉正常，右足 1、2 趾间背侧浅感觉减退，深感觉正常。会阴区浅、深感觉正常。双侧肱二头肌、肱三头肌肌力 5 级，双侧腕屈伸肌肌力 5 级，双侧手内在肌肌力 5 级。双下肢股四头肌肌力 5 级，双侧胫前后肌群肌力 5 级，右侧踇背伸肌肌力 4 级、跖屈肌肌力 5 级，左侧踇背伸肌、跖屈肌肌力 5 级。肛门括约肌收缩正常。双侧直腿抬高试验阴性，双侧髋关节"4"字试验阴性。双侧肱二头肌、三头肌腱反射阳性（++），双侧膝反射阳性（++），双侧踝反射阳性（+）。双手 Hoffman 征、双侧巴氏征阴性。辅助检查：腰椎 MR 检查（我院 2017 年 7 月 29 日）示：L4/L5、L5/S1 椎间盘向右后突出，硬膜囊前缘受压改变，相应平面椎管及侧隐窝变窄。	
诊疗经过	患者入院后完善各项术前检查及影像检查，明确手术责任节段，排除手术禁忌证，于 2017 年 10 月 22 日在全身麻醉下行 L4/L5 节段腰椎后路减压椎间植骨融合椎弓根钉内固定术。手术顺利，术后给予药物预防感染、减轻神经水肿、营养神经治疗，并积极加强腰背部及双下肢功能锻炼。目前，患者病情稳定，症状改善明显，肢体功能恢复情况良好。	

续　表

主要化验结果	2017 年 10 月 25 日 7:15,载脂蛋白 E 0.505 g/L(↑),血清丙氨酸氨基转移酶 97 IU/L(↑),血清甘油三酯 2.73 mmol/L(↑),载脂蛋白 A-I 1.11 g/L(↓),胆汁酸 14.8 μmol/L(↑)。 　　2017 年 10 月 25 日 8:09,HBcAb 0.100 阳性(+)(↑),HBeAb 0.100 阳性(+)(↑),HBsAb 31.300 弱阳性(↑);淋巴细胞(绝对值)3.8×10⁹/L(↑),白细胞计数 12.1×10⁹/L(↑),单核细胞(绝对值)0.72×10⁹/L(↑),嗜中性粒细胞(绝对值)7.1×10⁹/L(↑)。 　　2017 年 10 月 25 日 14:19,嗜中性粒细胞(绝对值)6.6×10⁹/L(↑),单核细胞(绝对值)0.66×10⁹/L(↑),白细胞计数 10.3×10⁹/L(↑)。 　　2017 年 10 月 27 日 6:20,白细胞计数 19.4×10⁹/L(↑),红细胞比容 0.380(↓),单核细胞(绝对值)1.15×10⁹/L(↑),淋巴细胞占 8.9%(↓),嗜中性分叶核细胞占 85.1%(↑),嗜中性粒细胞(绝对值)16.5×10⁹/L(↑),血红蛋白 128 g/L(↓)。 　　2017 年 10 月 27 日 7:03,C-反应蛋白(比浊法)28.08 mg/L(↑)。
特殊检查结果	2017 年 7 月 29 日,术前腰椎 MR 示:L4/L5、L5/S1 椎间盘向右后突出,硬膜囊前缘受压改变,相应平面椎管变窄。 　　2017 年 10 月 21 日,术前腰椎 CT 示:L4/L5、L5/S1 椎间盘向右后突出,L5/S1 突出椎间盘完全钙化,L4/L5 椎间盘突出伴有部分钙化,相应水平椎管狭窄。 　　术后 X 线及 CT 示 L4/L5 椎间盘切除彻底,L4/L5 椎间高度及腰椎前凸恢复满意,内植物位置良好。
合并症	无合并症
出院时情况[1]	患者诉腰部疼痛及右下肢疼痛较术前明显缓解。饮食夜眠可,二便正常。体格检查:神志清,体温平,腰背部切口敷料干洁,切口局部无红肿渗出,皮温正常,双侧上肢及躯干皮肤浅、深感觉正常。左侧下肢皮肤浅、深感觉正常,右足 1、趾间背侧浅感觉仍有减退,较术前好转,深感觉正常。会阴区浅、深感觉正常。双侧肱二头肌、肱三头肌肌力 5 级,双侧腕屈伸肌肌力 5 级,双侧手内在肌肌力 5 级。双下肢股四头肌肌力 5 级,双侧胫前后肌群肌肌力 5 级,右侧蹞背伸肌肌力 4+级、跖屈肌肌力 5 级,左侧蹞背伸肌、跖屈肌肌力 5 级。
出院后建议	**出院医嘱** 1. 出院带药 　　(1) 地奥司明片 0.45 g/片×24 片/盒×2 盒(0.9 g×2 次/天,口服,8:00、16:00)。 　　(2) 甲钴胺片 0.5 mg/片×20 片/盒×2 盒(0.5 mg×3 次/天,口服,8:00、12:00、18:00)。 　　(3) 盐酸曲马多缓释片 100 mg/片×10 片/盒×1 盒(50 mg×2 次/天,口服,8:00、16:00)。

续　表

	2. 出院建议 (1) 术后佩戴腰围保护 3 周,避免久坐、减少弯腰等活动[2]。 (2) 切口每 3 天换药 1 次,术后 12～14 天拆除缝线,告知切口存在感染的可能性,注意预防呼吸道、泌尿系感染,观察体温变化,如有切口局部发热、疼痛等症状需及时就诊。 (3) 术后 3、6、12 个月赵冬主任医师专家门诊复诊(每周一、四下午)。 (4) 若有腰背部及四肢疼痛、麻木加重等不适,及时复诊。 (5) 禁烟半年[3]。 (6) 加强腰背肌及四肢的功能锻炼[4]。 (7) 门诊：随诊。
预约 是否预约	未预约。
治疗结果	治愈。

主治医师：孙夏　　　　**住院医师：翟春**　　　　**小结日期：2017 年 10 月 28 日**

思维解析

[1] 当接诊时听到患者主诉"腰部疼痛伴有下肢疼痛"时首先需要考虑患者腰椎间盘突出症的诊断,患者主诉的描述对于诊断具有重要的导向作用。

[2] 在问诊过程中需要从主诉提示的可能诊断开始询问患者初次发作时是否有弯腰搬重物、咳嗽、打喷嚏等病史,这些都是腰椎间盘突出的诱发因素。多数腰椎间盘突出症的患者可以清晰地回忆起起病时的类似病史。

[3] 问诊过程中围绕初步诊断的腰椎间盘突出症的可能,需要进一步明确最初起病时的伴随症状,是否有鞍区感觉障碍和二便功能障碍是评判患者腰椎间盘突出是否影响马尾神经功能的主要指标,如果患者有过类似症状,说明突出间盘较大、压迫较严重,需要在查体时详细检查鞍区感觉及反射。同时,在询问病史时需要注意排查可能导致腰痛及下肢疼痛疾患的伴随症状,需要牢记腰椎间隙感染(非特异性感染或者结核等特异性感染)、腰椎管狭窄症、骨盆出口综合征等的典型症状及主要特点。

[4] 患者如果吸烟,必须在入院时告知患者戒烟。吸烟将直接影响手术后切口的愈合及椎间植骨融合术后的骨融合。吸烟者还可能由于麻醉后的气道分泌物过多导致气道阻塞。术前需要跟患者充分沟通告知其戒烟的必

要性。

[5] 骨科的专科检查遵循运动系统视、触、动、量的查体顺序。视：就是视诊，观察患者的步态、脊柱及肢体的外观有无畸形、肢体长度、肌肉发育是否对称，有无肿胀、肢体萎缩等。触：就是检查患者的病变部位有无触痛、压痛，以及肢体的感觉(包括痛温觉、精细触觉等浅感觉以及本体感觉等深感觉)。动和量：主要是检查脊柱及四肢的运动情况，包括运动范围及四肢的肌力反射情况，有时还需要测量肢体的畸形角度、下肢的力线、长度等。

[6] 骨科的辅助检查主要包括 X 线及 CT、MR 等，辅助检查的描述需要详细，包括病变部位的肢体定位、左右侧及具体的影像特点，力争根据描述不看片子可以大致想象出病变的主要特点。

[7] 根据患者的主诉、现病史、查体可以初步诊断腰椎间盘突出症，鉴别诊断主要排除造成腰痛或者下肢酸痛的相关疾病。腰肌劳损、腰背筋膜炎等主要引起腰背疼痛，与姿势及腰部运动直接相关，不伴有下肢疼痛症状；盘源性腰痛主要特点是患者不能久坐，坐立不到 30 min 即可诱发难以忍受的腰痛，而且不伴有下肢症状；泌尿系结石也可能导致腰痛，后方肾区或者输尿管走行区叩痛明显，疼痛可能放射至会阴区，通常不会伴有下肢症状。以梨状肌综合征为代表的骨盆出口卡压综合征主要表现为下肢症状，梨状肌紧张实验可以明确。同时有腰痛及下肢症状的疾病包括腰椎滑脱症、腰椎管狭窄症、腰椎间隙感染(非特异性感染或者结核等特异性感染)及腰椎肿瘤(原发性椎管内、外肿瘤或者转移肿瘤)等，都需要在问诊及查体时加以鉴别。

[8] 根据查体，该患者的神经定位责任部位可能是 L4/L5 或者 L5/S1，需要进一步完善脊柱全长片明确是否存在移行椎(腰椎骶化、骶椎腰化、胸椎腰化及腰椎胸化等)，通过腰椎过伸、过屈动力位片明确腰椎运动节段是否存在失稳，腰椎 CT 薄层扫描可以明确突出椎间盘是否存在钙化、评估椎弓根的直径为术中椎弓根螺钉的选择做好准备。

[9] 主任查房需要对相关的影像学检查结果加以解读，明确疾病的诊断。

[10] 讨论分析部分需要结合患者的症状、体征、影像学检查结果加以全面系统的分析，明确定位定性诊断，并制订出进一步的诊疗方案。对于治疗方案的选择，需要分析不同治疗方案的适应证及预后情况。

[11] 椎间盘造影检查属于有创检查操作，可以进一步明确责任节段，进行该项

检查前需要与患者及其家属沟通,告知并签署知情同意书。

[12] 术中可能的困难及风险根据不同的手术操作,术前需要充分评估。

(孙晓江)

宫 颈 癌

入 院 记 录

一、上海交通大学医学院附属第九人民医院入院记录

住院号：100011　　　姓名：卫萍　　　病区：妇科　　　床号：1　　　科室：妇科

姓名：卫萍	婚姻：已婚	出生地：上海	电话：13500000000
性别：女	职业：职员	单位：城建公司	
年龄：41 岁	居住地址：上海徐汇区东安路×弄×号×室		
民族：汉族	联系人姓名地址：卫莉，上海徐汇区东安路×弄×号×室		
出生日期：1976 年 10 月 10 日		记录时间：2017 年 7 月 2 日 13:00	
入院时间：2017 年 7 月 2 日 10:10		供史者：患者本人	

二、病史和体征

【主诉】

同房后阴道出血 1 个月[1]。

【现病史】

患者平素月经规则，周期 30 天，持续 5 天，量中，无痛经，末次月经 6 月 15 日[2]。自 1 个月前起数次同房后有少量阴道出血，色红，1～2 天出血自止[3]，无明显阴道排液或分泌物增多，无腹痛腹胀或便秘、尿频尿急等症状[4]。6 月 26 日至我科就诊，妇科检查发现宫颈糜烂样改变，下唇僵硬，有接触性出血，B 超检查提示子宫颈宽 38.5 mm，后唇中低回声 16 mm×1.13 mm×15.5 mm，进一步行阴道镜检查及宫颈组织活检，病理学检查提

示宫颈浸润性鳞状细胞癌[5]，拟诊为"宫颈鳞状细胞癌"收治入院手术治疗[6]。

患者发病以来精神可，食欲、睡眠可，两便正常，近期无明显体重下降[7]。

【既往史】

健康状况：一般。

疾病及传染病史：否认；手术及外伤史：2000 年行阑尾切除术；输血史：否认；药物及食物过敏史：青霉素过敏；预防接种史：按时接种，具体不详。

【系统回顾】

呼吸系统 慢性咳嗽：无；咳痰：无；胸痛：无；呼吸困难：无；咯血：无；其他异常：无。

循环系统 心悸：无；胸闷：无；胸痛：无；端坐呼吸：无；水肿：无；其他异常：无。

消化系统 反酸：无；呕吐：无；呕血：无；黑便：无；腹痛：无；腹泻：无；其他异常：无。

泌尿生殖系统 尿频：无；尿急：无；尿痛：无；排尿困难：无；血尿：无；其他异常：无。

血液系统 头晕耳鸣：无；乏力：无；皮肤苍白：无；出血倾向：无；其他异常：无。

内分泌系统 多饮：无；多尿：无；多食：无；畏寒：无；多汗：无；消瘦：无；其他异常：无。

神经精神系统 头痛：无；感觉异常：无；意识障碍：无；其他异常：无。

运动系统 关节畸形：无；骨折外伤：无；运动障碍：无；其他异常：无。

【个人史】

出生地：上海；长久居留地：上海。

疫区居住史、疫情接触史：否认；化学性物质、放射性物质、有毒物质接触史：否认；吸毒史：否认；饮酒史：否认；吸烟史：否认；冶游史：否认。

【婚育史】

婚姻状况：已婚，结婚年龄 21 岁；配偶：体健。

生育状况：育有一子，体健。

【月经史】

月经史：初潮 15 岁，5 天/30 天，末次月经时间：2017 年 6 月 15 日。

【家族史】

父：健在；母：健在；子女及其他亲属：体健。

家族类似疾病：否认。

家族遗传病史：否认。

三、体格检查

【一般检查】

常规检查　体温：37 ℃，脉搏：68 次/min，呼吸：18 次/min，血压：110/70 mmHg（右上臂）。

外形　发育：正常；营养：良好；面容：正常；表情：正常。

体位　自主步态：正常；神志：清醒；配合检查：配合。

皮肤黏膜　色泽：正常；其他皮疹：无；皮下出血：无；弹性：正常；破溃：无；毛发分布：均匀。

淋巴结　全身浅表淋巴结：未触及肿大。

【头部】

头颅　外形：正常；畸形：无；头发：均匀。

眼　眼睑：正常；结膜：正常；其他眼球：正常；角膜：正常；瞳孔：等大、等圆，左侧3 mm，右侧3 mm；对光反射：左侧正常，右侧正常；巩膜：无黄染；其他异常：无。

耳　耳廓：正常；乳突压痛：无；听力障碍：无；外耳道分泌物：无；其他异常：无。

鼻　外形：正常；鼻窦旁压痛：无；其他异常：无。

口　唇色：正常；黏膜：正常；伸舌：居中；牙龈：无肿胀；齿列：整齐；扁桃体：无肿大；咽：正常；声音：正常。

【颈部】

抵抗感：无；颈动脉搏动：正常；颈静脉：正常；气管：居中；肝静脉回流征：阴性；甲状腺：正常。

【胸部】

外形：正常；乳房：双侧对称。

［肺］

视诊　呼吸运动：双侧对称；肋间隙：正常；其他异常：无。

触诊　语颤：双侧对称，正常；胸部摩擦感：阴性；皮下捻发感：阴性；其他异常：无。

听诊 呼吸：规整；呼吸音：正常；啰音：无；捻发音：无；语音传导：双侧对称，正常；胸膜摩擦感：无。

叩诊 双侧对称，正常。

[心]

视诊 心前区隆起：无；心尖冲动：可见，位于左侧第Ⅴ肋间隙锁骨中线内侧 0.5 cm，搏动弥散：无。

触诊 震颤：无；心包摩擦感：无。

叩诊 心脏相对浊音界（见表 12-1）。

听诊 心率：68 次/min；心律：齐；杂音：无；震颤：无；额外心音：无；心包摩擦音：无；周围血管征：无。

表 12-1 心脏相对浊音界

心脏右界(cm)	肋 间	心脏左界(cm)
2	Ⅱ	2
2	Ⅲ	3
2	Ⅳ	5
—	Ⅴ	7.5

注：左锁骨中线距前正中线距离 7.5 cm。

【腹部】

视诊 外形：正常；腹式呼吸：存在；脐：正常；分泌物：无；腹壁静脉：未见曲张；其他：陈旧性手术瘢痕。

触诊 腹肌紧张度：腹软；压痛：无；反跳痛：无；包块：无；肝：未触及；胆：未触及；墨菲征：阴性；脾：未触及；肾：未触及；输尿管压痛点：无。

叩诊 肝浊音界：存在，肝上界位于右锁骨中线（肋间）Ⅴ；移动性浊音：无；肾区叩击痛：无。

听诊 肠鸣音：正常；气过水声：无；血管杂音：未闻及。

【肛门及外生殖器】

见专科检查。

【脊柱】

外形：正常；棘突压痛：无；压痛：无；活动度：正常。

【四肢】

关节：正常，无红肿、疼痛、水肿，活动正常。

【神经系统】

腹壁反射：正常；肌张力：正常。

巴宾斯基征：左侧未引出，右侧未引出。

克尼格征：左侧未引出，右侧未引出。

肱二头肌反射：左侧正常，右侧正常。

跟腱反射：左侧正常，右侧正常。

膝跳反射：左侧正常，右侧正常。

四、专科检查

外阴：已婚已产式；阴道：通畅；宫颈：肥大、糜烂样改变，下唇僵硬，病灶直径<4 cm，接触性出血[8]；宫体：前位、通常大小、质中，活动可，无压痛；附件：双侧未及异常肿块。肛门检查：子宫骶韧带、双侧宫旁组织均未及明显增粗、增厚、质硬[9]

五、辅助检查

2017年6月30日宫颈活检病理提示浸润性鳞状细胞癌。

六、诊断

【初步诊断】		【48小时主治医师诊断】
宫颈鳞状细胞癌Ⅰb1期（临床分期）		宫颈鳞状细胞癌Ⅰb1期（临床分期）
书写者：张春 修改主治医师：陈夏	完成日期：2017年7月2日 修改日期：2017年7月3日	主治医师签名：陈夏 日期：2017年7月3日

首次病程记录

一、病例特点

（1）患者为女性，41岁，因"同房后阴道出血1月"于2017年7月2日10:10收入我院。

（2）现病史：患者平素月经规则，周期 30 天，持续 5 天，量中，无痛经，末次月经 6 月 15 日。自 1 个月前起数次同房后有少量阴道出血，色红，1～2 天后出血自止，无明显阴道排液或分泌物增多，无腹痛腹胀或便秘、尿频尿急等症状。患者于 6 月 26 日至妇科就诊。妇科检查发现宫颈糜烂样改变，下唇僵硬，有接触性出血，B 超检查提示子宫颈宽 38.5 mm，后唇中低回声，16 mm×1.13 mm×15.5 mm。进一步行阴道镜检查及宫颈组织活检，病理学检查提示宫颈浸润性鳞状细胞癌，拟诊为宫颈鳞状细胞癌收治入院手术治疗。

（3）专科检查。外阴：已婚已产式；阴道：通畅；宫颈：肥大、糜烂样改变，下唇僵硬，病灶直径＜4 cm，接触性出血；宫体：前位、通常大小、质中、活动可，无压痛；附件：双侧未及异常肿块。肛门检查：子宫骶韧带、双侧宫旁组织均未及明显增粗、增厚、质硬。

（4）辅助检查：2017 年 6 月 30 日，宫颈活检病理学检查提示浸润性鳞状细胞癌。

二、诊断及诊断依据

（1）诊断：宫颈鳞状细胞癌 Ⅰb1 期。

（2）诊断依据。① 病史：患者为女性 41 岁，同房后阴道出血 1 个月。② 外阴：已婚、已产式；阴道：通畅；宫颈：肥大、糜烂样改变，下唇僵硬，病灶直径＜4 cm，接触性出血；宫体：前位、通常大小、质中、活动可，无压痛；附件双侧未及异常肿块。③ 肛门检查：子宫骶韧带、双侧宫旁组织均未及明显增粗、增厚、质硬。④ 辅助检查：宫颈活检病理学检查提示浸润性鳞状细胞癌。

三、鉴别诊断

（1）根据患者体格检查及病理活检宫颈鳞状细胞癌诊断明确，无须鉴别。

（2）根据体格检查情况，临床分期为Ⅰb期。

四、诊疗计划

（1）完善各项辅助检查（血常规、肝肾功能、心电图、胸部 X 线片、盆腔MRI 等）[10]。

（2）限期行广泛全子宫切除术＋盆腔淋巴结清扫术＋卵巢移位术[11]。

病程记录者签名：张春

记录时间：2017 年 7 月 2 日 10:40

主治医师首次查房记录

一、补充的病史和体征

患者此次月经后出现淋漓不净，至今仍有少量出血[12]。

二、诊断及诊断依据

（1）诊断：宫颈鳞状细胞癌Ⅰb1期。

（2）诊断依据。① 病史：患者为女性，41 岁，同房后阴道出血 1 月。② PV：外阴：已婚已产式阴道：通畅；宫颈肥大，糜烂样改变，下唇僵硬，病灶直径＜4 cm，接触性出血；宫体前位，常大，质中，活动可，无压痛；附件：双侧未及异常肿块。③ 肛门检查：肛查子宫骶韧带、双侧宫旁组织均未及明显增粗、增厚、质硬。④ 辅助检查：宫颈活检病理学检查提示"浸润性鳞状细胞癌"。

三、鉴别诊断

（1）子宫颈柱状上皮异位：一般无症状，严重时可有分泌物增多，同房时偶有出血情况；检查宫颈表现为糜烂样改变，宫颈脱落细胞检查正常，未见异常细胞。本患者活检病理提示为鳞状细胞癌，予以排除。

（2）子宫颈鳞状上皮内病变：一般无症状，偶有阴道排液增多，同房或妇科检查后可有出血表现，查体宫颈可有糜烂样表现，细胞学检查可有 LSIL、HSIL 表现，HPV 检测多为阳性。本患者活检病理提示为鳞状细胞癌，予以排除。

（3）子宫颈良性肿瘤：一般无症状，查体子宫颈上可及肿块，B 超或 MRI 检查等可见肌层内肿块。本患者活检病理提示为鳞状细胞癌，予以排除。

四、诊疗计划

（1）完善各项辅助检查，包括血常规、肝肾功能、心电图、胸部 X 线片、盆腔MRI 等。

（2）阴道、肠道准备[13]。

（3）限期行广泛全子宫切除术＋盆腔淋巴结清扫术＋卵巢移位术。

病程记录者签名：张春

记录时间：2017 年 7 月 3 日 8:30

主治医师签名：陈夏

修改日期：2017 年 7 月 4 日

主任医师首次查房记录

一、补充的病史和体征

患者有典型的接触性出血病史，病程不长，既往未行正规妇检，上次妇检在 5 年前，具体项目不详[14]。

二、诊断及诊断依据

（1）诊断：宫颈鳞状细胞癌 I b1 期。

（2）诊断依据。① 病史：患者为女性，41 岁，同房后阴道出血 1 个月。② PV：外阴：已婚已产式阴道：通畅；宫颈肥大，糜烂样改变，下唇僵硬，病灶直径＜4 cm，接触性出血；宫体前位，常大，质中，活动可，无压痛；附件双侧未及异常肿块。③ 肛门检查：子宫骶韧带、双侧宫旁组织均未及明显增粗、增厚、质硬。④ 辅助检查：宫颈活检病理学检查提示"浸润性鳞状细胞癌"。

三、讨论分析

根据患者典型症状、妇科检查情况及宫颈活检病理，目前诊断为"宫颈鳞状细胞癌 I b1 期"。

患者年轻，病理类型为鳞状细胞癌，手术时可酌情保留卵巢。

四、诊疗计划

（1）目前，患者各项辅助检查完备，无手术禁忌证，拟行广泛全子宫切除术＋盆腔淋巴结清扫术＋卵巢移位术。

（2）完善术前阴道及肠道准备。

五、注意事项及转归

（1）手术范围、创伤较大，术中注意仔细操作，避免损伤周围脏器（如膀胱、输尿管、肠管等）。若有损伤，予术中修补术。若有输尿管损伤，必要时请泌尿科会诊，协助诊治[15]。

（2）术后早活动四肢，避免深静脉血栓形成[16]。

（3）术后留置导尿 14 天。拔尿管后行 B 超检查残余尿。必要时再次留置导尿[17]。

病程记录者签名：陈夏

记录时间：2017 年 7 月 4 日 8：45

主任医师签名：刘秋

修改日期：2017 年 7 月 5 日

术 前 记 录

一、上海交通大学医学院附属第九人民医院术前讨论

住院号：100011　　姓名：卫萍　　病区：妇科病区　　床号：1　　科室：妇科

姓　　名	卫萍	性别	女	年龄	41 岁
床　　号	1				
手术级别	Ⅳ级				
讨论时间	2017 年 7 月 8 日 11：00				
术前诊断	宫颈鳞状细胞癌Ⅰb1 期				
手术指征	宫颈鳞状细胞癌Ⅰb1 期				
拟施手术方案	广泛全子宫切除术＋盆腔淋巴结清扫术＋卵巢移位术				
麻醉方式	全身麻醉				
术前准备情况（一般情况、生命体征填写完全） （1）术前谈话。 （2）生命体征：心率 68 次/min，血压 110/70 mmHg；脉搏 68 次/min，体温 37 ℃。 （3）处理情况：完善相关各项辅助检查，阴道、肠道准备。 （4）备血：红细胞 3 IU，血浆 200 ml。					

续 表

讨论主持人及参加人员(注明参加人员姓名、职称,必须包含参加手术者)、责任护士
刘秋主任主持,王一主任医师、陈夏主治医师周冬主治医师、阮梅主治医师、及张春住院医师,杨秀责任护士参加。

具体讨论意见(各级医师发言)及主持人小结(具体到每人的发言、具体意见需注明,各级医师各有重点)
(1)张春住院医师:该患者因"同房后阴道出血1月"入院。病理检查提示宫颈浸润性鳞状细胞癌,根据妇科检查所示,诊断为"宫颈鳞状细胞癌 IB1"故有手术指征。 (2)陈夏主治医师:宫颈癌根治术手术范围大,创伤大,术前需充分备血,并完善肠道、阴道准备。 (3)王一主任医师:输尿管与宫颈距离关系近,根治手术易损伤,术中注意仔细操作,分清解剖,避免损伤输尿管。 (4)刘秋主任医师:根据以上讨论,患者有手术指征,无明显手术禁忌证,同意于2017年7月11日全身麻醉下行广泛全子宫切除术+盆腔淋巴结清扫术,患者年轻(41岁),病理类型为鳞状细胞癌,可酌情保留卵巢。

可能出现的意外及防范措施(需针对最严重及发生率最高的情况给予响应的具体防范措施)
(1)宫颈癌根治术术中易发生血管损伤,故解剖需仔细,若伤及大血管,可用5-0无损伤线修补。 (2)术后放置后腹膜引流避免淋巴囊肿形成。注意腹腔引流情况,引流量持续异常增多需警惕输尿管损伤存在,可行输尿管镜检查放置支架。

记录者签名:张春 日期:2017年7月8日	手术者签名:刘秋 日期:2017年7月8日

注:除外急诊手术的所有住院手术需术前讨论。

二、上海交通大学医学院附属第九人民医院术前小结

住院号:100011　　　姓名:卫萍　　病区:妇科病区　　床号:1　　科室:妇科

姓　　名	卫萍	性别	女	年龄	41 岁
床　　号	1				
手术级别	Ⅳ级				

简要病情(主要病史、体征、辅助检查)

(1)患者为女性,41 岁。

(2)主诉:同房后阴道出血 1 月。

(3)专科体格检查。PV:外阴:已婚已产式;阴道:通畅;宫颈:肥大、糜烂样改变,下唇僵硬,病灶直径<4 cm,接触性出血;宫体:前位,通常大小,质中,活动可,无压痛;附件:双侧未及异常肿块。肛门检查:肛查子宫骶韧带、双侧宫旁组织均未及明显增粗、增厚、质硬。

续 表

（4）辅助检查（主要诊断的影像学、病理报告或实验室结果）：2017 年 6 月 30 日宫颈活检病理学检查提示"浸润性鳞状细胞癌"。

术前诊断	宫颈鳞状细胞癌Ⅰb1 期。
手术指征	宫颈鳞状细胞癌Ⅰb1 期。
拟施手术名称方式	广泛全子宫切除术＋盆腔淋巴结清扫术＋卵巢移位术。
麻醉方式：	全身麻醉。

术前特殊准备（包括预防性应用抗生素）

（1）手术部位准备：备皮。

（2）备血：红细胞 3 IU，血浆 200 ml。

（3）抗生素：头孢替安 2.0 g 术前静脉滴注。

注意事项

（1）术中：注意止血及保护大血管，减少出血量。明确盆腔脏器解剖，避免损伤周围组织。

（2）术后：注意保持伤口干洁，观察伤口愈合及腹腔引流情况。嘱患者多翻身活动以利于肠道蠕动恢复，多活动四肢减少血栓形成风险。留置导尿时间足够，拔管后注意解尿情况恢复。

手术者术前查看患者相关情况：患者入院后积极完善检查，对症治疗，术前检查无明显手术禁忌证，向患者和家属告知术中及术后可能发生的意外情况及并发症，患者和家属表示理解，同意手术方案，并签字，拟 2017 年 7 月 11 日行手术治疗，术前准备已妥。

记录者签名：张春 记录日期：2017 年 7 月 10 日	手术者签名：刘秋 日期：2017 年 7 月 10 日

注：手术病历均需术前小结。

手 术 记 录

上海交通大学医学院附属第九人民医院手术记录

住院号：100011　　　姓名：卫萍　　　病区：妇科病区　　　床号：1　　　科室：妇科

手术时间：2017 年 7 月 11 日 14:00　　记录时间 2017 年 7 月 11 日 18:00
手术前诊断：宫颈鳞状细胞癌Ⅰb1 期（临床分期）
手术后诊断：宫颈鳞状细胞癌Ⅰb1 期（手术分期）

续 表

手术：广泛全子宫切除术＋盆腔淋巴结清扫术＋卵巢移位术
手术医师：刘秋；助手：王一、陈夏、张春；护士：李林
麻醉方式：全身麻醉
缝合伤口用线：1-0、2-0、3-0 可吸收线,1、4、7 丝线
导管及引流：负压引流管 2 根,导尿管
病理检查物：已送

手术(经过步骤)

(1) 患者全身麻醉生效后取平卧位,常规消毒铺巾,自耻骨联合至脐上 4 cm,逐层进腹,血管丰富,进腹易出血[18]。

(2) 洗手探查,术中所见：子宫前位,饱满,双侧输卵管及卵巢外观无异常[19]。

(3) 排肠管后,放置自动拉钩,四周以 PAD 保护。2 把长钳钳夹双侧宫角牵引,于盆壁处切除右侧圆韧带,7 号丝线缝扎,同法处理左侧。百克钳电凝切断左侧卵巢固有韧带,左侧输卵管系膜,打开左侧骨盆漏斗韧带表面浆膜,分离左侧卵巢动静脉,游离卵巢备用,同法处理右侧卵巢。沿骨盆漏斗韧带方向打开右侧腹膜后间隙,暴露右髂血管,分步清扫右髂外、髂内、右闭孔及右髂总淋巴结,同法处理左侧,未见明显淋巴结肿大。打开左侧膀胱侧窝,见输尿管与子宫较近,游离左侧输尿管,打开输尿管隧道,4 号丝线缝扎,同法处理右侧。分离膀胱阴道间隙,将膀胱下推至阴道顶端下3 cm,打开直肠侧窝,暴露双侧骶韧带与主韧带,于韧带 3 cm 处以百克钳钳夹电凝剪断,处理阴道旁组织后,将整个子宫及宫旁组织,双侧输卵管并阴道上段 3 cm 一并切除,消毒阴道残端后,1-0 可吸收线连续锁边缝合阴道残端 2 次。间断缝合关闭腹膜,止血[20]。

(4) 放置负压引流管 2 根于后腹膜,间断关闭后腹膜,7 号丝线将卵巢固定于盆壁高位,清点器械纱布两遍,无误,逐层关腹[21]。

(5) 术中出血 700 ml,输全血 400 ml。留置导尿畅,色清[22]。

记录者签名：刘秋,陈夏

术后首次病程记录

患者于 2017 年 7 月 11 日 14:00 在全身麻醉下行广泛全子宫切除术＋盆腔淋巴结清扫术＋卵巢移位术。

(1) 手术简要经过：患者即刻前全身麻醉下探查,子宫前位、饱满,双侧输卵管及卵巢外观无异常。行上述手术,术后放置负压引流管 2 根,术中出血 700 ml,输全血 400 ml[23]。留置导尿畅通,尿色清。手术顺利,安全返回病房。

(2) 术中诊断：宫颈鳞状细胞癌 I b1 期[24]。

（3）术后处理措施：补液支持，注意观察生命体征、伤口及引流等情况。

（4）术后应当特别注意观察事项：引流量、尿量，下肢有无肿胀及疼痛等情况。

（5）目前状况：神志清醒，体温 37.2 ℃，血压 100/65 mmHg，呼吸 18 次/min，心率 72 次/min。

记录医师签名：陈夏

记录时间：2017 年 7 月 11 日 18:30

出 院 小 结

上海交通大学医学院附属第九人民医院出院小结

住院号：100011 　　**姓名**：卫萍 　　**病区**：妇科病区 　　**床号**：1 　　**科室**：妇科

病区：妇科		住院号：100011	床号：1
姓名：卫萍		性别：女	年龄：41 岁
入院时间：2017 年 7 月 2 日 10:10		出院时间：2017 年 7 月 15 日 10:00	
门诊诊断	宫颈鳞状细胞癌		
入院诊断	宫颈鳞状细胞癌Ⅰb1 期		
出院诊断	宫颈低分化癌Ⅰb1 期		
入院情况	同房后阴道出血 1 个月。 外阴：已婚已产式；阴道：通畅；宫颈：肥大、糜烂样改变，下唇僵硬，病灶直径＜4 cm，接触性出血；宫体：前位、通常大小、质中，活动可，无压痛；附件：双侧未及异常肿块；肛门检查：子宫骶韧带、双侧宫旁组织均未及明显增粗、增厚、质硬。		
诊疗经过	患者入院后完善相关检查及肠道准备后，排除手术禁忌，于 2017 年 7 月 11 日全身麻醉下行广泛全子宫切除术＋盆腔淋巴结清扫术＋卵巢移位术，手术顺利，术中输全血 400 ml。术后予静脉补液抗感染支持治疗，患者恢复良好，伤口 7 天后拆线，Ⅱ级甲等愈合。留置导尿 14 天，拔管后 B 超检查提示残余尿量少。现患者一般情况可，故可予出院休养。		
主要化验结果	2017 年 7 月 8 日，血清血糖 5.0 mmol/L，血清丙氨酸氨基转移酶 16 IU/L，血清尿素氮 5.1 mmol/L，血清肌酐 73 μmol/L，PT 10.2 s，INR 0.87，APTT 26.6 s，白细胞计数 7.0×10^9/L，血红蛋白 128 g/L，中性分叶核细胞 56.7%，LH_2 0.67 IU/L，磷 12.4 mmol/L，E_2 68.0 mol/L，FSH 1.500 IU/L。		

续　表

主要化验结果	2017 年 7 月 12 日 6:18,白细胞计数 14.1×10⁹/L(↑),中性分叶核细胞占 93.5%(↑),血红蛋白 103 g/L(↓)。 2017 年 7 月 12 日 7:00,总二氧化碳 22.4 mmol/L,血清钾 3.68 mmol/L,血清钠 134 mmol/L(↓),血清氯 100 mmol/L。 2017 年 7 月 14 日 11:00,鳞癌相关抗原 1.20 ng/ml。
特殊检查结果	胸部 X 线片、ECG 检查正常。 病理检查:宫颈低分化癌,癌肿侵犯宫颈＞1/2 层,脉管内见癌栓。阴道残端未见肿瘤累及,双侧宫旁均阴性,子宫肌壁间平滑肌瘤增殖期,子宫内膜部分间质蜕膜样,左输卵管慢性炎症,部分管腔内伴中性粒细胞浸润,系膜处见副中肾管囊肿。右输卵管未见重要病变。送检盆腔淋巴结:右髂内 2 枚,其中 1 枚阳性(1/2＋);左闭孔 3 枚、左髂总 2 枚、左髂内 3 枚、左髂外 3 枚、右闭孔 3 枚、右髂总 2 枚、右髂外 2 枚,均阴性。
合并症	无。
出院时情况	患者无不适主诉,解尿畅。 神志清,精神可,体温平,心肺无殊,腹平软,伤口 Ⅱ 级甲等愈合。
出院后建议及随访	(1) 待病理科会诊结果后确定进一步治疗方案(化疗或放疗)。 (2) 术后禁性生活及盆浴 3 个月。 (3) 随访:2 年内每 3 个月复查 1 次,3～5 年内每 6 个月复查 1 次,第 6 年起,每年随访 1 次。内容包括盆腔检查、阴道涂片细胞学检查、胸部 X 线片及血常规检查等。
预约是否预约	门诊随访。
治疗结果	好转。

主治医师:陈夏　　　　住院医师:张春　　　　小结日期:2017 年 7 月 15 日 8:00

思维解析

[1] 宫颈肿瘤的典型症状及发病时限。

[2] 主要症状是阴道出血,需描述正常月经情况。

[3] 有无诱因,接触性出血的量、色、频率、出血情况需详细描述。

[4] 患者有无伴发的情况,特别是阴道分泌物改变,如有则详细描述。

[5] 就诊及各项检查、治疗的详细过程予以描述。

[6] 有病理学诊断可明确诊断。

[7] 一般情况描述不要漏项。

［8］肿块位置、大小、质地情况具体描述。

［9］肛门检查对宫颈肿瘤临床分期必要,而临床分期对于治疗方案、预后等重要。

［10］术前重要检查具体说明。

［11］针对宫颈癌临床Ⅰb1期、病理类型、患者年龄等综合决定手术方式。

［12］补充阐述出血情况的发展。

［13］根据手术范围加强术前准备。

［14］定期妇检在宫颈癌预防中的重要性,需在病史中突出。

［15］手术范围大,损伤周围脏器概率大,预先做好预估及应对措施。

［16］手术创伤大、时间长,是静脉血栓形成高危因素。

［17］手术范围需切除3 cm阴道壁,下推膀胱面积大,损伤支配膀胱神经概率大,故解尿功能异常概率大。

［18］体位、切口选择、探查的详细情况。

［19］子宫附件探查情况,如有其他异常情况亦需详细描述。

［20］手术全过程,涉及的解剖结构、断离的韧带、清扫的淋巴结应逐一仔细描述。

［21］引流管的放置位置应描述清楚。

［22］出血情况、留置导尿均需描述清楚以及输血情况详细记录种类、数量、有无不良反应。

［23］应描述出血及是否输血,有输血反应需描述清晰。

［24］术后按手术情况明确分期。

（陈燕）

良性前列腺增生症

入 院 记 录

一、上海交通大学医学院附属第九人民医院入院记录

住院号：100012　　姓名：蒋申华　　病区：泌尿科病区　　床号：1　　科室：泌尿科

姓名：蒋申华	婚姻：已婚	出生地：上海	电话：18918800000
性别：男	职业：工人	单位：江南造船厂	
年龄：66	居住地址：上海徐汇区中山南一路×弄×号×室		
民族：汉	联系人姓名地址：蒋涵,上海徐汇区中山南一路×弄×号×室		
出生日期：1951年1月1日	记录时间：2017年3月14日12:00		
入院时间：2017年3月14日9:30	供史者：患者本人(可靠)		

二、病史和体征

【主诉】

渐进性排尿不畅5年,加重1年[1]。

【现病史】

患者于入院前5年余在无明显诱因下出现排尿不畅,初尿踌躇,尿线变细,射程变短,终末淋漓,夜尿1～2次[2],当时无明显尿频尿急尿痛,无肉眼血尿,无腰酸腰痛,未出现无法排尿[3],曾予以盐酸坦索罗辛缓释胶囊对症治疗后症状略有缓解,近1年来出现症状加重,伴有尿频尿急以及终末尿不尽感,夜尿增多,3～4次/晚[4],调整药物为非那雄胺片和盐酸坦索罗辛缓释胶囊联合治疗后症状缓解不明显[5],后至我院门诊就诊,尿常规检查阴性;B超检查提示前列腺增

生$(48\ mm\times 51\ mm\times 43\ mm)$,凸向膀胱 11 mm;血 PSA 3.68 ng/ml;尿流率提示 Q_{max} 8.2 ml/s[6],为进一步治疗来我院就诊,门诊拟"前列腺增生症"收治入院。追问病史,患者否认有 2 型糖尿病和高血压、冠心病史。

患者近来食欲可,夜眠一般,精神可,无畏寒发热,无明显消瘦和体重减轻。

【既往史】

健康状况:良好。

疾病及传染病史:否认;手术及外伤史:否认;输血史:否认;药物及食物过敏史:否认;预防接种史:随社会计划进行。

【系统回顾】

呼吸系统 慢性咳嗽:无;咳痰:无;胸痛:无;呼吸困难:无;咯血:无;其他异常:无。

循环系统 心悸:无;胸闷:无;胸痛:无;端坐呼吸:无;水肿:无;其他异常:无。

消化系统 反酸:无;呕吐:无;呕血:无;黑便:无;腹痛:无;腹泻:无;其他异常:无。

泌尿生殖系统 尿频:有;尿急:有;尿痛:无;排尿困难:有;血尿:无;其他异常:有;前列腺增生病史 5 年。

血液系统 头晕耳鸣:无;乏力:无;皮肤苍白:无;出血倾向:无;其他异常:无。

内分泌系统 多饮:无;多尿:无;多食:无;畏寒:无;多汗:无;消瘦:无;其他异常:无。

神经精神系统 头痛:无;感觉异常:无;意识障碍:无;其他异常:无。

运动系统 关节畸形:无;骨折外伤:无;运动障碍:无;其他异常:无。

【个人史】

出生地:上海;长久居留地:上海。

疫区居住史、疫情接触史:否认;化学性物质、放射性物质、有毒物质接触史:否认;吸毒史:否认;饮酒史:否认;吸烟史:否认;冶游史:否认。

【婚育史】

婚姻状况:已婚,结婚年龄 25 岁;配偶:体健。

生育状况:育有二子,体健。

【家族史】

父：已故；母：已故；子女及其他亲属：体健。

家族类似疾病：无。

家族遗传病史：无。

三、体格检查

【一般检查】

常规检查　体温：37 ℃，脉搏：80 次/min，呼吸：20 次/min，血压：130/75 mmHg（右上臂）。

外形　发育：正常；营养：良好；面容：正常；表情：正常。

体位　自主步态：正常；神志：清醒；配合检查：配合。

皮肤黏膜　色泽：正常；其他皮疹：无；皮下出血：无；弹性：正常；破溃：无；毛发分布：均匀。

淋巴结　全身浅表淋巴结：未触及肿大。

【头部】

头颅　外形：正常；畸形：无；头发：均匀。

眼　眼睑：正常；结膜：正常；其他眼球：正常；角膜：正常；瞳孔：等大、等圆，左侧 3 mm，右侧 3 mm；对光反射：左侧正常，右侧正常；巩膜：无黄染；其他异常：无。

耳　耳廓：正常；乳突压痛：无；听力障碍：无；外耳道分泌物：无；其他异常：无。

鼻　外形：正常；鼻窦旁压痛：无；其他异常：无。

口　唇色：正常；黏膜：正常；伸舌：居中；牙龈：无肿胀；齿列：整齐；扁桃体：无肿大；咽：正常；声音：正常。

【颈部】

抵抗感：无；颈动脉搏动：正常；颈静脉：正常；气管：居中；肝静脉回流征：阴性；甲状腺：正常。

【胸部】

外形：正常；乳房：双侧对称。

［肺］

视诊　呼吸运动：双侧对称；肋间隙：正常；其他异常：无。

触诊 语颤：双侧对称，正常；胸部摩擦感：阴性；皮下捻发感：阴性；其他异常：无。

听诊 呼吸：规整；呼吸音：正常；啰音：无；捻发音：无；语音传导：双侧对称；正常胸膜摩擦感：无。

叩诊 双侧对称，正常。

[心]

视诊 心前区隆起：无；心尖冲动：可见，位于左侧第Ⅴ肋间隙锁骨中线内侧 0.5 cm，搏动弥散：无。

触诊 震颤：无；心包摩擦感：无。

叩诊 心脏相对浊音界（见表 13-1）

听诊 心率：80 次/min；心律：齐；杂音：无；震颤：无；额外心音：无；心包摩擦音：无；周围血管征：无。

表 13-1 心脏相对浊音界

心脏右界(cm)	肋　　间	心脏左界(cm)
2	Ⅱ	2
2	Ⅲ	3
2	Ⅳ	5
—	Ⅴ	7.5

注：左锁骨中线距前正中线距离 7.5 cm。

【腹部】

视诊 外形：无腹式呼吸存在；脐：正常；分泌物：无；腹壁静脉：未见曲张；其他异常：无。

触诊 腹肌紧张度：腹软压痛：无；反跳痛：无；包块：无；肝：未触及；胆：未触及；墨菲征：阴性；脾：未触及；肾：未触及；输尿管压痛点：无。

叩诊 肝浊音界：存在，肝上界位于右锁骨中线（肋间）Ⅴ；移动性浊音：无；肾区叩击痛：无。

听诊 肠鸣音正常、气过水声：无；血管杂音：未闻及。

【肛门及外生殖器】

详见专科体格检查。

【脊柱】

外形：正常；棘突压痛：无；压痛：无；活动度：正常。

【四肢】

关节：正常，无红肿、疼痛、水肿，活动正常。

【神经系统】

腹壁反射：正常；肌张力：正常。

巴宾斯基征：左侧未引出，右侧未引出。

克尼格征：左侧未引出，右侧未引出。

肱二头肌反射：左侧正常，右侧正常。

跟腱反射：左侧正常，右侧正常。

膝跳反射：左侧正常，右侧正常。

四、专科检查

患者腹平软，无压痛、反跳痛，未及肌紧张，双肾区叩痛阴性，双侧腹股沟区未及可复性包块[7]，阴茎、阴囊发育可，包皮部分覆盖龟头，尿道外口正位可及，阴囊内双侧睾丸、附睾可触及，未及异常包块；直肠指检提示前列腺Ⅱ～Ⅲ度增生，质地中度、表面光滑，未及明显结节，无触痛，边界可，中央沟消失，肛门括约肌有力[8]。

五、辅助检查

2018 年 3 月 12 日，尿常规检查阴性[9]，血前列腺特异性抗原（PSA）3.68 ng/ml[10]；2018 年 3 月 12 日 B 超检查示前列腺增生（48 mm×51 mm×43 mm），凸向膀胱 11 mm[11]，残余尿阴性；尿流率提示最大尿流率 Q_{max} 8.2 ml/s，尿量 250 ml。2018 年 3 月 13 日，IPSS 评分 23 分，QOL 4 分。

六、诊断

【初步诊断】		【48 小时主治医师诊断】
良性前列腺增生症		良性前列腺增生症
书写者：彭春 修改主治医师：姚夏	完成日期：2017 年 3 月 14 日 修改日期：2017 年 3 月 15 日	主治医师签名：姚夏 日期：2017 年 3 月 15 日

首次病程记录

一、病例特点

（1）患者为男性，66岁，因"渐进性排尿不畅5年，加重1年"于2017年3月14日9:30收入我院。

（2）现病史：患者于入院前5年余在无明显诱因下出现排尿不畅，初尿踌躇，尿线变细，射程变短，终末淋漓，夜尿1～2次，当时无明显尿频尿急尿痛，无肉眼血尿，无腰酸腰痛，未出现无法排尿，曾予以盐酸坦索罗辛缓释胶囊对症治疗后症状略有缓解，近1年来出现症状加重，伴有尿频尿急以及终末尿不尽感，夜尿增多，达3～4次/晚；调整药物非那雄胺片和盐酸坦索罗辛缓释胶囊联合治疗后症状缓解不明显，后至我院门诊就诊，尿常规检查阴性；B超检查提示前列腺增生（48 mm×51 mm×43 mm），凸向膀胱11 mm；血PSA 3.68 ng/ml；尿流率提示Q_{max} 8.2 ml/s，故为进一步治疗来我院就诊，门诊拟"前列腺增生症"收治入院。追问病史，患者否认有2型糖尿病、高血压及冠心病史。患者近来食欲可，夜眠一般，精神可，无畏寒发热，无明显消瘦和体重减轻。

（3）专科检查：腹平软，无压痛、反跳痛，未及肌紧张，双肾区叩痛阴性，双侧腹股沟区未及可复性包块，阴茎、阴囊发育可，包皮部分覆盖龟头，尿道外口正位可及，阴囊内双侧睾丸、附睾可触及，未及异常包块；直肠指检提示前列腺Ⅱ～Ⅲ度增生，质地中度、表面光滑，未及明显结节，无触痛，边界可，中央沟消失，肛门括约肌有力。

（4）辅助检查：2018年3月12日，尿常规检查阴性，血PSA 3.68 ng/ml；B超检查提示前列腺增生（48 mm×51 mm×43 mm），凸向膀胱11 mm，残余尿阴性；尿流率提示Q_{max} 8.2 ml/s，尿量250 ml。2018年3月13日，IPSS评分23分，QOL 4分。

二、诊断及诊断依据

（1）诊断：良性前列腺增生症。

（2）诊断依据。① 病史：患者为老年男性，因"渐进性排尿不畅5年，加重 1 年"入院。② 体征：患者于入院前 5 年余在无明显诱因下出现排尿不畅，初尿踌躇，尿线变细，射程变短，终末淋漓，夜尿 1～2 次，曾予以盐酸坦索罗辛缓释胶囊对症治疗后症状略有缓解，近 1 年来症状加重，伴有尿频尿急以及终末尿不尽感，无血尿，夜尿增多，达 3～4 次/晚；调整药物为非那雄胺片和盐酸坦索罗辛缓释胶囊联合治疗后症状缓解不明显。③ 体格检查：腹平软，无压痛、反跳痛，未及肌紧张，双肾区叩痛阴性，双侧腹股沟区未及可复性包块，阴茎、阴囊发育可，包皮部分覆盖龟头，尿道外口正位可及，阴囊内双侧睾丸附睾可触及，未及异常包块；直肠指检提示前列腺 Ⅱ～Ⅲ 度增生，质地中度、表面光滑，未及明显结节，无触痛，边界可，中央沟消失，肛门括约肌有力。④ 辅助检查：2018 年 3 月 12 日尿常规检查阴性，血 PSA 3.68 ng/ml；B 超检查提示前列腺增生（48 mm×51 mm× 43 mm），凸向膀胱 11 mm，残余尿阴性；尿流率提示 Q_{max} 8.2 ml/s，尿量 250 ml。2018 年 3 月 13 日 IPSS 评分 23 分，QOL 4 分。结合病史、症状、体征以及辅助检查结果，故目前良性前列腺增生症诊断明确。

三、鉴别诊断

（1）神经源性膀胱[12]：可引起排尿困难、尿潴留或泌尿系感染等，与前列腺增生相似的症状。但神经源性膀胱患者常有明显的神经系统损害的病史和体征，如下肢感觉和运动障碍、便秘、大便失禁、会阴部感觉减退或丧失、肛门括约肌松弛、收缩力减弱或消失。直肠指诊前列腺并不增大。

（2）膀胱颈硬化[13]：亦有膀胱颈梗阻之症状，但发病多见于青少年，直肠指诊前列腺不增大，尿道镜膀胱镜检查时可发现膀胱颈后唇明显硬化，形成"正中嵴"，向膀胱内突出，尿道内口变形。有时也见于前列腺手术后患者，因前列腺手术后出现膀胱颈部挛缩硬化。

四、诊疗计划

（1）完善必要检查（血尿常规、肝肾功能、胸部 X 线片、心电图及尿流动力学检查等）[14]。

（2）择期行经尿道前列腺剜除术[15]。

病程记录者签名：彭春

记录时间： 2017 年 3 月 14 日 10:00

主治医师首次查房记录

一、补充的病史和体征

病情基本同前,无补充病史。

二、诊断及诊断依据

(1) 诊断:良性前列腺增生症。

(2) 诊断依据。① 病史:患者为男性,66 岁,因"渐进性排尿不畅 5 年,加重 1 年"于 2017 年 3 月 14 日收入我院。患者于入院前 5 年余在无明显诱因下出现排尿不畅,初尿踌躇,尿线变细,射程变短,终末淋漓,夜尿 1～2 次,曾予以盐酸坦索罗辛缓释胶囊对症治疗后症状略有缓解,近 1 年来出现症状加重,伴有尿频尿急以及终末尿不尽感,夜尿增多,达 3～4 次/晚,无排尿中断,调整药物为非那雄胺片和盐酸坦索罗辛缓释胶囊联合治疗后症状缓解不明显,后至我院就诊,尿常规检查阴性;B 超检查提示前列腺增生(体积 55 ml);血 PSA 3.68 ng/ml;尿流率提示 Q_{max} 8.2 ml/s,故门诊拟"前列腺增生症"收治入院。② 体格检查:腹平软,无压痛、反跳痛,未及肌紧张,双肾区叩痛阴性,双侧腹股沟区未及可复性包块,阴茎、阴囊发育可,包皮部分覆盖龟头,尿道外口正位可及[16],触摸阴茎体段未触及异常结节[17],阴囊内双侧睾丸、附睾可触及,未及异常包块;直肠指检提示前列腺Ⅱ～Ⅲ度增生,质地中度、表面光滑,未及明显结节,无触痛,边界可,中央沟消失,肛门括约肌有力。③ 辅助检查:2018 年 3 月 12 日尿常规检查阴性,血 PSA 3.68 ng/ml;B 超检查提示前列腺增生(48 mm×51 mm×43 mm),凸向膀胱 11 mm,残余尿阴性;尿流率提示 Q_{max} 8.2 ml/s,尿量 250 ml。2018 年 3 月 13 日,IPSS 评分 23 分,QOL 4 分。结合病史、症状、体征以及辅助检查结果,故目前良性前列腺增生症诊断明确。

三、鉴别诊断

(1) 尿道狭窄[18]:有排尿困难、尿流细或尿潴留等症状,但有尿道损伤、尿路感染的病史;直肠指诊前列腺不增大,且明显向上移位;尿道探子检查,狭窄处探子受阻,膀胱尿道造影检查能显示狭窄。

（2）前列腺癌[19]：可出现与前列腺增生相似的临床症状表现，但直肠指诊前列腺质地坚硬、有无弹性的结节；血 PSA 可出现增高，B 超检查前列腺增大，包膜反射不连续，界限不清，或者经直肠前列腺超声（TRUS）提示前列腺外周带异常结节，而前列腺 MRI 检查可提示前列腺外周带信号异常，前列腺穿刺活检可以发现前列腺癌组织。

四、诊疗计划

（1）完善必要检查，做好术前准备（血尿常规、肝肾功能、胸部 X 线片、心电图及尿流动力学检查等）。

（2）根据血 PSA 检查结果选择下一步检查和治疗方案，如血 PSA 正常，首先考虑为良性前列腺增生症则择期行经尿道前列腺剜除术。而如发现 PSA 升高明显，则优先考虑行前列腺穿刺活检以明确诊断。

病程记录者签名：彭春

记录时间： 2017 年 3 月 15 日 9:00

主治医师签名：姚夏

修改日期： 2017 年 3 月 16 日

主任医师首次查房记录

一、补充的病史和体征

患者入院后相关检查已完善，尿常规和血 PSA 正常，超声复查及尿流率检查基本同入院时门诊情况。目前，相关的术前准备在逐步完善中。

二、诊断及诊断依据

（1）诊断：良性前列腺增生症。

（2）诊断依据。① 患者为男性，66 岁，因"渐进性排尿不畅 5 年，加重 1 年"于 2017 年 3 月 14 日 9:30 收入我院。患者于入院前 5 年余在无明显诱因下出现排尿不畅，初尿踌躇，尿线变细，射程变短，终末淋漓，夜尿 1～2 次，曾予以盐酸坦索罗辛缓释胶囊对症治疗后症状略有缓解，近 1 年来症状加重，伴有尿频尿急以及终末尿不尽感，夜尿增多，达 3～4 次/晚，无排尿中断，调整药物为非那雄胺片和盐酸坦索罗辛缓释胶囊联合治疗后症状缓解不明显,无肉眼血尿,无尿潴留而留置导尿。后至我院就诊,尿常规检查阴性;B超检查提示前列腺增生(体积 55 ml);血 PSA 3.68 ng/ml;尿流率提示 Q_{max} 8.2 ml/s,故门诊拟"前列腺增生症"收治入院。② 体格检查:腹平软,无压痛、反跳痛,未及肌紧张,双肾区叩痛阴性,双侧腹股沟区未及可复性包块,阴茎、阴囊发育可,包皮部分覆盖龟头,未见包皮口发红变窄,尿道外口正位可及,触摸阴茎体段未触及异常结节,阴囊内双侧睾丸附睾可触及,未及异常包块;直肠指检提示前列腺Ⅱ～Ⅲ度增生,质地中度、表面光滑,未及明显结节,无触痛,边界可,中央沟消失,肛门括约肌有力。③ 辅助检查:2017 年 3 月 12 日,尿常规检查阴性,血 PSA 3.68 ng/ml;B超检查提示前列腺增生(48 mm×51 mm×43 mm),凸向膀胱 11 mm,残余尿阴性;尿流率提示 Q_{max} 8.2 ml/s,尿量 250 ml。2017 年 3 月 13 日,IPSS 评分 23 分,QOL 4 分。结合病史、症状、体征以及辅助检查结果,故目前良性前列腺增生症诊断明确。

三、讨论分析

对于排尿不畅症状来说,需区分机械性梗阻(前列腺增生、膀胱颈硬化、尿道狭窄以及膀胱颈部的膀胱肿瘤等)和动力性因素(膀胱逼尿肌无力、神经源性膀胱等);考虑为前列腺增生而言,首先需在鉴别诊断中排除前列腺癌,其中血 PSA 尤为重要,其次是直肠指检、TRUS,必要时可加做 MRI 检查来明确诊断,所以鉴别诊断可按以下内容进行鉴别。

(1)前列腺癌:可出现与前列腺增生相似的临床症状表现,但直肠指诊前列腺质地坚硬、有无弹性结节;血 PSA 可出现增高,B超检查前列腺增大、包膜反射不连续、界限不清,或者经直肠前列腺超声(TRUS)检查提示前列腺外周带异常结节,而前列腺 MRI 检查可提示前列腺外周带信号异常,前列腺穿刺活检可以发现前列腺癌组织。

(2)尿道狭窄:多伴有尿道损伤、尿路感染的病史,可出现排尿困难、尿流变细或尿潴留等症状,但直肠指诊前列腺不增大,且明显向上移位;尿道探子检查,狭窄处探子受阻,尿道膀胱造影检查能显示尿道狭窄段位置和程度。

(3)膀胱颈硬化:亦有膀胱颈梗阻症状,但发病多见于青少年,直肠指诊前列腺不增大;尿道镜膀胱镜检查时可发现膀胱颈后唇明显硬化,形成"正中嵴",向膀胱内突出,尿道内口变形。有时也见于前列腺手术后患者,因前列腺手术后出现膀胱颈部挛缩硬化所致。

（4）神经源性膀胱：可出现前列腺增生相似的症状，如排尿困难、尿潴留或泌尿系感染等，但此类患者常伴有明显的神经系统损害的病史和体征，如下肢感觉和运动障碍、便秘、大便失禁、会阴部感觉减退或丧失，肛门括约肌松弛、收缩力减弱或消失。神经肌电图以及盆底生物反馈监测有助于诊断。

（5）泌尿系感染：多伴有尿频、尿急、尿痛表现，这些症状可单独出现，也可以是前列腺增生所引起的伴随症状；尿常规检查多提示尿白细胞计数增多，偶有血尿等不适。

（6）膀胱癌：位于膀胱颈部的膀胱肿瘤，可引起排尿不畅等症状，但同时可伴随出现血尿。对于此类患者与前列腺增生中叶凸向膀胱的患者有时鉴别较为困难，但尿道镜、膀胱镜检查对于诊断极具优势。

四、诊疗计划

（1）完善必要检查，做好术前准备（血尿常规、肝肾功能、胸部 X 线片、心电图及尿流动力学检查等）。

（2）根据血 PSA 选择下一步检查和治疗方案，如血 PSA 正常，首先考虑为良性前列腺增生症，择期行经尿道前列腺剜除术；而如发现 PSA 升高明显，则优先考虑行前列腺穿刺活检以明确诊断。

五、注意事项及转归

（1）术前积极完善检查以明确诊断。

（2）完善术前准备以保障手术安全。

（3）术中注意操作轻柔，避免尿道括约肌损伤引起尿失禁。

（4）术后需注意保持导尿管引流通畅，避免导管阻塞引起出血。

（5）注意术后病理结果，如发现偶发癌，则需重新评估以决定是否需进一步处理。

病程记录者签名：姚夏

记录时间：2017 年 3 月 15 日 9:00

主任医师签名：王秋

修改日期：2017 年 3 月 16 日

术 前 记 录

一、上海交通大学医学院附属第九人民医院术前讨论

住院号：100012　　　姓名：蒋申华　　病区：泌尿科病区　　床号：1　　　科室：泌尿科

姓　　名	蒋申华	性别	男	年龄	66 岁
床　　号	1				
手术级别	Ⅳ级				
讨论时间	2017 年 3 月 16 日 15:30				
术前诊断	良性前列腺增生症				
手术指征	（1）中重度 LUTS 并已明显影响生活质量，尤其是药物治疗效果不佳或拒绝接受药物治疗的患者。 （2）反复尿潴留。 （3）反复血尿，药物治疗无效者。 （4）反复泌尿系感染。 （5）膀胱结石。 （6）继发性上尿路积水（伴或不伴肾功能损害）。 （7）合并腹股沟疝、严重的痔疮或脱肛，临床判断不解除下尿路梗阻难以达到治疗效果者。 （8）膀胱憩室的存在并不是手术绝对指征，除非伴有反复尿路感染或渐进性膀胱功能障碍。				
拟施手术方案	尿道镜膀胱镜检查＋经膀胱镜膀胱颈切开术＋经尿道钬激光前列腺剜除术。				
麻醉方式	全身麻醉。				

术前准备情况
（1）术前谈话。
（2）生命体征：心率 80 次/min，血压 130/75 mmHg，脉搏 80 次/min，体温 37 ℃。
（3）已存在的可能危及生命的并发症：无。
（4）处理情况：积极完善术前评估，如合并有内科并发症的话，则请相关科室进行会诊排除手术禁忌证。
（5）服用特殊用药：否。

讨论主持人及参加人员（注明参加人员姓名、职称，必须包含参加手术者）、责任护士
讨论主持人：王秋主任。
参加人员：董国、蒋跃、蔡志主任医师，达骏副主任医师，徐一、姚夏、陈天主治医师，谷猛、彭春医师，责任护士陈慧等。

具体讨论意见（各级医师发言）及主持人小结
（1）谷超住院医师：汇报病史和检查结果。① 患者为男性，66 岁，因"渐进性排尿不

续　表

畅5年,加重1年"收入我院。② 体格检查:腹平软,无压痛、反跳痛,未及肌紧张,双肾区叩痛阴性,双侧腹股沟区未及可复性包块,阴茎、阴囊发育可,包皮部分覆盖龟头,未见包皮口发红变窄,尿道外口正位可及,触摸阴茎体段未触及异常结节,阴囊内双侧睾丸附睾可触及,未及异常包块;直肠指检提示前列腺Ⅱ～Ⅲ度增生,质地中度、表面光滑,未及明显结节,无触痛,边界可,中央沟消失,肛门括约肌有力。③ 辅助检查:2017年3月12日,尿常规检查阴性,血PSA 3.68 ng/ml;B超检查提示前列腺增生(48 mm×51 mm×43 mm),凸向膀胱11 mm,残余尿阴性;尿流率提示Q_{max}8.2 ml/s,尿量250 ml。2017年3月13日,IPSS评分23分,QOL 4分。

(2) 姚夏主治医师意见:患者因"渐进性排尿不畅5年,加重1年"入院,病程呈进行性加重趋势,药物治疗无效。查体:直肠指检提示前列腺Ⅱ～Ⅲ度增加,质地中度、表面光滑,未及明显结节,无触痛,边界可,中央沟消失,肛门括约肌有力。血PSA 3.68 ng/ml,处于正常范围内;B超检查提示前列腺增生(48 mm×51 mm×43 mm),凸向膀胱11 mm,尿流率提示Q_{max}×8.2 ml/s;IPSS评分23分,QOL4分。良性前列腺增生症诊断明确,考虑药物治疗无效,症状改善不明显,故有手术指征,拟明日行尿道镜膀胱镜检查+经尿道前列腺剜除术,无明显手术禁忌证。

(3) 王秋主任医师意见:结合患者病史、体征和辅助检查,良性前列腺增生症诊断明确,有手术指征,拟明日行尿道镜膀胱镜检查+经尿道前列腺剜除术。如因尿道(外口)狭窄,则优先处理尿道狭窄,再酌情评估再考虑其他治疗手术;或因经尿道器械过于粗大,则可考虑行开放手术(耻骨上经膀胱前列腺摘除术)。

(4) 小结:患者目前诊断明确,有行经尿道前列腺剜除术的指征,无明显手术禁忌证,完善术前准备,同意手术。

可能出现的意外及防范措施

(1) 进镜困难或失败,改为开放手术或其他适当的治疗方案;

(2) 术中出血明显,则进行输血(详见输血知情同意书);

(3) 膀胱穿孔,如穿孔较小,则留置导尿管时间延长,也可能引起继发感染;如穿孔较大,则宜行开放手术。

记录者签名:彭春 **日期:**2017年3月16日	**手术者签名:**王秋 **日期:**2017年3月16日

注:除外急诊手术的所有住院手术需经术前讨论。

二、上海交通大学医学院附属第九人民医院术前小结

住院号:100012　　　姓名:**蒋申华**　　　病区:泌尿科　　　床号:1　　　科室:泌尿科

姓　　名	蒋申华	性别	男	年龄	66岁
床　　号	1				
手术级别	Ⅳ级				
简要病情 (1) 患者蒋申华,66岁。					

（2）主诉：因"渐进性排尿不畅 5 年,加重 1 年"入院。

（3）专科格体检查：腹平软,无压痛、反跳痛,未及肌紧张,双肾区叩痛阴性,双侧腹股沟区未及可复性包块,阴茎、阴囊发育可,包皮部分覆盖龟头,尿道外口正位可及,阴囊内双侧睾丸、附睾可触及,未及异常包块;直肠指检提示前列腺Ⅱ～Ⅲ度增生,质地中度、表面光滑,未及明显结节,无触痛,边界可,中央沟消失,肛门括约肌有力。

（4）辅助检查（主要诊断的影像学、病理报告或实验室结果）：2018 年 3 月 12 日,尿常规检查阴性,血 PSA 3.68 ng/ml;B 超检查提示前列腺增生（48 mm×51 mm×43 mm）,凸向膀胱 11 mm,残余尿阴性;尿流率提示 Q_{max} 8.2 ml/s,尿量 250 ml。2018 年 3 月 13 日,IPSS 评分 23 分,QOL 4 分。

术前诊断	良性前列腺增生症。
手术指征	中重度 LUTS（IPSS 评分＞17 分）并已明显影响生活质量,同时该患者已经药物治疗,且效果不佳。
拟施手术名称方式	尿道镜膀胱镜检查＋经膀胱镜膀胱颈切开术＋经尿道钬激光前列腺剜除术。
麻醉方式	全身麻醉。

术前特殊准备（包括预防性应用抗生素）
（1）手术部位准备：会阴部皮肤准备;
（2）备血：成分血（红细胞悬液）2 IU,血浆 200 ml;
（3）抗生素：头孢呋辛 1 g 术前半小时静脉点滴。

注意事项
1. 术中
（1）进镜困难或失败,改为开放手术或其他适当的治疗方案。
（2）膀胱穿孔,如穿孔较小,则留置导尿管时间延长,也可能引起继发感染;如穿孔较大,则行开放手术。
（3）术中周围脏器损伤,则酌情行开放手术。
2. 术后
（1）静脉血栓形成可引起相应的临床表现,严重者可因肺栓塞等危及生命。
（2）术后出现血尿加重、血块阻塞导尿管,或出现继发出血,重者需考虑行二次手术止血。
（3）术后尿道狭窄,需定期尿道扩张,重者需再次手术。
（4）术后注意切除的前列腺病理,如明确为前列腺癌,则需酌情做进一步处理;如为良性前列腺增生,则需定期随访血 PSA。

手术者术前查看患者相关情况
　　患者入院后积极完善检查,对症治疗,术前检查无明显手术禁忌证,向患者和家属告知术中及术后可能发生的意外情况及并发症,患者和家属表示理解,同意手术方案,并签字,拟 2017 年 3 月 17 日行手术治疗,术前准备已妥。

记录者签名：姚夏 **记录日期：2017 年 3 月 16 日**	**手术者签名：王秋** **日期：2017 年 3 月 16 日**

注：手术病历均需术前小结。

手 术 记 录

上海交通大学医学院附属第九人民医院手术记录

住院号：100012　　　姓名：蒋申华　　　病区：泌尿科病区　　　床号：1　　　科室：泌尿科

手术时间：2017 年 3 月 17 日	**记录时间**：12：00

手术前诊断：良性前列腺增生症	
手术后诊断：良性前列腺增生症	
手术方式：尿道镜膀胱镜检查＋经膀胱镜膀胱颈切开术＋经尿道钬激光前列腺剜除术	
手术医师：王秋；助手：姚夏；护士：陈飞	
麻醉方式：全身麻醉	
缝合伤口用线：无	
导管及引流：三腔导尿管	
病理检查物：前列腺组织	

手术（经过步骤）[2]

（一）术中所见

术中见前列腺三叶增生，中叶凸向膀胱，膀胱内小梁轻度增生，双侧输尿管口可见，未见憩室。钬激光能量 2.0 J，频率 40 Hz。术后计算总能量 80 kJ。膀胱颈口狭小，出口梗阻。前列腺腺体及包膜血管丰富。

（二）手术步骤

1. 膀胱镜检查

（1）麻醉成功后取膀胱截石位，常规消毒铺巾。

（2）尿道外口无狭窄，顺利置入膀胱镜，所见同上。

2. 膀胱颈切开

沿尿道置入操作镜鞘，置入钬激光光纤，钬激光从精阜两旁切开至包膜，再至膀胱颈 5～7 点位切开深至包膜，膀胱颈部 6 点位切开深达包膜的沟槽，在精阜前方汇合，倒"V"形将膀胱颈部切除，切除平面与膀胱三角区相平。

3. 前列腺电切术（钬激光剜除术）

（1）钬激光弧形于右侧叶切出沟槽，深达包膜。范围前至膀胱颈，后至精阜，四周至外包膜；将右侧叶推入膀胱。同样方法处理左侧叶，前列腺腺体及包膜血管丰富，创面彻底止血。

（2）置入 Mocellator 将膀胱内前列腺组织粉碎吸出，标本送病理学检查。

（3）留置三腔导尿管，气囊压迫止血。

（4）术毕，安全返回病房。

记录者签名：王秋

术后首次病程记录

　　患者于 2017 年 3 月 17 日 10:57 在全身麻醉下行尿道镜膀胱镜检查＋经尿道膀胱颈切开术＋经尿道前列腺钬激光剜除术。

　　(1) 手术简要经过：术中见尿道通畅，器械置入顺利，前列腺三叶增生，凸向膀胱，膀胱内小梁轻度增生，双侧输尿管口可见，未见憩室。钬激光能量 2.0 J，频率 40 Hz。术后计算总能量 80 kJ。膀胱颈口狭小，出口梗阻。前列腺腺体及包膜血管丰富。

　　(2) 术中诊断：良性前列腺增生症。

　　(3) 术后处理措施：给予心电监护，膀胱持续冲洗，抗感染(头孢呋辛)补液(抑酸)治疗。

　　(4) 术后应当特别注意观察事项：① 保持膀胱冲洗引流通畅；② 围手术期生命体征变化；③ 术后排便通畅，避免用力排便引起继发出血。

　　(5) 目前状况：神志清醒，体温 36.9 ℃，血压 130/80 mmHg，呼吸 20 次/min，心率 82 次/min。

记录医师签名：姚夏

记录时间： 2017 年 3 月 17 日 13:40

出 院 小 结

上海交通大学医学院附属第九人民医院出院小结

住院号： 100012　　**姓名：** 蒋申华　　**病区：** 泌尿科病区　　**床号：** 1　　**科室：** 泌尿科

病区：泌尿科		住院号：100012		床号：1	
姓名：蒋申华		性别：男		年龄：66	
入院时间：2017 年 3 月 14 日 9:30			出院时间：2017 年 3 月 19 日 10:00		
门诊诊断	良性前列腺增生症				
入院诊断	良性前列腺增生症				
出院诊断	良性前列腺增生症				

续　表

入院情况	因"渐进性排尿不畅 5 年,加重 1 年"入院。 　　体格检查:腹平软,无压痛反跳痛,未及肌紧张,双肾区叩痛阴性,双侧腹股沟区未及可复性包块,阴茎、阴囊发育可,包皮部分覆盖龟头,尿道外口正位可及,阴囊内双侧睾丸、附睾可触及,未及异常包块;直肠指检提示前列腺 Ⅱ～Ⅲ度增生,质地中度、表面光滑,未及明显结节,无触痛,边界可,中央沟消失,肛门括约肌有力。 　　辅助检查:2018 年 3 月 12 日,尿常规检查阴性,血 PSA 3.68 ng/ml;B 超检查示前列腺增生(48 mm×51 mm×43 mm),凸向膀胱 11 mm,残余尿阴性;2018 年 3 月 12 日,尿流率提示 Q_{max} 8.2 ml/s,尿量 250 ml;2018 年 3 月 13 日,IPSS 评分 23 分,QOL 4 分。
诊疗经过	入院后完善相关检查并做好术前准备,于 2017 年 3 月 17 日在全身麻醉下行尿道镜膀胱镜检查＋经尿道膀胱颈切开术＋经尿道前列腺钬激光剜除术,术中出血少,未输血,术后安全返回病房,予以抗感染对症支持治疗及膀胱持续冲洗,恢复状况良好,给予出院。
主要化验结果	血常规指标阴性;PT、APTT 阴性;尿常规指标正常;肝肾功能指标基本正常;血 PSA 3.1 ng/ml。
特殊检查结果	胸部 X 线片提示双肺未见明显异常;心电图检查正常。 　　术后病理学检查提示良性前列腺增生。
合并症	无
出院时情况	患者目前病情恢复可,一般情况可,无不适主诉。导尿管已拔除,能自行排尿,排尿通畅,未见肉眼血尿,无尿失禁,生命体征平稳。
出院后建议及随访	(1) 适量多饮水; (2) 建议出院后 1～2 周泌尿外科复诊,如出现特殊情况迅速来就诊; (3) 注意排尿情况,如出现排尿费力或出现血尿则速来就诊; (4) 定期随访血 PSA。 (5) 1 个月内避免剧烈活动、骑车及性生活。 (6) 1 个月内注意保持排便通畅。
预约是否预约	否。
治疗结果	治愈。

主治医师:姚夏　　　住院医师:彭春　　　小结日期:2017 年 3 月 19 日 8:00

思 维 解 析

[1] 症状加重提示治疗方案可能需要变更,如既往服用药物治疗的话,则可能

需要考虑手术治疗。

[2] 这是排尿困难的早期症状,需要在病史采集中询问和描述。

[3] 尿路刺激症状,影响患者的生活质量。

[4] 前列腺增生症晚期症状,提示病情加重。

[5] 注意既往是否有尿潴留史以及留置导尿管后是否拔管成功;既往治疗方案,特别是有无药物治疗或手术治疗史。

[6] 前列腺增生症常规检查项目,术前基本必备。

[7] 注意前列腺增生的并发症——腹股沟疝。

[8] 注意前列腺的直肠指检的要求:不建议让患者做胸膝位或蹲位。患者胸膝位不太方便时,做蹲位或者左侧卧位(双髋关节向上屈曲,双手抱住双膝,双膝尽量靠近腰部);对于前列腺触诊,则要求在患者排空膀胱或导尿后进行,并要求患者尽量排空大便。检查要点:① 肛门括约肌张力是否正常;② 前列腺大小采用Ⅰ～Ⅳ度描述;③ 质地分为软、中、硬 3 类;④ 有结节者需记录结节质地、位置;⑤ 前列腺的移动度和触痛情况。

[9] 排除尿路感染。

[10] 用于鉴别前列腺癌。

[11] 影像学诊断依据,计算前列腺体积(前列腺体积公式＝0.52×三径;前列腺体积≥30 ml 是高危因素),注意记录前列腺大小、突入膀胱程度,检查是否有肾脏积水、膀胱结石、膀胱憩室、残余尿等。如有既往尿流率、尿动力学亦需记录。尿流率注明最大尿流率及尿量。

[12] 诊断关键点:有无神经系统损害的病史和体征;多合并有排便障碍;查体可发现肛门括约肌松弛;前列腺体积多数不大。

[13] 青壮年需注意,前列腺手术后出现排尿不畅患者也应注意。

[14] 根据入院前完善情况来决定补充检查项目,但必须要有血 PSA、B 超、尿流率或尿动力学检查结果。

[15] 了解手术指征:① 中重度下尿道综合征(LUTS)并已明显影响生活质量,尤其是药物治疗效果不佳或拒绝接受药物治疗的患者;② 反复尿潴留;③ 反复血尿,药物治疗无效;④ 反复泌尿系感染;⑤ 膀胱结石;⑥ 继发性上尿路积水(伴或不伴肾功能损害);⑦ 合并腹股沟疝严重的痔疮或脱肛,临床判断不解除下尿路梗阻难以达到治疗效果者;⑧ 膀胱憩室的存在并不是绝对手术指征,除非伴有反复尿路感染或渐进性膀胱功能障碍。

[16] 了解尿道外口情况以排除尿道口狭窄。

[17] 排除膀胱结石进入尿道变成尿道结石。

[18] 多有尿道外伤、经尿道操作或者尿路感染等病史,尿流率及尿道造影有助于诊断。

[19] 临床表现相似,鉴别主要依靠血 PSA、直肠指检、TRUS 及 MRI 检查。

（姚海军）

附录 住院病历书写内容及要求

（引自《病历书写基本规范》第三章，卫医政发〔2010〕11 号）

第十六条 住院病历内容包括住院病案首页、入院记录、病程记录、手术同意书、麻醉同意书、输血治疗知情同意书、特殊检查（特殊治疗）同意书、病危（重）通知书、医嘱单、辅助检查报告单、体温单、医学影像检查资料及病理资料等。

第十七条 入院记录是指患者入院后，由经治医师通过问诊、查体、辅助检查获得有关资料，并对这些资料归纳分析书写而成的记录。可分为入院记录、再次或多次入院记录、24 小时内入出院记录、24 小时内入院死亡记录。

入院记录、再次或多次入院记录应当于患者入院后 24 小时内完成；24 小时内入出院记录应当于患者出院后 24 小时内完成，24 小时内入院死亡记录应当于患者死亡后 24 小时内完成。

第十八条 入院记录的要求及内容。

（一）患者一般情况，包括姓名、性别、年龄、民族、婚姻状况、出生地、职业、入院时间、记录时间及病史陈述者。

（二）主诉是指促使患者就诊的主要症状（或体征）及持续时间。

（三）现病史是指患者本次疾病的发生、演变、诊疗等方面的详细情况，应当按时间顺序书写。内容包括发病情况、主要症状特点及其发展变化情况、伴随症状、发病后诊疗经过及结果、睡眠和饮食等一般情况的变化，以及与鉴别诊断有关的阳性或阴性资料等。

1. 发病情况：记录发病的时间、地点、起病缓急、前驱症状、可能的原因或诱因。

2. 主要症状特点及其发展变化情况：按发生的先后顺序描述主要症状的部位、性质、持续时间、程度、缓解或加剧因素，以及演变发展情况。

3. 伴随症状：记录伴随症状，描述伴随症状与主要症状之间的相互关系。

4. 发病以来诊治经过及结果：记录患者发病后到入院前，在院内、外接受检查与治疗的详细经过及效果。对患者提供的药名、诊断和手术名称需加引号（"　"）以示区别。

5. 发病以来一般情况：简要记录患者发病后的精神状态、睡眠、食欲、大小便、体重等情况。

与本次疾病虽无紧密关系、但仍需治疗的其他疾病情况，可在现病史后另起一段予以记录。

（四）既往史是指患者过去的健康和疾病情况。内容包括既往一般健康状况、疾病史、传染病史、预防接种史、手术外伤史、输血史、食物或药物过敏史等。

（五）个人史，婚育史，月经史，家族史。

1. 个人史：记录出生地及长期居留地，生活习惯及有无烟、酒、药物等嗜好，职业与工作条件及有无工业毒物、粉尘、放射性物质接触史，有无冶游史。

2. 婚育史、月经史：婚姻状况、结婚年龄、配偶健康状况、有无子女等。女性患者记录初潮年龄、行经期天数、间隔天数、末次月经时间（或闭经年龄），月经量、痛经及生育等情况。

3. 家族史：父母、兄弟、姐妹健康状况，有无与患者类似疾病，有无家族遗传倾向的疾病。

（六）体格检查应当按照系统循序进行书写。内容包括体温、脉搏、呼吸、血压，一般情况，皮肤，黏膜，全身浅表淋巴结，头部及其器官，颈部，胸部（胸廓、肺部、心脏、血管），腹部（肝、脾等），直肠肛门，外生殖器，脊柱，四肢，神经系统等。

（七）专科情况应当根据专科需要记录专科特殊情况。

（八）辅助检查指入院前所作的与本次疾病相关的主要检查及其结果。应分类按检查时间顺序记录检查结果，如系在其他医疗机构所作检查，应当写明该机构名称及检查号。

（九）初步诊断是指经治医师根据患者入院时情况，综合分析所作出的诊断。如初步诊断为多项时，应当主次分明。对待查病例应列出可能性较大的诊断。

（十）书写入院记录的医师签名。

第十九条　再次或多次入院记录，是指患者因同一种疾病再次或多次住入同一医疗机构时书写的记录。要求及内容基本同入院记录。主诉是记录患者本次入院的主要症状（或体征）及持续时间；现病史中要求首先对本次住院前历次有关住院诊疗经过进行小结，然后再书写本次入院的现病史。

第二十条　患者入院不足 24 小时出院的,可以书写 24 小时内入出院记录。内容包括患者姓名、性别、年龄、职业、入院时间、出院时间、主诉、入院情况、入院诊断、诊疗经过、出院情况、出院诊断、出院医嘱,医师签名等。

第二十一条　患者入院不足 24 小时死亡的,可以书写 24 小时内入院死亡记录。内容包括患者姓名、性别、年龄、职业、入院时间、死亡时间、主诉、入院情况、入院诊断、诊疗经过(抢救经过)、死亡原因、死亡诊断,医师签名等。

第二十二条　病程记录是指继入院记录之后,对患者病情和诊疗过程所进行的连续性记录。内容包括患者的病情变化情况、重要的辅助检查结果及临床意义、上级医师查房意见、会诊意见、医师分析讨论意见、所采取的诊疗措施及效果、医嘱更改及理由、向患者及其近亲属告知的重要事项等。

病程记录的要求及内容:

(一)首次病程记录是指患者入院后由经治医师或值班医师书写的第一次病程记录,应当在患者入院 8 小时内完成。首次病程记录的内容包括病例特点、拟诊讨论(诊断依据及鉴别诊断)、诊疗计划等。

1. 病例特点:应当在对病史、体格检查和辅助检查进行全面分析、归纳和整理后写出本病例特征,包括阳性发现和具有鉴别诊断意义的阴性症状和体征等。

2. 拟诊讨论(诊断依据及鉴别诊断):根据病例特点,提出初步诊断和诊断依据;对诊断不明的写出鉴别诊断并进行分析;并对下一步诊治措施进行分析。

3. 诊疗计划提出具体的检查及治疗措施安排。

(二)日常病程记录是指对患者住院期间诊疗过程的经常性、连续性记录。由经治医师书写,也可以由实习医务人员或试用期医务人员书写,但应有经治医师签名。书写日常病程记录时,首先标明记录时间,另起一行记录具体内容。对病危患者应当根据病情变化随时书写病程记录,每天至少 1 次,记录时间应当具体到分钟。对病重患者,至少 2 天记录一次病程记录。对病情稳定的患者,至少 3 天记录一次病程记录。

(三)上级医师查房记录是指上级医师查房时对患者病情、诊断、鉴别诊断、当前治疗措施疗效的分析及下一步诊疗意见等的记录。

主治医师首次查房记录应当于患者入院 48 小时内完成。内容包括查房医师的姓名、专业技术职务、补充的病史和体征、诊断依据与鉴别诊断的分析及诊疗计划等。

主治医师日常查房记录间隔时间视病情和诊疗情况确定,内容包括查房医师的姓名、专业技术职务、对病情的分析和诊疗意见等。

科主任或具有副主任医师以上专业技术职务任职资格医师查房的记录,内容包括查房医师的姓名、专业技术职务、对病情的分析和诊疗意见等。

(四)疑难病例讨论记录是指由科主任或具有副主任医师以上专业技术任职资格的医师主持、召集有关医务人员对确诊困难或疗效不确切病例讨论的记录。内容包括讨论日期、主持人、参加人员姓名及专业技术职务、具体讨论意见及主持人小结意见等。

(五)交(接)班记录是指患者经治医师发生变更之际,交班医师和接班医师分别对患者病情及诊疗情况进行简要总结的记录。交班记录应当在交班前由交班医师书写完成;接班记录应当由接班医师于接班后 24 小时内完成。交(接)班记录的内容包括入院日期、交班或接班日期、患者姓名、性别、年龄、主诉、入院情况、入院诊断、诊疗经过、目前情况、目前诊断、交班注意事项或接班诊疗计划、医师签名等。

(六)转科记录是指患者住院期间需要转科时,经转入科室医师会诊并同意接收后,由转出科室和转入科室医师分别书写的记录。包括转出记录和转入记录。转出记录由转出科室医师在患者转出科室前书写完成(紧急情况除外);转入记录由转入科室医师于患者转入后 24 小时内完成。转科记录内容包括入院日期、转出或转入日期,转出、转入科室,患者姓名、性别、年龄、主诉、入院情况、入院诊断、诊疗经过、目前情况、目前诊断、转科目的及注意事项或转入诊疗计划、医师签名等。

(七)阶段小结是指患者住院时间较长,由经治医师每月所作病情及诊疗情况总结。阶段小结的内容包括入院日期、小结日期,患者姓名、性别、年龄、主诉、入院情况、入院诊断、诊疗经过、目前情况、目前诊断、诊疗计划、医师签名等。

交(接)班记录、转科记录可代替阶段小结。

(八)抢救记录是指患者病情危重,采取抢救措施时作的记录。因抢救急危患者,未能及时书写病历的,有关医务人员应当在抢救结束后 6 小时内据实补记,并加以注明。内容包括病情变化情况、抢救时间及措施、参加抢救的医务人员姓名及专业技术职称等。记录抢救时间应当具体到分钟。

(九)有创诊疗操作记录是指在临床诊疗活动过程中进行的各种诊断、治疗性操作(如胸腔穿刺、腹腔穿刺等)的记录。应当在操作完成后即刻书写。内容包括操作名称、操作时间、操作步骤、结果及患者一般情况,记录过程是否顺利、有无不良反应,术后注意事项及是否向患者说明,操作医师签名。

(十)会诊记录(含会诊意见)是指患者在住院期间需要其他科室或者其他医疗机构协助诊疗时,分别由申请医师和会诊医师书写的记录。会诊记录应另页书写。内容包括申请会诊记录和会诊意见记录。申请会诊记录应当简要载明患者病情及诊疗情况、申请会诊的理由和目的,申请会诊医师签名等。常规会诊意见记录应当由会诊医师在会诊申请发出后48小时内完成,急会诊时会诊医师应当在会诊申请发出后10分钟内到场,并在会诊结束后即刻完成会诊记录。会诊记录内容包括会诊意见、会诊医师所在的科别或者医疗机构名称、会诊时间及会诊医师签名等。申请会诊医师应在病程记录中记录会诊意见执行情况。

(十一)术前小结是指在患者手术前,由经治医师对患者病情所作的总结。内容包括简要病情、术前诊断、手术指征、拟施手术名称和方式、拟施麻醉方式、注意事项,并记录手术者术前查看患者相关情况等。

(十二)术前讨论记录是指因患者病情较重或手术难度较大,手术前在上级医师主持下,对拟实施手术方式和术中可能出现的问题及应对措施所作的讨论。讨论内容包括术前准备情况、手术指征、手术方案、可能出现的意外及防范措施、参加讨论者的姓名及专业技术职务、具体讨论意见及主持人小结意见、讨论日期、记录者的签名等。

(十三)麻醉术前访视记录是指在麻醉实施前,由麻醉医师对患者拟施麻醉进行风险评估的记录。麻醉术前访视可另立单页,也可在病程中记录。内容包括姓名、性别、年龄、科别、病案号,患者一般情况、简要病史、与麻醉相关的辅助检查结果、拟行手术方式、拟行麻醉方式、麻醉适应证及麻醉中需注意的问题、术前麻醉医嘱、麻醉医师签字并填写日期。

(十四)麻醉记录是指麻醉医师在麻醉实施中书写的麻醉经过及处理措施的记录。麻醉记录应当另页书写,内容包括患者一般情况、术前特殊情况、麻醉前用药、术前诊断、术中诊断、手术方式及日期、麻醉方式、麻醉诱导及各项操作开始及结束时间、麻醉期间用药名称、方式及剂量、麻醉期间特殊或突发情况及处理、手术起止时间、麻醉医师签名等。

(十五)手术记录是指手术者书写的反映手术一般情况、手术经过、术中发现及处理等情况的特殊记录,应当在术后24小时内完成。特殊情况下由第一助手书写时,应有手术者签名。手术记录应当另页书写,内容包括一般项目(患者姓名、性别、科别、病房、床位号、住院病历号或病案号)、手术日期、术前诊断、术中诊断、手术名称、手术者及助手姓名、麻醉方法、手术经过、术中出现的情况及处理等。

（十六）手术安全核查记录是指由手术医师、麻醉医师和巡回护士三方，在麻醉实施前、手术开始前和患者离室前，共同对患者身份、手术部位、手术方式、麻醉及手术风险、手术使用物品清点等内容进行核对的记录，输血的患者还应对血型、用血量进行核对。应有手术医师、麻醉医师和巡回护士三方核对、确认并签字。

（十七）手术清点记录是指巡回护士对手术患者术中所用血液、器械、敷料等的记录，应当在手术结束后即时完成。手术清点记录应当另页书写，内容包括患者姓名、住院病历号（或病案号）、手术日期、手术名称、术中所用各种器械和敷料数量的清点核对、巡回护士和手术器械护士签名等。

（十八）术后首次病程记录是指参加手术的医师在患者术后即时完成的病程记录。内容包括手术时间、术中诊断、麻醉方式、手术方式、手术简要经过、术后处理措施、术后应当特别注意观察的事项等。

（十九）麻醉术后访视记录是指麻醉实施后，由麻醉医师对术后患者麻醉恢复情况进行访视的记录。麻醉术后访视可另立单页，也可在病程中记录。内容包括姓名、性别、年龄、科别、病案号，患者一般情况、麻醉恢复情况、清醒时间、术后医嘱、是否拔除气管插管等，如有特殊情况应详细记录，麻醉医师签字并填写日期。

（二十）出院记录是指经治医师对患者此次住院期间诊疗情况的总结，应当在患者出院后24小时内完成。内容主要包括入院日期、出院日期、入院情况、入院诊断、诊疗经过、出院诊断、出院情况、出院医嘱、医师签名等。

（二十一）死亡记录是指经治医师对死亡患者住院期间诊疗和抢救经过的记录，应当在患者死亡后24小时内完成。内容包括入院日期、死亡时间、入院情况、入院诊断、诊疗经过（重点记录病情演变、抢救经过）、死亡原因、死亡诊断等。记录死亡时间应当具体到分钟。

（二十二）死亡病例讨论记录是指在患者死亡1周内，由科主任或具有副主任医师以上专业技术职务任职资格的医师主持，对死亡病例进行讨论、分析的记录。内容包括讨论日期、主持人及参加人员姓名、专业技术职务、具体讨论意见及主持人小结意见、记录者的签名等。

（二十三）病重（病危）患者护理记录是指护士根据医嘱和病情对病重（病

危)患者住院期间护理过程的客观记录。病重(病危)患者护理记录应当根据相应专科的护理特点书写。内容包括患者姓名、科别、住院病历号(或病案号)、床位号、页码、记录日期和时间、出入液量、体温、脉搏、呼吸、血压等病情观察、护理措施和效果、护士签名等。记录时间应当具体到分钟。

第二十三条　手术同意书是指手术前,经治医师向患者告知拟施手术的相关情况,并由患者签署是否同意手术的医学文书。内容包括术前诊断、手术名称、术中或术后可能出现的并发症、手术风险、患者签署意见并签名、经治医师和术者签名等。

第二十四条　麻醉同意书是指麻醉前,麻醉医师向患者告知拟施麻醉的相关情况,并由患者签署是否同意麻醉意见的医学文书。内容包括患者姓名、性别、年龄、病案号、科别、术前诊断、拟行手术方式、拟行麻醉方式,患者基础疾病及可能对麻醉产生影响的特殊情况,麻醉中拟行的有创操作和监测,麻醉风险、可能发生的并发症及意外情况,患者签署意见并签名、麻醉医师签名并填写日期。

第二十五条　输血治疗知情同意书是指输血前,经治医师向患者告知输血的相关情况,并由患者签署是否同意输血的医学文书。输血治疗知情同意书内容包括患者姓名、性别、年龄、科别、病案号、诊断、输血指征、拟输血成分、输血前有关检查结果、输血风险及可能产生的不良后果、患者签署意见并签名、医师签名并填写日期。

第二十六条　特殊检查、特殊治疗同意书是指在实施特殊检查、特殊治疗前,经治医师向患者告知特殊检查、特殊治疗的相关情况,并由患者签署是否同意检查、治疗的医学文书。内容包括特殊检查、特殊治疗项目名称、目的、可能出现的并发症及风险、患者签名、医师签名等。

第二十七条　病危(重)通知书是指因患者病情危、重时,由经治医师或值班医师向患者家属告知病情,并由患方签名的医疗文书。内容包括患者姓名、性别、年龄、科别,目前诊断及病情危重情况,患方签名、医师签名并填写日期。一式两份,一份交患方保存,另一份归病历中保存。

第二十八条　医嘱是指医师在医疗活动中下达的医学指令。医嘱单分为长期医嘱单和临时医嘱单。

长期医嘱单内容包括患者姓名、科别、住院病历号(或病案号)、页码、起始日期和时间、长期医嘱内容、停止日期和时间、医师签名、执行时间、执行护士签名。

临时医嘱单内容包括医嘱时间、临时医嘱内容、医师签名、执行时间、执行护士签名等。

医嘱内容及起始、停止时间应当由医师书写。医嘱内容应当准确、清楚，每项医嘱应当只包含一个内容，并注明下达时间，应当具体到分钟。医嘱不得涂改。需要取消时，应当使用红色墨水思维解析"取消"字样并签名。

一般情况下，医师不得下达口头医嘱。因抢救急危患者需要下达口头医嘱时，护士应当复诵一遍。抢救结束后，医师应当即刻据实补记医嘱。

第二十九条　辅助检查报告单是指患者住院期间所做各项检验、检查结果的记录。内容包括患者姓名、性别、年龄、住院病历号（或病案号）、检查项目、检查结果、报告日期、报告人员签名或者印章等。

第三十条　体温单为表格式，以护士填写为主。内容包括患者姓名、科室、床号、入院日期、住院病历号（或病案号）、日期、手术后天数、体温、脉搏、呼吸、血压、大便次数、出入液量、体重及住院周数等。

中英文对照缩略语表

英文缩写	英 文 全 称	中 文 全 称
AA	aplastic anemia	再生障碍性贫血
ACEI	angiotensin converting enzyme inhibitor	血管紧张素转换酶抑制剂
APL	acute promyelocytic leukemia	急性早幼粒细胞白血病
APTT	activated partial thromboplastin time	活化部分凝血活酶时间
ARB	angiotensin receptor blocker	血管紧张素受体拮抗剂
ATO	arsenic trioxide	亚砷酸
ATRA	all-Trans retinoic acid	全反式维A酸
CABG	coronary artery bypass graft	状动脉搭桥术
CLBBB	complete left bundle branch block	完全性左束支传导阻滞
COPD	chronic obstructive pulmonary disease	慢性阻塞性肺疾病
CRTD	cardiac resynchronous therapy with defibrillator	心脏再同步化治疗除颤器
CTA	CT angiography	CT血管造影
DIC	disseminated intravascular coagulation	弥散性血管内凝血
DTB	door-to-balloon times	急诊室至球囊扩张时间
ERCP	endoscopic retrograde cholangiopancreatography	内镜逆行胰胆管造影
EST	papillosphincterotomy endoscopic	内镜下乳头切开术
FDP	fibrin/fibrinogen degradation products	纤维蛋白/纤维蛋白原降解产物
FEV	forced expiratory volume	用力呼气容积
GC	guiding catheter	导引导管
IAA	insulin autoantibody	胰岛素自身抗体
ICA	islet cell antibody	胰岛细胞抗体
ICS	inhaled corticosteroids	吸入性糖皮质激素

续　表

英文缩写	英　文　全　称	中　文　全　称
IRA	infarct-related artery	梗死相关血管
ISTH	international society on thrombosis and haemostasis	国际血栓和止血学会
ITP	immune thrombocytopenic purpura	原发免疫性血小板减少性紫癜
LABA	long acting β_2-agonist	长效 β_2 受体激动剂
LAD	artery descending anterior left	左前降支
LADA	latent autoimmune diabetes in adults	成人隐匿性自身免疫糖尿病
LCX	artery circumflex left	左回旋支
LDLC	low-density lipoprotein cholesterol	低密度脂蛋白胆固醇
LUTS	lower urinary tract syndrome	下尿路综合征
MA	megaloblastic anemia	巨幼细胞性贫血
MCHC	mean corpuscular hemoglobin concentration	红细胞平均血红蛋白浓度
MCV	mean corpuscular volume	红细胞平均体积
MDS	myelodysplastic syndrome	骨髓增生异常综合征
NSAIDs	nonsteroidal antiinflammatory drugs	非甾体类抗炎药
OM	branch marginal obtuse	钝缘支
PAS	periodic acid-Schiff stain	过碘酸希夫染色
PCI	percutaneous coronary interventio	经皮冠状动脉介入治疗
PCT	procalcitonin	降钙素原
PLA	posterior branches of left ventricular	左室后支
PLT	blood platelet	血小板
POX	peroxidase	过氧化物酶
PSA	prostate specific antigen	前列腺特异抗原
PT	prothrombin time	凝血酶原时间
Q_{max}	maximum flow rate	最大尿流率
RCA	artery coronary right	右冠状动脉
SIRS	systemic inflammatory response syndrome	全身炎性反应综合征
TRUS	transrectal of ultrasound	经直肠前列腺超声
TZDs	thiazolidinediones	噻唑烷二酮类药物

主要参考文献

1. 卫医政发〔2011〕11 号. 病历书写基本规范[S]. 〔2010 - 01 - 12〕.
2. 上海地区病历质控标准[S].2015.
3. 葛均波,徐永健. 内科学[M].8 版.北京：人民卫生出版社,2013.
4. 陈孝平,汪建平. 外科学[M].8 版.北京：人民卫生出版社,2013.

后　记

本书以呼吸科、心内科、血液科、肾脏科、消化科、内分泌科、妇科、普外科、骨科及泌尿科 10 个临床学科 14 种临床常见病、多发病作为标准病历，包括各系统急、慢性疾病，肿瘤、感染性和非感染性疾病等。每个标准化病历书写的基本内容有入院记录、三级查房记录、出院小结。内科系统同时包含有创操作，外科系统同时包含术前讨论、术前小结、手术记录及术后首次病程录等。标准化病历书写时同时思维解析病史采集要点。病历模板参照《2015 版上海地区病历质控标准》进行统一制定。

本书选取各科常见病、多发病作为标准病历内容进行书写，书写内容及参照标准完全与目前临床实际和质控标准相吻合，采用的文书格式也完全符合目前国家卫生健康委员会对病历书写的基本要求，不存在漏项和缺项的问题，不引起临床歧义。本书给出完整的入院患者标准化病历，按照临床实践操作顺序展开，学习者一旦掌握即可在临床实际中运用，大大缩短了"学以致用"的过程，提高临床工作效率。同时，也在一定程度上减轻医学院及其附属医院带教人员的工作负荷，提高带教效率。本书中的标准化病历不仅可作为医师培养的工具，同时也为结构化病历奠定基础，为临床研究建库提供前期条件和基础，进一步促进人才培养。

由于编者水平有限，编写过程中出现的各种纰漏和不妥之处敬请各位资深医务人员批评指正，以期待更完美的病历书写参考书的面市。

本书编者

2020 年 6 月 20 日